EMR/ESDの看護を知りたい！ → 食道 胃 大腸 下咽頭

内視鏡治療について知りたい！ → i 内視鏡治療の基礎知識

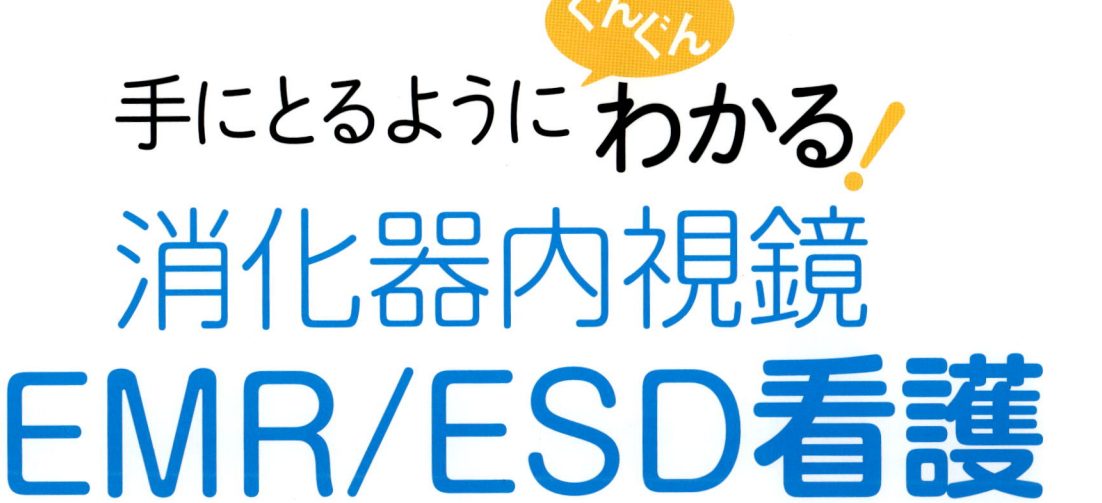

手にとるように ぐんぐん わかる！
消化器内視鏡
EMR/ESD看護

監修
竜田正晴
大阪府立成人病センター病院特別研究員

笹田友恵
大阪府立成人病センター看護部長

編集
湯浅淑子
大阪府立成人病センター看護師長

和田美由紀
大阪府立病院機構
（大阪府健康医療部保健医療室保健医療企画課看護グループ課長補佐）

倉橋順子
大阪府立成人病センター看護師長

竹内洋司
大阪府立成人病センター消化管内科副部長

金芳堂

監修

竜田　正晴　　大阪府立成人病センター特別研究員
笹田　友恵　　大阪府立成人病センター看護部長

編集

湯浅　淑子　　大阪府立成人病センター看護師長
和田美由紀　　大阪府立病院機構（大阪府健康医療部保健医療室保健医療企画課看護グループ課長補佐）
倉橋　順子　　大阪府立成人病センター看護師長
竹内　洋司　　大阪府立成人病センター消化管内科副部長

執筆者一覧（施設順，五十音順）

大阪府立成人病センター看護部

新井　美恵　　大阪府立成人病センター看護師
北坂美津子　　大阪府立成人病センター看護師長
倉橋　順子　　大阪府立成人病センター看護師長
野元　明奈　　大阪府立成人病センター看護師
安田明日香　　大阪府立成人病センター副看護師長
湯浅　淑子　　大阪府立成人病センター看護師長
和田美由紀　　大阪府立病院機構
　　　　　　　（大阪府健康医療部保健医療室
　　　　　　　　保健医療企画課看護グループ課長補佐）

大阪府立成人病センター消化器内視鏡グループ

竹内洋司　　大阪府立成人病センター消化管内科副部長
鼻岡　昇　　大阪府立成人病センター消化管内科医長
松浦倫子　　大阪府立成人病センター消化管内科
青井健司　　大阪大学医学部附属病院消化器内科
伊藤貴史　　帯広厚生病院消化器内科
山階　武　　大阪赤十字病院消化器内科

序

　「人間の身体のなかを何らかの器具を使って覗いてみる」という内視鏡の歴史は古代ギリシア・ローマ時代にさかのぼるといわれる．紀元1世紀のポンペイの遺跡からも内視鏡の原型とみられる医療機器が発掘されている．そして，今日ある内視鏡の原型機器は19世紀に登場したといわれる．現在では，早期の消化器がんに対する治療として内視鏡治療は確立され，新しい機器や技術が日進月歩で進化している．患者にとって内視鏡治療は侵襲が少なく，身体機能が保たれ治療期間も短いことから，社会生活の継続やQOLを保つことができる優れた治療法である．

　当成人病センターは，特定機能病院として，また都道府県がん診療拠点病院として高度先進医療の開発，提供に取り組んでいる．内視鏡分野においても年間13,000件を超える検査及び治療を行い，この本で紹介しているEMR・ESDにおいては1,500件を実施している．

　内視鏡治療にかかわる看護の役割もより専門性がもとめられ，治療や処置の介助だけでなく，近年では鎮静の需要が増加傾向にあり，全身管理にもより十分な観察が必要になっている．内視鏡看護にもとめられる役割として，①患者の安全の確保，②検査・治療がスムーズに進行するための介助，③患者の苦痛の軽減と安楽の保持，④合併症の予防と早期発見・対処，⑤社会復帰の支援などがある．今回，これらの役割を担う看護師のために必要なノウハウを，現場目線で最先端の情報に則って本としてまとめた．

　2011年8月に「手にとるように流れがつかめる！消化器内視鏡看護　検査・治療の開始前から終了・退院まで」を発刊した．内視鏡治療，検査，安全・感染管理の視点で書かれたものである．今回，本書では内視鏡治療のEMR／ESDに焦点を当て，部位別に「食道」「胃」「大腸」「下咽頭」に章立てし，入院から治療前，治療中，治療後，退院までの看護を中心に記載した．頁めくりをせず一視野で読めるように見開きで左頁には看護の流れ，右頁にはmemoとして根拠やポイントの解説，実際に使用している書類等が記載されている．写真やイラストを効果的に掲載しているので，より深く理解するための手助けになることを期待している．さらに巻末には，看護を実践するうえでおさえておきたい内視鏡治療の基礎知識が記載されており，専門知識を拡大していくための一助になると考える．そして，本書が内視鏡看護に携わる多くの看護師に読まれ，看護実践に活用されることを願っている．

　当センターは2017年3月に新病院移転開院を予定している．内視鏡治療環境も更に充実させ，より多くの患者に最適な治療環境が提供できることを目指している．

　最後に，多忙な中でご執筆いただいた多くの方々や，刊行にあたりご尽力いただいた金芳堂の黒澤健氏に感謝いたします．

2015年9月

笹田友恵

刊行にあたって

　早期消化管癌に対する内視鏡治療は患者に対する侵襲が少なく，生理機能が温存され，治療期間も短く最も優れた治療法である．しかし内視鏡機器の急速な進歩により，内視鏡手技は極めて高度となり複雑化し，従来のように内視鏡医一人では対応できなくなっている．内視鏡治療の安全性と確実性を確保するためには，内視鏡をささえる看護師，内視鏡技師らとの「チーム医療」を実践することが極めて重要となってきた．

　このような観点から内視鏡診断・治療のあり方を共に理解しあえるよう，われわれは2011年に「手にとるように流れがつかめる！　消化器内視鏡看護　検査・治療の開始前から終了・退院まで」を上梓してきた．それから現在までのわずか4年の内に内視鏡診断・治療の手技は著しい深化をとげてきた．そこで今回われわれはこれらの内視鏡診断・治療の進歩をふまえ，下咽頭領域を含めた食道・胃・大腸の消化管癌の内視鏡治療に必要な知識を共有し，理解を深められるように務めた．

　本書が内視鏡治療に携わる方々に読まれ，より安全・確実な治療法として実践され患者のQOLのより一層の向上に貢献することを祈念したい．

2015年9月

竜田正晴

目次

受診から内視鏡治療・退院までの流れ

ドック，検診で早期癌と診断
↓
当センター紹介
↓
外来受診／内視鏡検査／全身状態検査
↓
診断 ← 治療方法の決定／内視鏡治療の有効性
↓
意思決定　内視鏡治療の選択　IC内容の同意

インフォームドコンセント(IC)
①病態・内視鏡治療を推奨する理由
②内視鏡治療の具体的内容，予測される危険性
③他の治療方法との対比情報など

↓
入院決定

内視鏡治療準備
・入院・治療時に必要な物品説明
・既往歴・内服薬の確認
・抗血小板薬など内服中止薬の説明

↓
入院当日 ← 治療同意の確認／内視鏡治療準備
↓
内視鏡治療 ← 偶発症の観察・出血・穿孔
↓
治療直後から食事開始前まで
↓
食事開始から治療後3日目まで
↓
治療後3日目から退院まで　退院準備 ← 生活指導／偶発症の観察の継続
↓
退院
↓
外来受診
↓
病理組織結果
　├ 粘膜層に限局 → 外来フォロー
　└ 粘膜下層を超えての進展 → 外科的手術

EMR/ESDの看護

食道

A　治療前（入院から治療まで）の看護　2
1. 全身状態の把握　2
2. 治療前検査の実施　2
3. 治療内容の理解・同意の確認　2
4. オリエンテーション　4
5. 内視鏡看護師による術前訪問　4
6. 内服薬の管理　6
7. 患者の安全　8

B　内視鏡室での看護　10
治療開始までの看護　10
1. 治療室での準備　10
2. 必要物品の準備　10
3. 安全の確認　16
4. 前処置　18
5. セデーションとモニタリング　18

治療中の看護　20
1. 全身状態の把握　20
2. 偶発症と対策　22
3. 体位の工夫　22
4. 治療中の介助　24
5. 内視鏡の洗浄・消毒　28

治療後の看護　28
1. 全身状態の把握　28
2. 拮抗薬の投与　28
3. 安全の確保　28

C　治療直後から食事開始前までの看護　30
1. 患者の受け入れ準備　30
2. 全身状態の把握　30
3. 主な偶発症と観察・予防ケア　32
4. 患者の安全　34
5. 治療後の安静度　34

D　食事開始から治療後3日目までの看護　36
1. 食事開始時のケア　36

E　治療後3日目～退院までの看護：退院準備　38
1. 退院指導　38
2. 外来への継続看護　38

○ 知っておきたい内視鏡画像と知識

食道
① 食道表在癌の分類　7
② 食道表在癌のESD施行例　9
③ ESD施行可能な病変（陥凹型）　17
④ ESD施行可能な病変（隆起型）　19
⑤ ESD施行不可能な病変　31
⑥ NBIが典型的な所見を示した例　35
⑦ ヨード染色で範囲が明瞭となった病変　37
⑧ 局所遺残再発例　37

胃
① 早期胃癌の肉眼分類　45
② 胃ESD施行例：0-IIc UL（+）　47
③ ESDにより治癒切除がえられた症例（陥凹型）　57

胃

A 治療前（入院から治療まで）の看護　40
1. 全身状態の把握　40
2. 治療前検査の実施　40
3. 治療内容の理解・同意の確認　40
4. オリエンテーション　42
5. 内視鏡看護師による術前訪問　42
6. 内服薬の管理　44
7. 患者の安全　46

B 内視鏡室での看護　48
治療開始までの看護　48
1. 治療室での準備　48
2. 必要物品の準備　48
3. 安全の確認　56
4. 前処置　58
5. セデーションとモニタリング　58

治療中の看護　60
1. 全身状態の把握　60
2. 偶発症と対策　60
3. 体位の工夫　62
4. 治療中の介助　62
5. 内視鏡の洗浄・消毒　66

治療後の看護　66
1. 全身状態の把握　66
2. 拮抗薬の投与　66
3. 安全の確保　66

C 治療直後から食事開始前までの看護　68
1. 患者の受け入れ準備　68
2. 全身状態の把握　68
3. 主な偶発症と観察・予防ケア　70
4. 患者の安全　72
5. 治療後の安静度　72

D 食事開始から治療後3日目までの看護　74
1. 食事開始時のケア　74

E 治療後3日目～退院までの看護：退院準備　74
1. 退院指導　74
2. 外来への継続看護　76

大腸

A 治療前（入院から治療まで）の看護　78
1. 全身状態の把握　78
2. 治療前検査の実施　78
3. 治療内容の理解・同意の確認　78
4. オリエンテーション　80
5. 内視鏡看護師による術前訪問　80
6. 内服薬の管理　82
7. 前処置　84
8. 患者の安全　88

B 内視鏡室での看護　90
治療開始までの看護　90
1. 治療室での準備　90
2. 必要物品の準備　90
3. 安全の確認　98
4. 前処置　100
5. セデーションとモニタリング　100

治療中の看護　102
1. 全身状態の把握　102
2. 偶発症と対策　104
3. 体位の工夫　104
4. 治療中の介助　106
5. 内視鏡の洗浄・消毒　108

治療後の看護　108
1. 全身状態の把握　108
2. 拮抗薬の投与　110
3. 安全の確保　110

C 治療直後から食事開始前までの看護　112
1. 患者の受け入れ準備　112
2. 全身状態の把握　112
3. 主な偶発症と観察・予防ケア　114
4. 患者の安全　116
5. 治療後の安静度　116

D 食事開始から治療後3日目までの看護　118
1. 食事開始時のケア　118

E 治療後3日目～退院までの看護：退院準備　120
1. 退院指導　120
2. 外来への継続看護　120

下咽頭

A 治療前（入院から治療まで）の看護　122
1. 全身状態の把握　122
2. 治療前検査の実施　122
3. 治療内容の理解・同意の確認　122
4. オリエンテーション　124
5. 内服薬の管理　126
6. 患者の安全　126
7. 手術室看護師による術前訪問　126
8. 下剤の投与　128

B 手術室での看護　130
治療当日：治療開始までの看護　130
1. 入室前準備　130
2. 環境整備と機器，器具の配置確認　134

入室～治療開始までの看護　134
1. 安全確認　134
2. 申し送り　134
3. モニター装着　136
4. 末梢ルートの確保　136

全身麻酔の導入から気管挿管時までの看護　136
1. 純酸素（100％）の投与　136
2. 静脈麻酔薬の投与　136
3. 意識・自発呼吸の消失の確認　136
4. マスク換気　136
5. 筋弛緩薬の投与　138
6. 気管挿管　138
7. バルンカテーテル留置　138
8. 直腸温挿入　138
9. 間欠的空気圧迫装置の装着　138
10. 対極板の装着　138
11. 治療体位の固定　138

治療開始から治療終了までの看護　140
1. 術野設定　140
2. 内視鏡治療中の介助　140
3. 全身麻酔中の偶発症　142

治療終了から麻酔覚醒時の看護　142
1. リバースの投与　142
2. 抜管　142
3. ベッドへの移乗　144
4. 申し送り　144
5. 内視鏡の洗浄・消毒　144

C 治療直後から食事開始前までの看護　146
1. 患者の受け入れ準備　146
2. 全身状態の把握　146
3. 内視鏡による術後観察　148
4. 主な偶発症と観察・予防ケア　148
5. 患者の安全　148
6. 治療後の安静度　148

D 治療2日目から退院までの看護　150
1. 食事開始時のケア　150
2. 退院指導　150
3. 外来への継続看護　150

---

④ ESDにより治癒切除がえられた症例（隆起型）　59
⑤ ESDが不可能だった症例（陥凹型）　69
⑥ ESDが不可能だった症例（隆起型）　73
⑦ 局所遺残再発例　75

大腸
① 大腸の早期癌　87
② NBIで癌と診断できた症例①　89
③ NBIで癌と診断できた症例②　99
④ ピオクタニン染色を施した0-Ⅱa型早期大腸癌　101
⑤ ESD施行例①　111
⑥ ESD施行例②　117
⑦ ESDが可能だった症例　119

⑧ ESDの適応ではない症例　119
⑨ 遺残再発例　119

下咽頭
① 中・下咽頭の内視鏡観察法に慣れよう！　129
② 中・下咽頭癌の高リスク群には必ず内視鏡検査を！　131
③ 中・下咽頭癌の高リスク群の発見にはフラッシャーの判定を！　137
④ 下咽頭表在癌のESD施行例　147
⑤ 下咽頭癌のESD施行例　151

i 内視鏡治療の基礎知識

診断	▶	i ① 画像強調観察（下咽頭・食道・胃・大腸） ……… 152
治療方針の決定	▶	i ② EMR/ESD の適応と禁忌 ……… 155 i ③ EMR と ESD の使い分け ……… 157 i ④ 介助体制：EMR/ESD における医師・看護師・技師の役割 … 158 i ⑤ EMR/ESD の方法と長所・短所 ……… 160, 162
I・C	▶	i ⑥ インフォームドコンセント ……… 160
内視鏡治療	▶	i ⑦ 抗凝固薬・抗血小板薬の内服中断と再開 ……… 161 i ⑧ セデーション・モニタリングと救急処置体制 ……… 167 i ⑨ 局注 ……… 172 i ⑩ 高周波発生装置 ……… 173 i ⑪ EMR/ESD 施行中の注意 ……… 175
消毒・洗浄	▶	i ⑫ 内視鏡の洗浄・消毒 ……… 176
治療効果判定	▶	i ⑬ 治療効果判定 ……… 178

索引 180

看護の実践のうえでおさえておきたい内視鏡治療の基礎知識を，治療の流れに沿ってまとめました。本文の i マークに対応しているので，随時参照してください。

●本書の特徴・使い方

看護の目標／ポイント
看護の目標を各場面の冒頭にまとめています。

●本書の構成
EMR/ESD の看護について部位別（食道／胃／大腸／下咽頭）に解説しています。

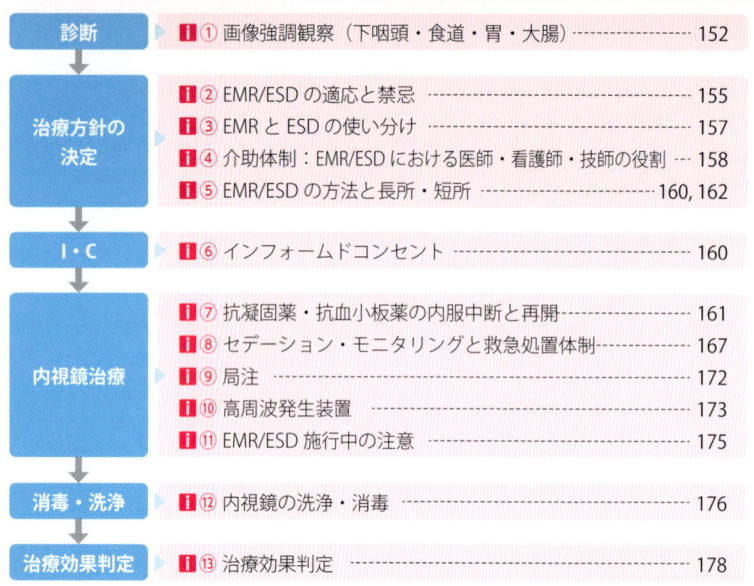

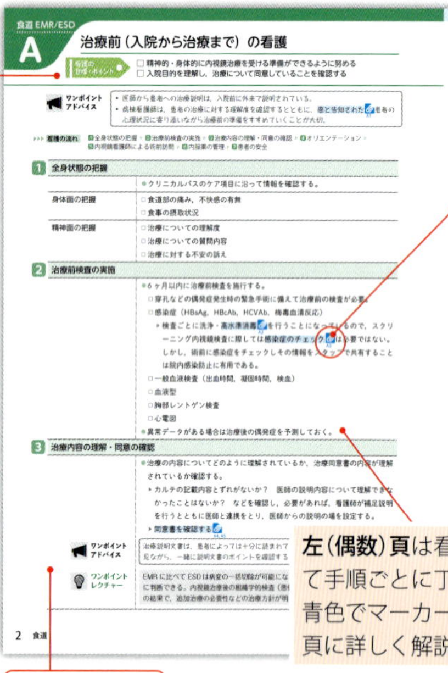

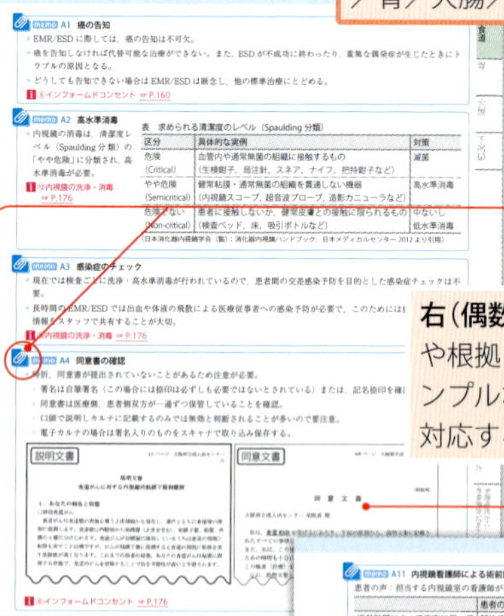

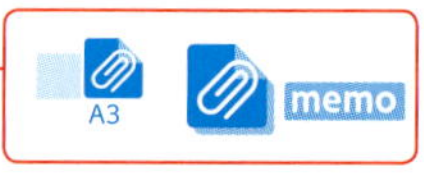

右（偶数）頁には，看護のポイントや根拠となる知識，使用文書のサンプルなどを左（奇数）頁の番号と対応する形で掲載しました。

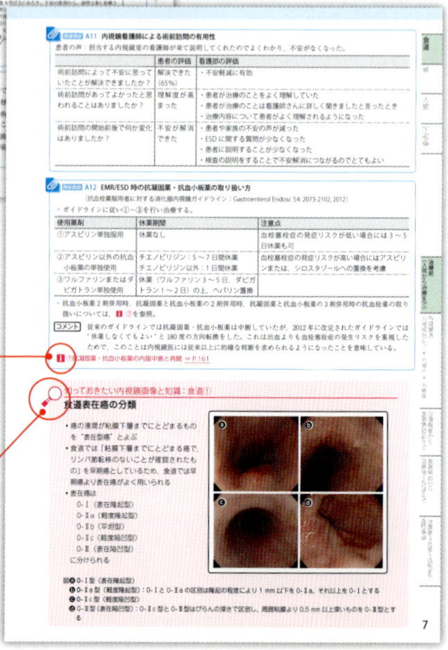

左（偶数）頁は看護内容を時間軸に沿って手順ごとに丁寧に解説しています。青色でマーカーの引かれた語句は，右頁に詳しく解説が掲載されています。

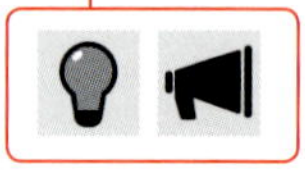

看護のポイント，コツ・アドバイスなど，現場即応の知識を随所に掲載しました。

内視鏡治療の基礎知識▶
看護の実践のうえでおさえておきたい内視鏡治療の基礎知識を巻末（☞ 152 頁）にまとめました。このアイコンのページ番号から参照できます。

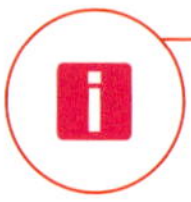

知っておきたい内視鏡画像と知識▶
代表的な内視鏡画像を中心に，知っておきたい画像と知識を部位別に掲載しました。

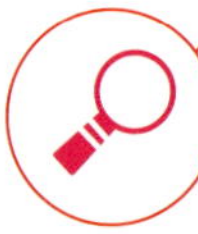

viii 本書の特徴・使い方

EMR/ESDの看護

食道

胃

大腸

下咽頭

i 内視鏡治療の基礎知識

食道 EMR/ESD

A 治療前（入院から治療まで）の看護

看護の目標・ポイント
- ☐ 精神的・身体的に内視鏡治療を受ける準備ができるように努める
- ☐ 入院目的を理解し，治療について同意していることを確認する

ワンポイントアドバイス
- 医師から患者への治療説明は，入院前に外来で説明されている。
- 病棟看護師は，患者の治療に対する理解度を確認するとともに，癌と告知された 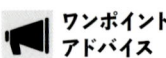患者の心理状況に寄り添いながら治療前の準備をすすめていくことが大切。

看護の流れ ▶ ①全身状態の把握 ▶ ②治療前検査の実施 ▶ ③治療内容の理解・同意の確認 ▶ ④オリエンテーション ▶ ⑤内視鏡看護師による術前訪問 ▶ ⑥内服薬の管理 ▶ ⑦患者の安全

① 全身状態の把握

● クリニカルパスのケア項目に沿って情報を確認する。

身体面の把握	☐ 食道部の痛み，不快感の有無 ☐ 食事の摂取状況
精神面の把握	☐ 治療についての理解度 ☐ 治療についての質問内容 ☐ 治療に対する不安の訴え

② 治療前検査の実施

- ● 6ヶ月以内に治療前検査を施行する。
  - ☐ 穿孔などの偶発症発生時の緊急手術に備えて治療前の検査が必要。
  - ☐ 感染症（HBsAg，HBcAb，HCVAb，梅毒血清反応）
    - ▶ 検査ごとに洗浄・高水準消毒 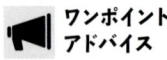を行うことになっているので，スクリーニング内視鏡検査に際しては感染症のチェック 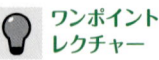は必要ではない。しかし，術前に感染症をチェックしその情報をスタッフで共有することは院内感染防止に有用である。
  - ☐ 一般血液検査（出血時間，凝固時間，検血）
  - ☐ 血液型
  - ☐ 胸部レントゲン検査
  - ☐ 心電図
- ● 異常データがある場合は治療後の偶発症を予測しておく。

③ 治療内容の理解・同意の確認

- ● 治療の内容についてどのように理解されているか，治療同意書の内容が理解されているか確認する。
  - ▶ カルテの記載内容とずれがないか？ 医師の説明内容について理解できなかったことはないか？ などを確認し，必要があれば，看護師が補足説明を行うとともに医師と連携をとり，医師からの説明の場を設定する。
  - ▶ 同意書を確認する

ワンポイントアドバイス
治療説明文書は，患者によっては十分に読まれていない場合もある。患者の反応を見ながら，一緒に説明文書のポイントを確認することが大切。

ワンポイントレクチャー
EMRに比べてESDは病変の一括切除が可能になり，完全に切除できているか正確に判断できる。内視鏡治療後の組織学的検査（悪性度，進行度，転移の危険率など）の結果で，追加治療の必要性などの治療方針が明らかになる。

memo A1　癌の告知

- EMR/ESD に際しては，癌の告知は不可欠。
- 癌を告知しなければ代替可能な治療ができない。また，ESD が不成功に終わったり，重篤な偶発症が生じたときにトラブルの原因となる。
- どうしても告知できない場合は EMR/ESD は断念し，他の標準治療にとどめる。

　⑥インフォームドコンセント ☞ P.160

memo A2　高水準消毒

- 内視鏡の消毒は，清潔度レベル（Spaulding 分類）の「やや危険」に分類され，高水準消毒が必要。

　⑫内視鏡の洗浄・消毒 ☞ P.176

表　求められる清潔度のレベル（Spaulding 分類）

区分	具体的な実例	対策
危険 （Critical）	血管内や通常無菌の組織に接触するもの （生検鉗子，局注針，スネア，ナイフ，把持鉗子など）	滅菌
やや危険 （Semicritical）	健常粘膜・通常無菌の組織を貫通しない機器 （内視鏡スコープ，超音波プローブ，造影カニューラなど）	高水準消毒
危険でない （Non-critical）	患者に接触しないか，健常皮膚との接触に限られるもの （検査ベッド，床，吸引ボトルなど）	中ないし 低水準消毒

（日本消化器内視鏡学会（監）：消化器内視鏡ハンドブック．日本メディカルセンター 2012 より引用）

memo A3　感染症のチェック

- 現在では検査ごとに洗浄・高水準消毒が行われているので，患者間の交差感染予防を目的とした感染症チェックは不要。
- 長時間の EMR/ESD では出血や体液の飛散による医療従事者への感染予防が必要で，このためには感染症に関する情報をスタッフで共有することが大切。

　⑫内視鏡の洗浄・消毒 ☞ P.176

memo A4　同意書の確認

- 時折，同意書が提出されていないことがあるため注意が必要。
  - 署名は自筆署名（この場合には捺印は必ずしも必要ではないとされている）または，記名捺印を確認する。
  - 同意書は医療側，患者側双方が一通ずつ保管していることを確認。
  - 口頭で説明しカルテに記載するのみでは無効と判断されることが多いので要注意。
  - 電子カルテの場合は署名入りのものをスキャナで取り込み保存する。

　⑥インフォームドコンセント ☞ P.176

memo A5　IC の際の注意点

- EMR/ESD の適応となる早期癌は手術にてほぼ全例で完全治癒が期待できるため，決して EMR/ESD を強要しない。
- EMR/ESD に対してあまり安易な気持ちを持たせないよう「手術と同様の心構えが必要」などと説明した方がよい。
- 術前には正確な適応診断は困難で，術後の最終確定診断により適応外病変であったり，追加治療が必要となることもある。期待通りの治療成績が得られなかった場合にはトラブルになることがある。
- EP/LPM 癌が絶対的適応病変であるが相対的適応の MM 癌または粘膜下層浸潤が 200 μm までの SM1 癌では転移再発による癌死亡の確率があることを十分に説明し，同意が得られた場合のみ治療を行うことが大切である。

　② EMR/ESD の適応と禁忌 ☞ P.155

4 オリエンテーション

説明内容 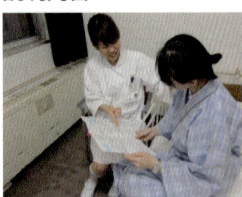	●食道粘膜切除・粘膜下層剥離術入院診療計画書[A6]を用いて治療までの準備,治療後の経過について説明。 ①内視鏡室の場所と出診時間,出診方法を説明する。 ②食事,飲水制限 　▸治療前日の夕食後から絶食とする。 　▸水分は治療当日も治療前までは少量は飲用してもよい。 ③点滴の開始時間 　▸脱水予防のため治療当日は朝から点滴を開始する。 　▸点滴は治療後2日目まで続く。 ④絶食時の内服薬 　▸治療時も内服が必要となる薬について説明する。 ⑤禁煙指導 　▸喫煙者には禁煙の必要性を説明する。 ⑥出診時 　▸義歯や金属類[A7]は外し,前開きの寝衣を着用し,タオル2本を持参する。 ⑥家族の待機の必要性と待合室の場所を説明する。 ⑧治療後の経過 　▸食事・飲水：水分は治療後1時間後から可能になる。食事は治療後2日目,5分粥から開始となる。 　▸安静度の目安：治療直後は,トイレ以外はベッド上安静となる。治療後1日目から病棟内歩行が可能になる。 ⑨治療後の痛みなどの症状への対応について 　▸治療中は鎮静・鎮痛薬[A8]が使用される。治療後も痛みの状況に応じて鎮痛薬を使用する。痛みや不快な症状がある場合は我慢をせずに看護師に伝えるように説明する。
📢 ワンポイントアドバイス	オリエンテーションは,「患者からよくある質問[A9]」を参考にしながら,患者の気がかりとなっていることが解決できるようにすすめていく。

5 内視鏡看護師による術前訪問

目的	●内視鏡室の担当看護師が治療前に患者と会いコミュニケーションを図ることで,患者の内視鏡室での不安を軽減することができる。 ●内視鏡室の担当看護師が治療中のオリエンテーションを実施することで,患者は内視鏡室での治療を受ける状態がイメージできる。 ●内視鏡室看護師と病棟看護師が,情報を共有することで,治療前から継続した看護を実施できる。
説明内容	●オリエンテーション用紙に沿って説明する(内視鏡で切開剥離術を受ける患者様へ[A10])。 　□治療室・検査台 　□治療中の体位 　□枕の高さの調節 ●エプロン型ドレープ,酸素カニューレ,対極板,パルスオキシメーターを持参し,実物を見せながら説明する。

4　食道 EMR/ESD の看護

memo A6　診療計画書

食道粘膜切除・粘膜下層剥離術入院診療計画書

病名	□早期食道癌　□その他（　　）			病棟		病室	
症状				主治医名			印
様　入院期間	7日間			看護師名			
				患者署名			印
				代理署名		続柄	

20　年　月　日　大阪府立成人病センター

＊入院に関して何か御心配な事がありましたらお申し出下さい。　＊この計画表はおよその経過をお知らせするものです。

経過	入院日～	前日	治療当日(治療前)	治療当日(治療後)	翌日	2日目	3日目	4日目	退院日(治療後5日目)
月日	/	/	/	/	/	/	/	/	/
行動範囲	・病院内は自由です ・病棟を離れる際は詰所に声をかけ下さい。 ・病院外へ出られる場合は主治医の許可が必要となりますのでお申し出下さい。	・病棟を離れないでください。 ・治療は午後からの予定ですが、開始時間は当日内視鏡から連絡されます。	・治療後、病室まで寝台車で帰ります。 ・帰室後はトイレ以外はベッド上で安静です。	朝の9時以降は病棟内を自由に歩行できます。			・病院内は自由です。	
食事	食事に制限はありません。	・朝から絶食ですが治療直前まで水・スポーツドリンクの摂取は少量なら可能です。(色のついた物はひかえてください)	・絶食ですが、治療終了1時間後から水分の摂取ができます。ただし水・お茶に限ります。	・絶食ですが、水・お茶の摂取が出来ます。	・朝から5分粥が出ます。	・朝から7分粥が出ます。	・朝から全粥が出ます。	・朝から普通食が出ます。

memo A7　金属類の除去

- 高周波電流の通電により金属接触部に熱傷を生じることがあり、術前に必ず除去してあることを確認。
  ⑩高周波発生装置　P.173

memo A8　鎮静・鎮痛薬の使用

- 通常はペンタゾシン（ペンタジン）15 mg＋ミダゾラム（ドルミカム）5 mg、または塩酸ペチジン（オピスタン）15 mg＋ジアゼパム（セルシン）5 mgが用いられる。必要に応じて追加。
- 鎮静の程度は意識レベルがやや低下し、呼びかけ、応答がやや抑制される程度がよい（意識下鎮静）。
  ⑧セデーション・モニタリングと救急処置体制　P.167

memo A9　患者からよくある質問

Q 内視鏡で取る場合と手術では大きく何が違うの
　内視鏡治療は、手術と違い食道を残したまま治療ができます。治療後に食道の機能障害がありません。内視鏡での切除範囲が全周の3/4以上の場合、治療後の食物の通過障害が生じることがあります。その場合は、バルーンを用いて食道を広げることがあります。治療後は、状態が落ち着けば歩くこともできます。1週間程度で退院ができます。

Q 治療にはどのくらいの時間がかかりますか？
　腫瘍の位置や大きさなどによって違いますが、2～3時間ぐらいかかります。予定時間が超えるようであればご家族の方に、状況をお知らせするようにします。

Q 内視鏡治療でどのくらいの頻度で穴があいたり、出血したりするのですか
　一般的に食道ESDの場合、穿孔が1～2％、出血が0.5％と言われています。細心の注意を払いながら治療は進んでいきます。状態に変化があれば早期に対応できるように看護師が定期的に患者様の観察をします。何かいつもと違うと感じたときは早目に看護師に知らせて下さい。

Q 内視鏡治療後に手術が必要になる場合もあると聞いたんですが？
　内視鏡で切除した組織を調べ、粘膜下層まで腫瘍が進展している場合は外科手術が必要になります。結果が出るまでに2週間程度かかります。

Q 内視鏡でとった所はどんな状態になっているんですか、どのぐらいで治るんですか？
　切除した部分は潰瘍になります。潰瘍が治るのに2週間ぐらいかかります。

Q 煙草やお酒はいつぐらいからOKとなりますか？
　煙草やお酒は出血を起こす引き金になります。切除部の潰瘍が治る2週間は禁煙・禁酒が必要です。

memo A10　内視鏡で切開剥離術を受ける患者様へ

- 右のようなオリエンテーション用紙を準備する。

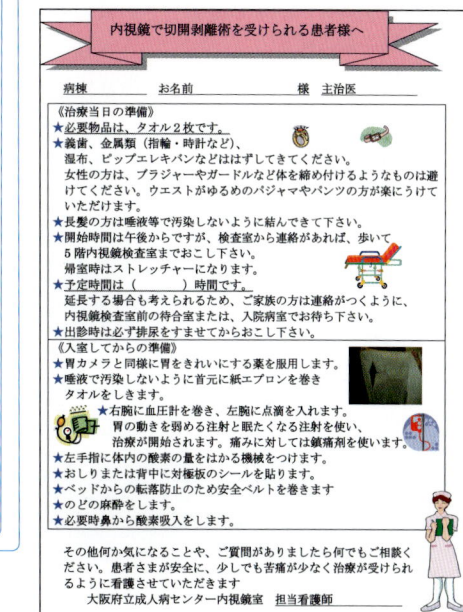

情報収集と確認	□ 年齢 □ 感染症の有無 □ 血液型 □ 主治医 □ 薬歴 □ 日常生活動作（ADL） □ 看護上の問題 □ 転倒・転落アセスメントスコア □ 確認 　▶ 治療日の特別な指示の有無 　▶ 治療に関する同意書，問診表 　　・問診表を用いて薬剤アレルギー・麻薬の使用の有無を確認する。 　　・禁忌薬剤の有無など適切に薬剤が選択できるよう情報収集する。	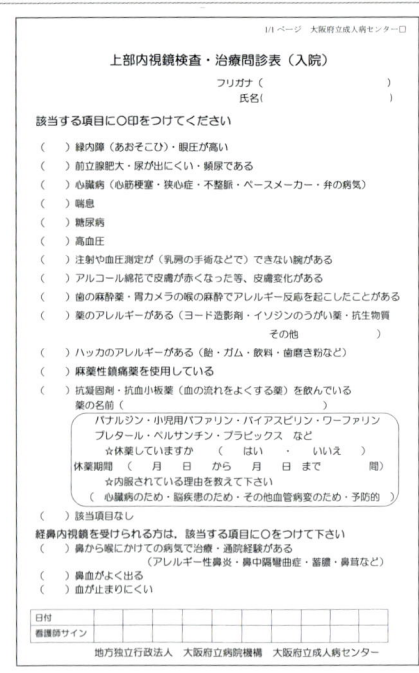
病棟看護師と情報を共有	●術前訪問時に得た情報は内視鏡室看護師から病棟看護師・医師に申し送りを行う。 ●患者からカルテに記載されていない情報が得られた場合や不安が強いときなどは，病棟看護師と情報を共有し，協力して患者の準備にあたる。	
ワンポイントアドバイス	内視鏡室・病棟看護師間の情報共有は，治療前の不安の軽減や治療中の安全，安楽を検討するために重要である。 ・日常生活動作の困難さ：治療中の安楽な姿勢や移動時の注意点などを検討する。 ・麻薬などの鎮痛薬の使用状況：治療中の適切な薬剤の選択のために必要。	
	●術前訪問は患者の EMR/ESD の理解を深め，有用である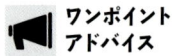。	

6 内服薬の管理

抗凝固薬，抗血小板薬の内服中断の確認	●抗凝固薬，抗血小板薬については，外来であらかじめ中断もしくは継続が指示されているので，入院時にその指示が守られているか否かを確認する（血栓塞栓症の発症と術中および術後の出血を予防するため）。
ワンポイントアドバイス	・抗凝固薬・抗血小板薬を内服していることを理解されていない患者もいる。薬歴を外来カルテで必ず確認し，お薬手帳を持参されている場合には見せてもらう。 ・薬の確認は，「血をさらさらにする薬」「血が固まらなくなる薬」「脳梗塞の予防の薬」など表現を変えて確認する。 ・心疾患，脳血管疾患の既往歴がある場合は，特に注意して確認が必要。 ・抗凝固薬・抗血小板薬を中止する場合は，中止により起こるデメリットを説明することが必要。
休薬期間の設定	●「抗血栓薬服用者に対する消化器内視鏡診療ガイドライン」により EMR/ESD 施行時の休薬期間を設定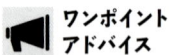。

memo A11 内視鏡看護師による術前訪問の有用性

患者の声：担当する内視鏡室の看護師が来て説明してくれたのでよくわかり，不安がなくなった。

	患者の評価	看護部の評価
術前訪問によって不安に思っていたことが解決できましたか？	解決できた（65%）	・不安軽減に有効
術前訪問があってよかったと思われることはありましたか？	理解度が高まった	・患者が治療のことをよく理解していた ・患者が治療のことは看護師さんに詳しく聞きましたと言ったとき ・治療内容について患者がよく理解されるようになった
術前訪問の開始前後で何か変化はありましたか？	不安が解消できた	・患者や家族の不安の声が減った ・ESDに関する質問が少なくなった ・患者に説明することが少なくなった ・検査の説明をすることで不安解消につながるのでとてもよい

memo A12 EMR/ESD 時の抗凝固薬・抗血小板薬の取り扱い方
（抗血栓薬服用者に対する消化器内視鏡ガイドライン：Gastroenterol Endosc 54: 2073-2102, 2012）

- ガイドラインに従い①〜③を行い治療する。

使用薬剤	休薬期間	注意点
①アスピリン単独服用	休薬なし	血栓塞栓症の発症リスクが低い場合には3〜5日休薬も可
②アスピリン以外の抗血小板薬の単独使用	チエノピリジン：5〜7日間休薬 チエノピリジン以外：1日間休薬	血栓塞栓症の発症リスクが高い場合にはアスピリンまたは，シロスタゾールへの置換を考慮
③ワルファリンまたはダビガトラン単独使用	休薬（ワルファリン3〜5日，ダビガトラン1〜2日）の上，ヘパリン置換	

- 抗血小板薬2剤併用時，抗凝固薬と抗血小板薬の2剤併用時，抗凝固薬と抗血小板薬の3剤併用時の抗血栓薬の取り扱いについては，🄸⑦を参照。

コメント　従来のガイドラインでは抗凝固薬・抗血小板薬は中断していたが，2012年に改定されたガイドラインでは"休薬しなくてもよい"と180度の方向転換をした。これは出血よりも血栓塞栓症の発生リスクを重視したためで，このことは内視鏡医には従来以上に的確な判断を求められるようになったことを意味している。

🄸⑦抗凝固薬・抗血小板薬の内服中断と再開　☞ P.161

知っておきたい内視鏡画像と知識：食道①
食道表在癌の分類

- 癌の浸潤が粘膜下層までにとどまるものを"表在型癌"とよぶ。
- 食道では「粘膜下層までにとどまる癌で，リンパ節転移のないことが確認されたもの」を早期癌としているため，食道では早期癌より表在癌がよく用いられる。
- 表在癌は
  - 0-Ⅰ（表在隆起型）
  - 0-Ⅱa（軽度隆起型）
  - 0-Ⅱb（平坦型）
  - 0-Ⅱc（軽度陥凹型）
  - 0-Ⅲ（表在陥凹型）

  に分けられる。

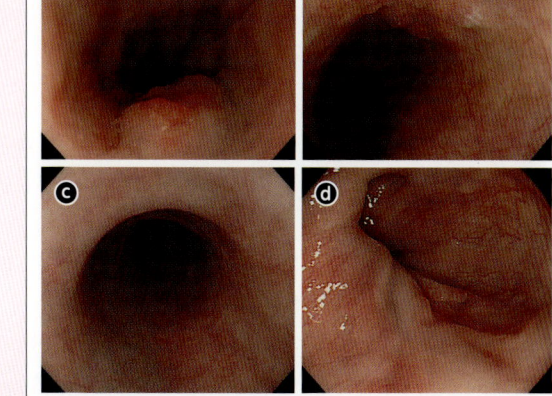

図ⓐ 0-Ⅰ型（表在隆起型）
ⓑ 0-Ⅱa型（軽度隆起型）：0-Ⅰと0-Ⅱaの区別は隆起の程度により1mm以下を0-Ⅱa，それ以上を0-Ⅰとする。
ⓒ 0-Ⅱc型（軽度陥凹型）
ⓓ 0-Ⅲ型（表在陥凹型）：0-Ⅱc型と0-Ⅲ型はびらんの深さで区別し，周囲粘膜より0.5mm以上深いものを0-Ⅲ型とする。

絶食時の内服薬 A13		● 降圧剤や抗不整脈薬などの薬剤は絶食時も少量の水で内服する。 ● 中止薬については，中止期間と再開時の指示を説明する。 ● 絶食期間中は血糖降下剤を中止する。 ● 絶食期間中に内服する薬，休薬する薬がわかるように患者のベッドサイドに明示する。 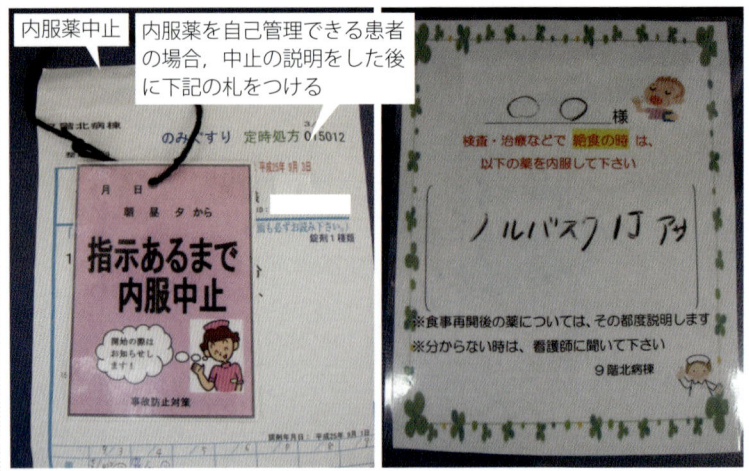

7 患者の安全

リストバンドの装着	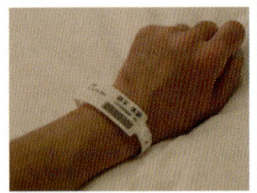	● 患者誤認防止の目的で入院時にリストバンドを装着してもらう。 ▶ 治療出診時，リストバンド・名前を再確認する。
検査の確認		● 胸部レントゲン検査，心電図，感染症，血液型などの検査が施行済みか確認する（6ヶ月以内が望ましい）。 ▶ 穿孔などの偶発症発症時の緊急手術に備えて検査が必要である。
適切な薬剤の選択		● 治療前の問診表を用いて，抗凝固薬・抗血小板薬の内服状況，薬物アレルギーの有無，麻薬内服の有無を確認する。 ▶ 内視鏡室の担当看護師が，内視鏡治療前日の術前訪問時に問診表をもとに禁忌薬剤の有無など適切に薬剤が選択できるように情報収集する。
治療出診時の確認		● 義歯，時計，指輪，湿布などを外していることを確認する A14。
生活面での準備		● 絶飲・絶食の指示 ▶ 治療前日の夕食後から絶食とし，水分は治療前までは少量であれば飲用してもよい。水，スポーツドリンクなど無色透明のものに限る。炭酸を含む物は避ける。 ▶ 治療当日は，脱水予防のため朝から点滴を開始する。 ● 禁煙指導の確認 ▶ 禁煙者には術後の出血予防のため禁煙の必要性を説明する。

memo A13 絶食時にも内服できる薬剤

降圧剤	ベジル酸アムロジピン（ノルバスク） アゼルニジピン（カルブロック） 塩酸マニジピン（カルスロット）
抗不整脈薬	ジソピラミド（リスモダン） ジゴキシン（ジゴキシン） 塩酸メキシレチン（メキシチール）

memo A14 義歯・金属類・湿布の除去

- 義歯
  - 治療時のセデーションによる意識レベルの低下により誤嚥や、内視鏡チューブ挿入時の義歯の破損が起こる危険があるため。
- 金属類、湿布
  - 高周波治療装置使用による火傷の危険があるため。

⑩高周波発生装置 ☞ P.173

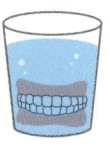
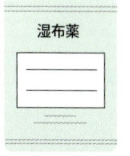

知っておきたい内視鏡画像と知識：食道②
食道表在癌の ESD 施行例

ⓐ 通常内視鏡
ⓑ NBI 観察：病変を褐色領域（brownish area）として捉えている。
ⓒ ヨード染色：病変がヨード不染域として見られる。
ⓓ 病変の全周にマーキングを施行。
ⓔ 粘膜下層剥離
ⓕ 粘膜下層の剥離を続ける。
ⓖ ESD 終了
ⓗ 回収した病変をピンで伸展固定。ヨード染色にて範囲を確認。
ⓘⓙ 病理組織標本：癌浸潤は粘膜上皮内にとどまり（Ep 癌）「治癒切除」と診断。

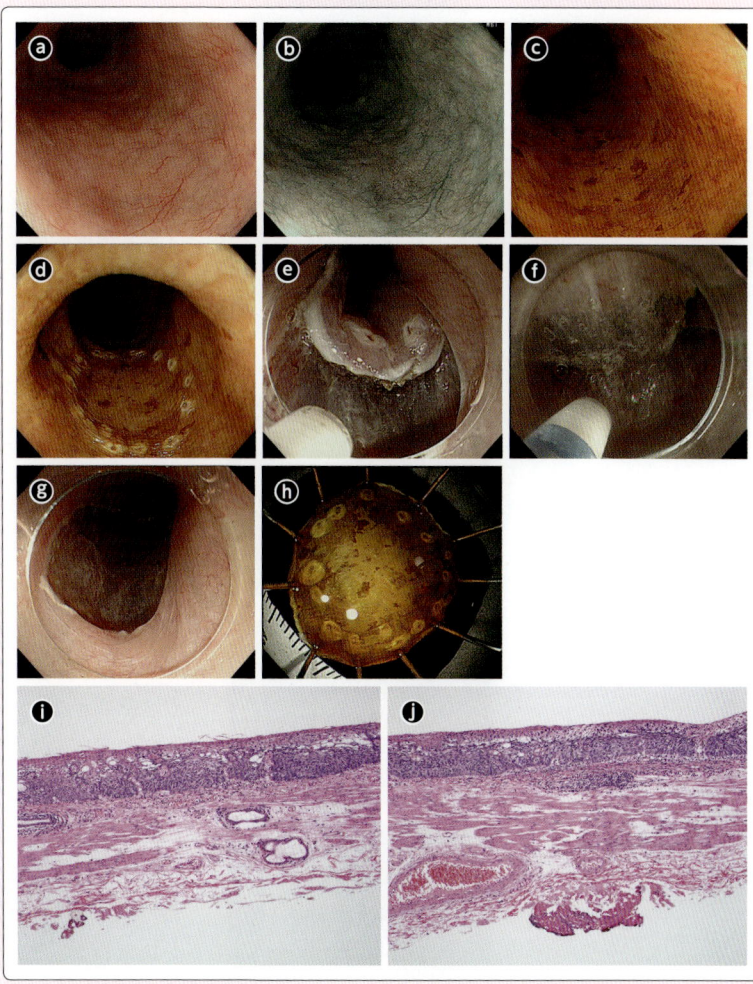

食道 EMR/ESD

B 内視鏡室での看護

看護の目標・ポイント
- □ 不安なく安全，安楽に治療を受けることができるよう努める
- □ 治療が長時間になる可能性があるので，苦痛に対する援助を行う

▶▶▶ **看護の流れ**

治療開始までの看護 　❶治療室での準備 ▶ ❷必要物品の準備 ▶ ❸安全の確認 ▶ ❹前処置 ▶ ❺セデーションとモニタリング

治療中の看護 　❶全身状態の把握 ▶ ❷偶発症と対策 ▶ ❸体位の工夫 ▶ ❹治療中の介助 ▶ ❺内視鏡の洗浄・消毒

治療後の看護 　❶全身状態の把握 ▶ ❷拮抗薬の投与 ▶ ❸安全の確保

治療開始までの看護

1 治療室での準備

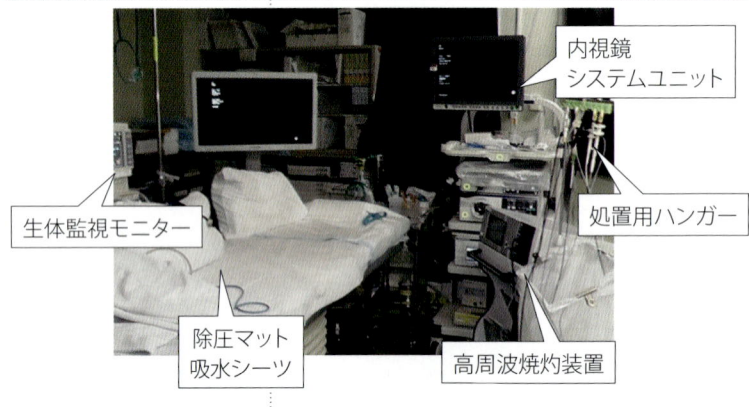

- 生体監視モニター
- 除圧マット 吸水シーツ
- 内視鏡システムユニット
- 処置用ハンガー
- 高周波焼灼装置

- 必要な器材を準備する。
  ▶ 治療環境を整えて 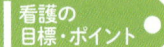B1 安全に治療が遂行できるよう配慮する。

2 必要物品の準備

内視鏡	● 前方送水機能付きスコープを用い先端に透明フードを装着する。 ● 拡大観察をすることが多いので拡大機能のあるものが望ましい。 ● 内視鏡 B2 の種類によって処置具の出る位置や送水機能・拡大機能などの有無などが違うので，どの内視鏡を使用するかは術者に確認が必要である。
薬剤	
▶ 消泡薬・蛋白分解酵素	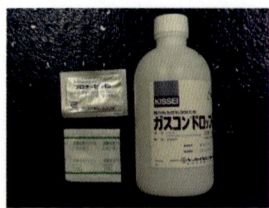 ● ジメチコン B3（ガスコン）：消泡作用 ● プロナーゼ（プロナーゼMS）：粘液溶解除去作用（消化管出血患者には禁忌）。 ● 炭酸水素ナトリウム：胃酸中和作用
▶ 咽頭麻酔薬	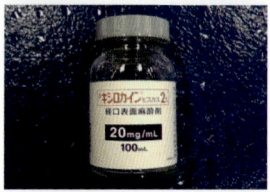 ● 塩酸リドカイン B4（キシロカイン）ビスカス：リドカイン禁忌に注意（キシロカイン過敏症の既往歴のある方）。 ▶ リドカインの極量：200〜300 mgまで
▶ 鎮痙薬 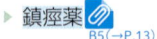 B5(→P.13)	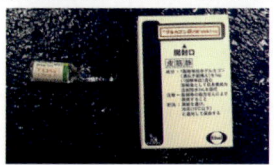 ● 臭化ブチルスコポラミン（ブスコパン）：ブスコパン禁忌に注意（緑内障・前立腺肥大・心疾患・麻痺性イレウス）。 ● グルカゴン（グルカゴンG・ノボ）：褐色細胞腫・糖尿病は禁忌。

10 食道 EMR/ESD の看護

memo B1　治療環境を整えるためには

①EMR/ESD を安全に施行するためにはベッドや周辺機器を配置してもゆとりのある広いスペースが必要となる。
②検査室内に感染性廃棄物の容器を設置し，検査室から感染ゴミを持ち出さないようにする。
③EMR/ESD 後に手袋を脱いだ後，流水による手洗いが容易に行えるよう内視鏡検査室内，あるいはその近くに手洗いを設置しなければならない。
④患者の安全対策上また機材の断線のリスクを防ぐため配線が床を這わないようにする。

（消化器内視鏡の洗浄・消毒マルチソサエティガイドラインより）

[治療室での機材の配置]

- 安全かつ能率的に EMR/ESD を施行するため原則として機材は
  - モニター：術者正面に配置する。
  - ESU（高周波発生装置）：術中に設定を容易に変更できるように術者，介助者の背側に配置している。
  - 処置具ハンガー：能率的な処置具の受け渡しに極めて有効。介助者の背側に配置。
  - 患者モニター：術者，介助者が術中確認できるようにモニターの左側（患者の足元）に配置。
- のように配置し，医療従事者は
  - 介助医：術者の左側に立ち，処置具を術者に手渡しする。
  - 看護師（1）：患者の頭元に一人立ち，患者の状態把握する。
    - 医師は処置に注意を取られ，患者の状態，モニターチェックすることが時としておろそかになることがあるため，適切な患者の把握，必要に応じて現状を医師へ報告する。
  - 看護師（2）：処置具（IT ナイフ，止血鉗子など）を介助者に手渡し，要所で処置具を清潔に保つ。
- のように配置する。

memo B2　スコープの名称の意味（オリンパス）

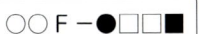

○○：検査対象臓器略号（C：大腸）
F－●：特殊記号
□□：系列数字（2桁：ファイバースコープ，3桁：ビデオスコープ）
■：挿入部有効長（L：1680 cm，I：1330 cm）

memo B3　ガスコン水の投与方法

- 消化管内では気泡や粘液が消化管の粘膜に付着し，観察の妨げになることがあり，気泡や粘液を除去することは非常に重要な処置である。

[方法]　検査15～30分前に，プロナーゼ（プロナーゼMS，科研）20,000単位と炭酸水素ナトリウム1gを10倍希釈したジメチコン（ガスコン）水40 ml に溶解し，経口投与する。

- 食道を確実に観察するためには表面に付着する粘液・唾液を除去するため直視鏡直視下にガスコン水30～60 ml を注入し，水洗することが重要。
- ただし，胸部食道まで挿入した後にガスコン水を注入する。早すぎると誤嚥する危険性がある。

memo B4　キシロカインビスカスを安全に投与するためには

- 嘔吐反射の減弱を図るためのキシロカインは，口腔粘膜より容易に吸収されるため口中に長く含まないようにする。このため適切な長さに切ったストローをシリンジの先につけてのどの奥に直接投与する。
- 頭部を後屈し開口させた体勢で舌根部へ塩酸リドカイン（キシロカインビスカス7 ml：140 mg ＋単シロップ3 ml）を2分間含んだ後，嚥下してもらう。この際のどの奥に確実に溜めておくことが大切である。
- リドカインはアナフィラキシー・ショック以外に，過剰投与による中毒などの副作用を起こしやすいので，十分な問診，過剰投与の回避，発生した際の緊急対応が必要。
- リドカインの極量はゼリーであれば，300 mg（15 ml まで），ビスカスは300 mg（添付スプーンで3匙まで），ポンプスプレーで200 mg（25回噴霧まで）である。
  （注）スプレーは容易に吸収され，血中濃度が高まり中毒を引き起こすことがあるので注意が必要。
- 事故が生じた場合にはあわてず対応することが大切で救急セット（⑧を参照）を内視鏡室内に常備しておく。

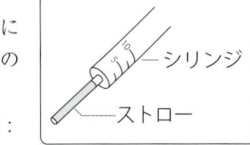

⑧セデーション・モニタリングと救急処置体制　☞P.167

▶ 鎮痛薬 B6	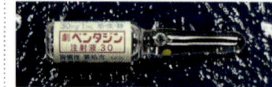	● ペンタゾシン（ペンタジン）：頭蓋内圧上昇患者，意識障害，重篤な呼吸抑制状態，全身状態の悪化している患者は禁忌。
▶ 鎮静薬 B6, B7	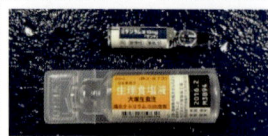	● ミダゾラム（ドルミカム）：依存症，舌根沈下，無呼吸に注意する。 ▶ 鎮痛作用はない。 ● ハロペリドール（リントン）：昏睡状態，重症心不全，アドレナリン投与中の患者は禁忌。
▶ 拮抗薬 B8	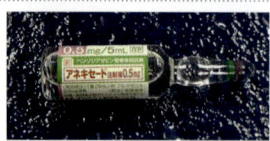	● フルマゼニル（アネキセート）：ベンゾジアゼピン系薬剤による覚醒遅延・呼吸抑制の改善に用いるが，覚醒後に再度ベンゾジアゼピン系薬剤の作用が出現することがあるので，注意が必要である。
▶ 色素溶液 B9	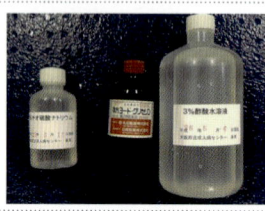	● 複合ヨードグリセリン：3％複合ヨードグリセリン液を 0.2M 酢酸バッファー（pH4）で 2 倍希釈する。 ● 観察終了後，チオ硫酸ナトリウム（デトキソール）を散布すると不快感が軽減する。
▶ 副腎皮質ホルモン製剤		● トリアムシノロン（ケナコルト） ● 術後の狭窄予防 B10(→P.15) のために用いる。 ▶ 白色の沈殿物と無色の上澄液とに分離しているため，使用前に穏やかに振り混ぜ懸濁状にして使用する。

処置具

▶ フラッシュナイフ B11(→P.15) DK2618JN10, 15, 20, 25	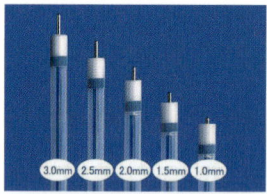	● 送水機能によりデバイスを差し替えることなく刃先の洗浄が可能。 ● 1 本のナイフでマーキングから切開，剥離，止血までが行える。 （フジフイルムメディカル）
▶ フックナイフ （KD-620LR）	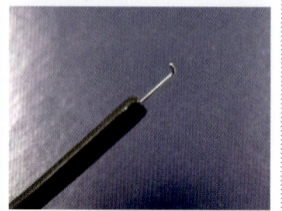	● 先端 L 字型フックに粘膜を引っ掛けて切開することで，深部方向への侵襲を抑えながら切開，剥離操作が可能。 ● 先端フックの回転機能により狙った方向にフックを向けることが可能。 （オリンパスメディカルシステムズ）
▶ ムコゼクトーム （DP-D2518）	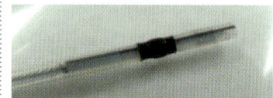	● 出血，穿孔などの危険性を低減させた安全性の高い処置が可能である。（ペンタックス）

12　食道 EMR/ESD の看護

memo B5　鎮痙薬

- 消化管の過剰な蠕動運動は正確な検査，治療の妨げとなることから，蠕動運動を抑制するために鎮痙薬を使用する。

よく用いられる鎮痙薬

薬剤	薬効	使用方法	禁忌
臭化ブチルスコポラミン（ブスコパン）	副交感神経の刺激を弱め（抗コリン作用）腸管蠕動を抑制する	通常成人には1回1/2～1管（ブチルスコポラミン臭化物として10～20mg）を静脈内または皮下，筋肉内に注射する なお，年齢，症状により適宜増減する	出血性大腸炎 緑内障 排尿障害を呈する前立腺肥大 重篤な心疾患 麻痺性イレウス
グルカゴン（グルカゴンG・ノボ）	Oddi筋・胆嚢収縮抑制および胃・膵液の分泌を抑制する	通常，グルカゴン（遺伝子組換え）として1mgを1mlの注射用水に溶解し，0.5～1mgを筋肉内または静脈内に注射する なお，年齢，症状により適宜増減する。ただし，本剤の作用持続時間については，筋肉内注射の場合約25分間，静脈内注射の場合15～20分間である	褐色細胞腫およびその疑いのある患者

memo B6　鎮痛薬・鎮静薬の使い方

- 鎮静の程度は意識レベルがやや低下し呼びかけの応答が軽度抑制される程度がよい（意識下鎮静）。
- 鎮痛薬ペンタゾシン（ペンタジン）15mg（30mg×1/2筒）とミダゾラム（ドルミカム）2～3mg（10mg×約1/4筒）の静注で導入を行い，術中に覚醒があればミダゾラムを1～2mgを追加する。また不穏状態のときにはハロペリドール（セレネース）2.5mgを1/2筒緩徐に投与し対応する。
- または塩酸ペチジン（オピスタン）15mg＋ジアゼパム（セルシン）5mgも用いられる。
- ⑧セデーション・モニタリングと救急処置体制　☞ P.167

memo B7　プロポフォール

- 新しい静脈麻酔薬で覚醒がよいとされており，最近内視鏡検査に用いたとする報告がある。しかし「内視鏡医が麻酔と検査を同時に担当するような状況では用いられない」とされている。

memo B8　拮抗薬の種類と使用上の注意

薬剤名	フルマゼニル（アネキセート）	塩酸ナロキソン（塩酸ナロキソン）
特徴	ベンゾジアゼピン系鎮静薬の拮抗薬 半減期が短いため鎮静作用が再び出現することがある ミダゾラム以外のベンゾジアゼピンで生じやすい	モルヒネ，ペンタゾシンなどの麻薬性あるいは拮抗性鎮痛薬に対する拮抗薬
使用法	0.2mgを緩徐に静注 投与4分以内に覚醒が得られなければ1分間隔で0.1mgずつ追加（総投与量1mgまで）	0.2mgを静注 効果がなければ2～3分間隔で0.2mgを1～2回追加投与
禁忌	ベンゾジアゼピンを服用中のてんかん患者	非麻薬性中枢抑制薬または病的抑制による呼吸抑制
副作用	ショック，血圧低下，嘔気，痙攣	肺水腫，血圧上昇
血中濃度他	血中の半減期は49～52分 3～30分の拮抗が認められる	半減期：0.4mg静注64分（作用時間90～120分）

memo B9　色素法

- 食道粘膜の表面に色素液を噴霧または散布し診断能の向上を図る。

①ヨード法

- 市販の3%ヨード液を0.2M酢酸緩衝液（pH4）で2倍に希釈して酢酸混合ルゴール液を用いる。
- スプレーチューブを用い内視鏡直視下に食道全体に噴霧。
- 正常扁平上皮の形成が低下する状態では上皮は淡黄色を呈す。
- 癌～高異型度上皮内病変ではヨード染色2～3分後に病変部がピンク色に変色する（ピンクカラーサイン）。
- 終了後にデトキソールを散布し不快感を軽減させる。
- ヨードアレルギーに注意する。

（→15頁に続く）

▶ 止血鉗子（コアグラスパー：FD-410LR）	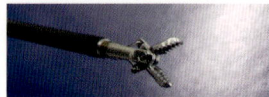	●回転機能と小さなカップでピンポイントに止血が可能である。 （オリンパスメディカルシステムズ）
▶ 把持鉗子・V字鰐口型（FG-47L-1）	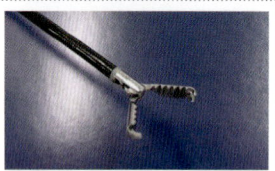	●先端部分に爪があるために高い把持力を有する鉗子である。 ●消化器の組織の把持，あるいは消化器内の切除された組織を回収 B12 する。 （オリンパスメディカルシステムズ）
▶ クリップ鉗子（HX-110LR） ▶ 止血用クリップ（HX-610-135）	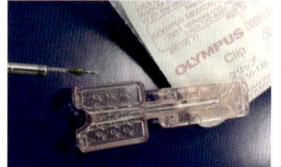	●直接出血している血管や粘膜をクリップで摘んで圧迫し，止血する。 ●高周波やレーザーという熱を使わずに，機械的な操作だけで止血するより安全性の高い方法。 （オリンパスメディカルシステムズ）
▶ 内視鏡用穿刺針（インパクト・フローHタイプ）	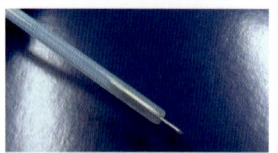	●操作部のスライダーを手前に引くと針が挿入部内に収納され，押すと針が突き出る。操作部の送液口金にシリンジを取り付けて，血管あるいは粘膜下に各種薬剤を注入する。（トップ）
▶ 先端アタッチメント B13 （D-201-11804）	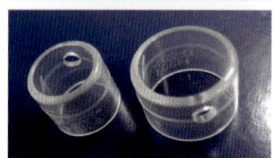	●フード内の流体（ガス，液体）の移動を促進し，良好な視野確保が可能。 （オリンパスメディカルシステムズ）

局注液 B14（→P.17）

▶ グリセリン・フルクトース（グリセオール）	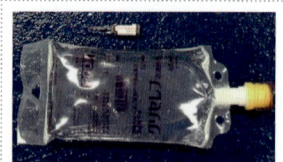	●生理食塩液と比較し，隆起保持性が高い。 [使用方法] グリセレブ注200mlにボスミン2mgを加え調整する。
▶ ヒアルロン酸ナトリウム（ムコアップ）	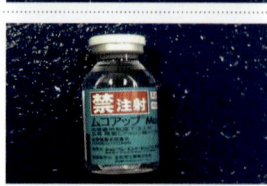	●グリセリンよりさらに隆起保持性が高いが，高価である。 ●切除時の出血予防目的にエピネフリンを添加。 [使用方法] ムコアップ1筒にボスミン2mgを加え調整する。

炭酸ガス送気 B15（→P.17）

▶ 経皮的炭酸ガスモニター装置	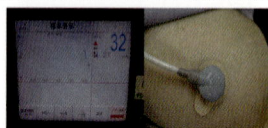	●炭酸ガス送気使用時に使用。 ●経皮的に体内のCO_2を測定する。 ▶電極貼付部分は，アルコール綿花などで清拭し，皮脂を除去し電極の抵抗を下げ，正しい測定値を得られるようにする。 ▶呼吸状態をリアルタイムに見ることが重要である。 ▶モニターだけでなく，患者が今どういう状態なのかを同時に把握する。

②トルイジンブルー・ヨード二重染色法
- 必要最小限のトルイジンブルー液を噴霧。30秒後余剰の色素を吸引しヨード液を噴霧。
- 0-Ⅱc型食道癌の深達度を推定することができる。

 ①画像強調観察 ☞ P.152   食道⑦：ヨード染色で範囲が明瞭となった病変 ☞ P.37

memo B10 ESD後の食道狭窄の予防
- 切除後の粘膜欠損が3/4周以上になると狭窄の危険性があり全周性では狭窄は必須。
- ステロイドの局所注射や経口投与により狭窄を予防することができる。
- ステロイド局注

  [方法] トリアムシノロン（ケナコルト）1～2Vを生理食塩液にて2倍に希釈し，ESD直後に潰瘍辺縁と潰瘍底に局注。

  [効果] 術後狭窄が38％から8％に減少。

memo B11 ナイフの種類と選択
- 食道ESDに用いるナイフ　①先端系ナイフ：フラッシュナイフ，フックナイフなど
  　　　　　　　　　　　②先端が絶縁されたナイフ：ムコゼクトーム2，ITナイフなど
  　　　　　　　　　　　③ハサミ型ナイフ：SBナイフ，クラッチカッターなど
- どのナイフを用いるかは術者の経験によって大いに異なるためあらかじめ術者との打合せが必要。
- 通常は術者が最も得意とするナイフで開始し，切開困難に遭遇した場合に他のナイフを用いる。

ナイフの種類	特徴	注意点
ITナイフ (IT knife)	1回の切開剥離できる距離が長く，処置時間が短縮できる	ナイフの刃が立ってしまうと剥離が進まない
ITナイフ2 (IT knife 2)	従来のITナイフに比べてナイフが立った状況でも切開操作が可能に	切れ味が鋭く，穿孔に注意した慎重な操作が必要
フラッシュナイフ(BT) (flush knife)	先端系：送水機能つきで出血時の視野確保や局注をそのまま行うことが可能（BTは先端にボールチップつき）	先端系のため直視下の慎重な処置が必要
フレックスナイフ (flex knife)	先端系：細径シースとループワイヤ構造によりあらゆる方向へのスムーズな切開・剥離が可能	先端系のため直視下の慎重な処置が必要
Dualナイフ (Dual knife)	先端系：手元操作で2段階にナイフ長の調整が可能 ナイフ先端に突起を設け，切開の操作性が向上	先端系のため直視下の慎重な処置が必要
Bナイフ（ボールチップ） (B-knife)	先端系：針状ナイフの欠点である高い穿孔の危険性を軽減するためにバイポーラ方式を採用	先端系のため直視下の処置が必要 バイポーラのため，電極を切開面にしっかり当てないと切れ味が悪い
ムコゼクトーム (mucosectom)	非先端系：ナイフの周囲を絶縁体で覆い安全性を高めた高周波ナイフ	全周切開は他のナイフを使用する必要がある
クラッチカッター	粘膜組織を把握しやすい鰐口形状の爪で，組織を少し引き上げて切開する	
SBナイフ（short type） (SB knife)	生検の用量で処置が行え高度のスキルは不要 安全性が高く，出血も少ない	切開に時間がかかる 切開面がシャープでない ナイフ先端の向きを調節する必要あり

memo B12 回収用具
①把持鉗子（V字鰐口型）：先端部分に爪があるために高い把持力を有する鉗子である。消化器の組織の把持，あるいは消化器内の切除された組織を回収する。
②回収ネット：先端のネットを開閉させ，切除した組織の回収に用いる。
③三脚：切除された組織に開いた把持部を押し付け把持部を閉じることにより切除された組織を回収できる。

memo B13 透明フードの効用
①ディスポーザブル先端アタッチメント（オリンパス）
- ソフトタイプ，無色透明の素材のため，スコープ先端部と観察部との距離が保てるので，良好な視野を確保できる。
- 剥離に際しては，粘膜下に潜り込み，先端透明フードでカウンタートラクションをかけ粘膜下層および筋層を十分に確認する。　　　　　　　　　　　　　　　　　　　　（→17頁に続く）

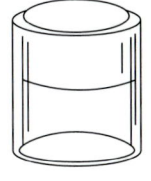

▶ 炭酸ガス送気装置	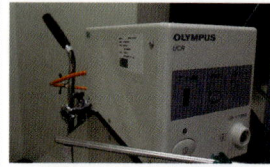	● 炭酸ガスボンベの残量に注意し，交換のタイミングを計る。
▶ ネイザルアダプタ	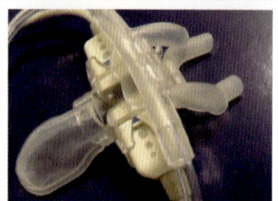	● 炭酸ガス送気使用のときに使用。 　▶ 呼気にて体内の CO_2 を測定する。 ● 鼻呼吸を促し測定する。

3 安全の確認

- 治療前に患者の年齢，既往歴，検査データを確認し，全身状態をアセスメントする。
- 偶発症のリスクを予測し看護を行う。
- 患者に名乗らせ誤認を防止する際には検査医自らが名乗って挨拶することも大切で実行すべきと考えられる。

患者誤認防止 B16	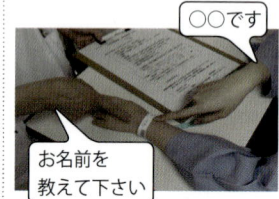	● 患者自身に名前（フルネームが必要）を呼称してもらう：「〜さんですね」という問いかけは間違いの元である。 ● ネームバンド確認（指差し呼称）
薬剤間違い防止	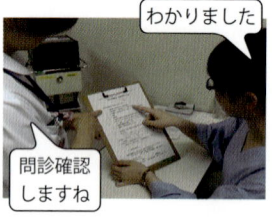	● 問診表確認し，薬剤アレルギーや既往歴を事前に情報収集しておく（口頭のみならず電子カルテ上からも収集しておく）。
同意文書，説明文書のサイン確認 B17		● 治療内容・偶発症に対する理解状況を確認する。
熱傷・損傷予防	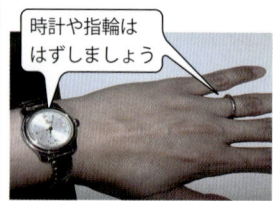	● 金属類の除去 B18 　▶ ヘアピンやピアス，ブラジャーの金具なども注意が必要である。 ● 歯の損傷予防 　▶ マウスピースに強い力が加わると歯を損傷する可能性がある。 　▶ 義歯の除去を確認し，除去後の歯の状態（ぐらつき，欠損など）を確認する。 　▶ ぐらつきがある場合は主治医に報告し，本人に損傷のリスクを説明する。

- スコープ外径に合わせた豊富なラインナップ。
- 止血術時，内視鏡治療時に主に使用する。

②黒色ソフトキャップ
- 主に拡大観察時に使用する。病変と内視鏡との距離を保ちながら拡大観察ができ，有用。

③エラスティックタッチ（トップ社）
- フード内側のスリット（溝）とホール（側孔）で視野の妨げとなる液体を自然排出する。

> **memo B14　局注液**
> - グリセリン（グリセオール）またはヒアルロン酸（ムコアップ）を用いる。
> - 止血効果を期待してエピネフリンを添加する。
>
> ⑨局注　☞ P.172

> **memo B15　炭酸ガス送気**
> - 縦隔気腫や皮下気腫を予防するためにも CO_2 送気が望ましい。

> **memo B16　検査医自らも名乗ろう**
> - 患者に名乗らせ誤認を防止する際には検査医自らが名乗って挨拶することも大切で実行すべき。

> **memo B17　同意文書・説明文書のサインの確認**
> - サインは自筆署名（この場合は捺印は必ずしも必要でない）または記名捺印であることを確認。
> - 同意文章・説明文書は一体として患者側，医療側が一通ずつ保管する。

> **memo B18　金属類の除去**
> - 治療中に高周波を通電すると金属接触部に火傷を生じるため必ず除去する。
>
> ⑧高周波発生装置　☞ P.173

知っておきたい内視鏡画像と知識：食道③
ESD 施行可能な病変（陥凹型）

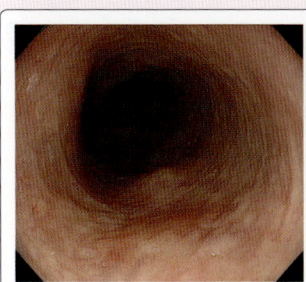
通常内視鏡

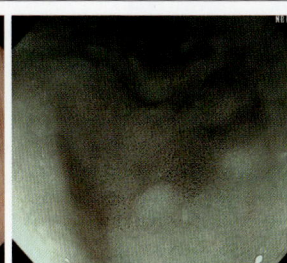
NBI 観察
病変は brownish area として認められる。

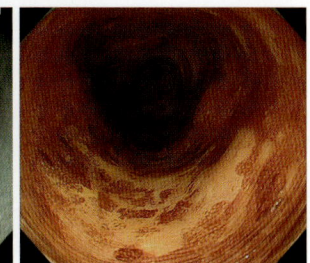
ヨード染色
ヨード染色により食道の 1/2 周に及ぶヨード不染域をみとめた。

誤嚥防止	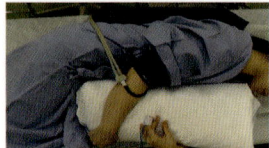	● 左側臥位の保持（背枕や抱き枕の活用） ● 適宜吸引 ● 患者の呼吸状態，顔色など観察し，異変時はすぐに医師へ報告する。
対極板装着 B19	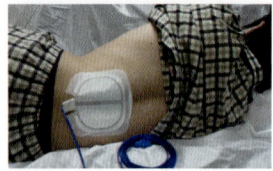	● 皮膚に異常がない背部に貼付する。 ● 骨突出部や体毛の多い部位は避ける。

4 前処置

血管確保	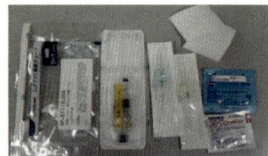	● 生理食塩液 ● シュアプラグ：20〜22G 留置針 ● 固定用テープ ● アルコール綿花：アルコール綿花が使用できないときは，クロルヘキシジングルコン酸塩含浸綿（ヘキシジン）を選択する。
粘液除去	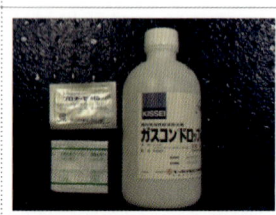	● プロナーゼ B20（プロナーゼ MS）2 万単位，炭酸水素ナトリウム 1 g を 10 倍希釈したジメチコン（ガスコン）水 40 ml に溶解し投与する。
咽頭麻酔	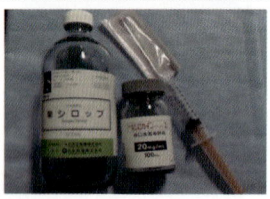	● 嘔吐反射の減弱を図るため塩酸リドカイン B21（キシロカインビスカス 140 mg；7 ml に単シロップ 3 ml を加えたもの）を投与する。 ▶ アナフィラキシーショックに注意。リドカインの総投与量は 200〜300 mg まで。 ● 咽頭麻酔の体位は仰臥位で，頸部を後屈し咽頭の奥に半量入れ，すぐ嚥下し，その後残りの半量を 1 分間溜めた後，嚥下する。 ▶ 嚥下出来ないときは吐き出させる。
鎮痙薬	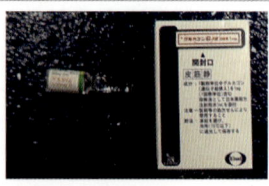	● 消化管蠕動運動の抑制のため臭化ブチルスコポラミン（ブスコパン）またはグルカゴン（グルカゴン G・ノボ）を静注する。 ▶ 薬剤投与間違い防止のため，医師の指示と問診表を 2 名の看護師でダブルチェックする。

5 セデーションとモニタリング

セデーション	[セデーションの目的] 患者の体動による危険防止と苦痛除去のため。 [方法] 通常はミダゾラム（ドルミカム）2.5 mg・ペンタゾシン（ペンタジン）15 mg を静注する。 [追加投与のタイミング] 麻酔の深度に応じ追加する。 [体動時] 体動の激しい患者は，ハロペリドール（セレネース）を使用する。 [選択] ESD の場合は長時間にわたるためセデーションが必要。

memo B19　対極板装着部位
- 血行が良好な筋肉で傷痕のない皮膚面に装着する。

⑩高周波発生装置

memo B20　プロナーゼ
- 消化管粘膜に粘液や気泡が付着していると観察の妨げになるためあらかじめ除去しておく。
- 食道ではプロナーゼを内服しても唾液などは残存していることが多い。
- 胸部食道まで挿入したらガスコン溶液を 100 ml 程度注入すると詳細な観察が可能となる。ただしあまり強い圧力で散布すると出血し観察がかえってしづらくなることがあるので注意。

memo B21　リドカインの過剰投与に注意しよう
- キシロカイン，特にスプレーでは血中に容易に吸収され過剰投与による中毒になることがある。
- 中毒やアナフィラキシーに備えて救急セットを常備しておく。
- リドカインの極量はゼリーであれば，300 mg（15 ml まで），ビスカスは 300 mg（添付スプーンで3匙まで），ポンプスプレーで 200 mg（25回噴霧まで）である。
（注）スプレーは容易に吸収され，血中濃度が高まり中毒を引き起こすことがあるので注意が必要

⑧セデーション・モニタリングと救急処置体制　☞ P.167

🔍 知っておきたい内視鏡画像と知識：食道④
ESD 施行可能な病変（隆起型）

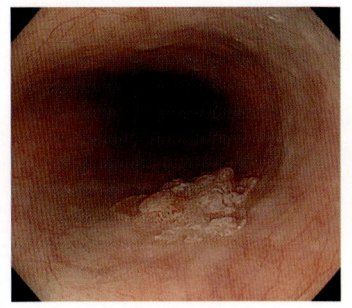

通常内視鏡
背の低い隆起性病変をみとめた。

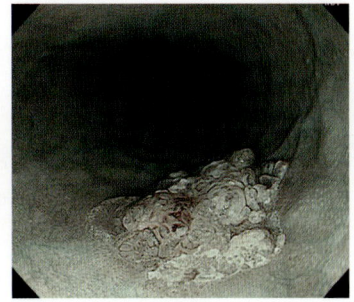

NBI 観察
病変に brownish area と IPCL（上皮乳頭内毛細血管ループ）の異常をみとめる。

麻酔に必要なモニター

▶ パルスオキシメーター

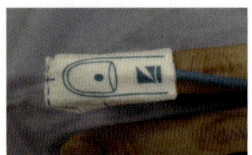

- ヘモグロビンの酸素飽和度から血液中酸素含有量を示す。
- 通常は指先で測定する。
- 血圧測定していない手指または足指に装着する。
- プローブがずれていないか，マニキュアなどの装飾がないか，爪の変形がないか確認する。
- SpO_2 の安全域は 95〜100%
- SpO_2 には数秒のタイムラグが存在する。
  - ▶ SpO_2 の低下時にはすでに呼吸は止まっていることがあるので目視での呼吸状態の観察が重要である。

▶ 非観血的血圧測定器

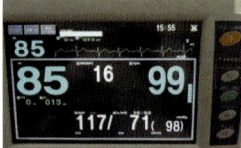

- 治療中は5分ごとに測定。
  - ▶ 脳の不可逆的な虚血障害が生じる前に脳の還流圧を間接的に保持できる時間が5分であるから。
- 通常上腕で測定（上肢で測定できない場合は下肢で測定する）。
- ルートを確保した上肢と反対の上肢にマンシェットを巻く。

▶ 心電図モニター

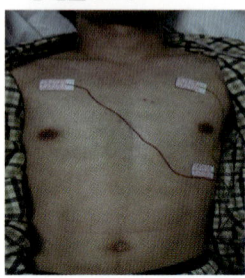

- 重症不整脈を検出・診断する。
- II誘導でモニタリングする（P波が見やすく心室性不整脈を発見しやすい）。

治療中の看護

- 食道癌患者では，心血管系や呼吸器系の合併症を有しているケースがあり，呼吸循環動態が急変することがあるので，注意深く看護を行う。

1 全身状態の把握

□ SpO_2
□ 顔色
□ 血圧
□ 脈拍
□ 疼痛
□ 患者の緊張・不安・苦痛　などをチェックする。

バイタルサイン変動時の対処	血圧低下	平常時の20%以内で保持する エホチール1筒に生理食塩液9 ml（計10 ml）を調整し1 mlを静注
	血圧上昇	180〜190 mmHg以上になれば塩酸ニカルジピン（ペルジピン）原液0.5 mlを静注

memo B22 モニタリングの方法

- モニタリングの基本は患者観察。
- 患者の顔色や呼吸状態などの観察は内視鏡治療にたずさわっている者には困難で，それ以外の者に観察をしてもらう方が急変を早期に発見できる（消化器内視鏡ガイドライン第3版）。
- 日本消化器内視鏡学会リスクマネージメント委員会が推奨しているモニタリングの方法は以下の通りである。

1　血中酸素飽和度および脈拍数（A）
2　血圧測定（C）
3　心電図（C）
4　モニタリング装置（C）

（A）：行うことを強く推奨する。
（C）：行うことを考慮した方がよいが，推奨するに足る根拠に乏しい。または，将来に備えて行う準備をした方がよい。

⑧セデーション・モニタリングと救急処置体制　☞ P.167

memo B23 鎮静時の医療事故を防ぐためには

- 麻酔下の患者の状況観察は内視鏡治療に直接たずさわっている者以外が観察できる体制で，EMR/ESDを施行することが大切。
- あらかじめ救急体制を構築しておくことが大切。

④介助体制：EMR/ESDにおける医師・看護師・技師の役割　☞ P.158
⑧セデーション・モニタリングと救急処置体制　☞ P.167

memo B24 全身状態の把握

観察項目	症状	原因	対処方法
呼吸器系	SpO$_2$低下 顔色不良	・セデーション ・過度の送気により腸管が拡張され横隔膜が挙上する	・酸素吸入の増量 ・口腔内の吸引 ・左側臥位の保持
	皮下気腫	・食道壁の損傷	・クリップによる縫縮
循環器系	血圧上昇	・長時間の処置，侵襲的操作などからくる心機能への負担 ・麻酔の深度が浅い	・降圧薬の使用　塩酸ニカルジピン（ペルジピン）　＊血圧が高値になると止血に難渋する ・鎮静薬の追加投与
	疼痛		・鎮静薬・鎮痛薬の使用　ペンタゾシン（ペンタジン）　ミダゾラム（ドルミカム）
	血圧低下・徐脈	・迷走神経反射	・輸液の速度を上げる ・自律神経系作動薬の使用　硫酸アトロピン（硫酸アトロピン） ・操作の一時的中断
	患者の緊張・不安・苦痛		・声かけ，タッチング
	血圧低下・頻脈・ST変化・顔色蒼白・冷汗	・出血性ショック	・バイタルサイン，出血量の確認 ・輸血準備　輸液路の追加 ・緊急時の対応

2 偶発症と対策 B25

- □ 出血
  - ▶ 術中 B26
  - ▶ 術後（後出血）B27
- □ 穿孔
  - ▶ 術中 B28
  - ▶ 術後（遅発性）
- □ 誤嚥性肺炎
- □ 術後の食道狭窄 B29(→P.25)
- □ 深部静脈血栓
- ● 軽微の症状をも見逃すことなく偶発性の発生を早期発見する。
- ● できれば偶発性の発生を予防することが大切。

3 体位の工夫

治療中の体位	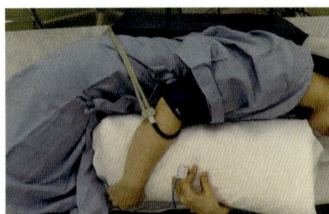	● 左側臥位 ● 膝は軽く曲げる。 ● 背枕や抱き枕 B30(→P.25) を活用すると体が安定する。 ● セデーションによる無意識の体動に備え，安全ベルトの活用。
枕の高さ	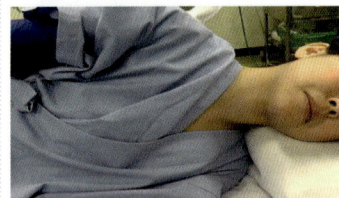	口腔，咽頭，食道が同一平面上にあるように調整する。
除圧マット B31(→P.25) （フレックスマット）	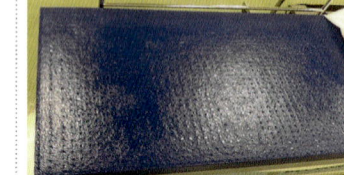	素材：天然ゴム 特徴：ラミネーター被膜されている。ゴムで比較的伸びやすい性質から身体の動きのある場合にも有効。
患者の安心	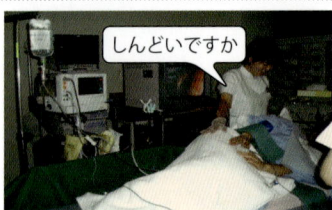　しんどいですか	● 側にいて声かけやタッチング B32(→P.25) を行う。

22　食道 EMR/ESD の看護

memo B25　偶発症対策

		原因	対処方法	看護
出血	術中	切除時の血管損傷	・止血鉗子で凝固止血 ・クリップで止血	・バイタルサインの確認 ・吐血による誤嚥防止（口腔内吸引，体位の保持）
	術後 （後出血）	切除後の潰瘍出血	・予防的焼灼止血 ・クリップ ・プロトンポンプ阻害薬（PPI）の予防投与	・バイタルサインの確認 ・術後の便の性状確認
穿孔	術中	切除時の消化管壁損傷	・クリップで穿孔部縫縮 ・炭酸ガス送気に切り替え縦隔気腫を防止 ・経鼻胃管挿入による減圧 ・プロトンポンプ阻害薬（PPI）の投与 ・緊急手術	・バイタルサインの確認 ・腹部の状態確認
	術後 （遅発性穿孔）	電気凝固による筋層ダメージ	・予防的に通電時間を短縮 ・緊急手術	術後発熱，腹痛の確認
誤嚥性肺炎	術中・術後	嘔吐時の誤嚥		・口腔内吸引 ・唾液が流れやすいように顔を確実に横を向ける ・オーバーチューブの使用
術後の食道狭窄		食道全周 3/4 以上の粘膜切除	・内視鏡バルーン拡張 ・食道ブジー ・ステロイド局注（予防）	
深部静脈血栓		長時間の臥床		・下肢のマッサージ

memo B26　術中出血の止血のコツ
- 食道は内腔が狭いため一旦出血すると視野が悪くなり処置が困難になるため出血させないことが大切。
- 切開，粘膜下層剥離の際には，デバイスはゆっくり動かし，十分焼灼し出血させないことがコツ。
- 粘膜下層剥離の際には血管を確認し，確実に予防的止血を行っていくことが大切。
- 出血したらウォータージェット機能を用い出血部位をよく洗浄して出血部位を確認し，止血鉗子にて凝固止血する。

memo B27　後出血の予防
- 食道 EMR/ESD では後出血はまれである。
- 後出血の予防には潰瘍底より突出した血管を処置するのみでよい。過剰に焼灼すると遅発穿孔のリスクを高めるため注意が必要。

memo B28　術中穿孔の予防と対処の仕方
- 食道壁は薄いため穿孔しやすい。穿孔すると皮下気腫，気腫による呼吸不全，縦隔潰瘍，膿胸など重篤な合併症を来たす。
- 穿孔の予防には常に良好な視野を確保し，時間的，精神的に十分な余裕をもって，治療にあたることが大切。
- 明らかな穿孔がなくても皮下気腫や縦隔気腫を来たすことがあるので CO_2 送気が必須と言える。
- 穿孔を来たした場合には送気量は最小限にし，クリップで縫縮を行う。
- 縫縮が困難な場合にはスネアリングなども用いて病変を早く切除して終了し保存的治療に移行する。
- 感染を十分に制御できない場合は外科的処置を行う。

4 治療中の介助

食道ESDの基本手技と看護のポイント 🔍 食道②：食道表在癌のESD施行例 ☞ P.9		● 適切な介助は治療時間の短縮につながる。 ● 看護師は医師の考えを理解し，先を予測しながら介助を行う。 ● 直接介助者と間接介助者の連携も重要である。
術前観察 B33 と準備		● 事前に予習した所見と実際とを照合し，イメージをふくらませる B34 ために必要。 ● 病変切開部位が広い場合は，治療終了後に狭窄予防の処置を行うのでトリアムシノロン（ケナコルト局注） B35 の準備が必要。 ● 観察用内視鏡 B36 の準備 ● 色素が必要なタイミングを把握し，速やかに手渡す。 ● 患者の麻酔深度の把握 ● CO_2 送気の稼働状況，CO_2 ボンベの残量確認。
マーキング B37	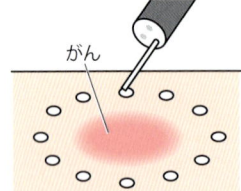	● マーキングに要する処置具の準備・作動確認。 ● 高周波モード B38 によりペダル選択が異なるため，医師の動きをよく観察する。 ● 針状メスの角度によっては食道壁と垂直となり穿孔しやすいので注意が必要。
局注 B39 (→P.27)	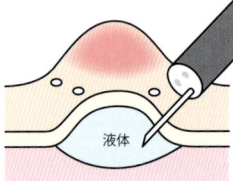	● 介助医の手元をよく観察し，局注液の残量を把握し，速やかに必要な局注液が手渡せるようにしておく。 ● 局注針の針先に十分注意し，針刺し事故防止に努める。 ● 食道壁は薄く局注針の角度によっては筋層や外膜に達する可能性があるので注意深く観察し，あわてず対処する。 ● 大量の局注を行うと内腔が細くなり，視野が取りにくくなり，スコープの動きが制限されるため，処置時間が延長する。偶発症の出現に注意が必要。
粘膜切開	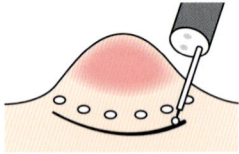	● 処置具の受け渡し B40 (→P.27) を速やかに行う。
トリミング		● 処置具先端のこげつきはどうか，切開能低下はないかを確認する。 ● 処置具の受け渡しを速やかに行う。 ● 処置具先端の焦げ付きを確実に落とす。

memo B29　治療後の食道狭窄

- 治療で食道全周 3/4 以上の粘膜切除した場合に狭窄が起こりやすい。
  - ▶ 治療範囲を把握し術後の患者の食事状態を観察することが必要。
- 狭窄時は食事中のつっかえ感，食事摂取困難感が生じる。また，食道狭窄部位に食物がつまり食物の嘔吐，胸部圧迫感，呼吸困難が生じることがある。
- 入院前の食事習慣が早食いの場合，咀嚼を十分にせずに飲み込むため，食べ物がつっかえるリスクが高くなる。特に白身の魚などのぱさぱさした食物や餅などの粘りのある食物は注意が必要。
- 食物が詰まった場合は内視鏡的異物除去術が行われる。狭窄部の治療は内視鏡バルーン拡張または食道ブジーが行われる。
- バルーン拡張には TTS 型 CRE バルーン（ボストンサイエンティフィック）が便利。

memo B30　抱き枕の効果

- 体位の安定感とともに自然に力が抜け不安が消える感じがすると好評。

memo B31　除圧マットの効果

- 左側臥位で治療時間 120 分以内の ESD 患者での内視鏡用体位マットの効果をみた報告（野城和彦，第 66・67 回日本消化器内視鏡技師学会）では，マットは左頬，左肩の褥瘡予防には有効であるが，左大転子部の除圧は十分ではなく体圧分散具の活用と治療開始 60 分を目安に除圧が必要。

memo B32　声かけ・タッチングの効果

- タッチング＋声かけ説明により「終わるまで見通しがもてた」「次に何をするのかがわかり安心した」「優しい声かけや説明でがんばれた」などの声がよせられている。
- 声かけとタッチングは「言葉の麻酔」と言われている。

memo B33　術前内視鏡検査の必要性

- できる限り術者が術前に内視鏡検査を行うべきである。病変への近接のしやすさや病変へのアプローチの仕方などの情報を直接得ることによって確実な治療戦略が立てられる。
- 紹介症例では，多発病変が見落とされていたり，予想以上に広い病変や深部浸潤が疑われる病変や適応外病変だったりすることがあるので，自施設での再検査は必要。

memo B34　イメージトレーニングの実施

- ESD はチーム医療のであるから術前の内視鏡所見を十分に把握した上で治療方法や偶発性の危険性を術者，助手，看護師などと討議しておくことが大切。

memo B35　トリアムシノロン（ケナコルト）の局注

- 切除後の粘膜欠損が 3/4 周以上になると狭窄の危険性があり，全周性では狭窄は必要。
- ステロイドの局所注射や経口投与により狭窄を予防することができる。

memo B36　内視鏡の選択

- ウォータージェット付きスコープを用い先端に透明フードを装着する。

memo B37　マーキング

- ヨード染色にて癌の範囲を確認後，病変より 2 mm 程度離し，5 mm 間隔で行う。
- 食道壁は薄いのでマーキングに際してナイフを粘膜に強く押し付けると穿孔する。
- 病変の口側が扁平上皮に接している場合には浸潤範囲が不明瞭なため，少なくとも 10 mm 口側にマーキングをする。

memo B38　高周波発生装置使用時の注意

- 高周波発生装置の出力設定を常に意識し，モードを切り替える際には必ず確認。

⑩高周波発生装置　☞ P.173

粘膜下層剥離	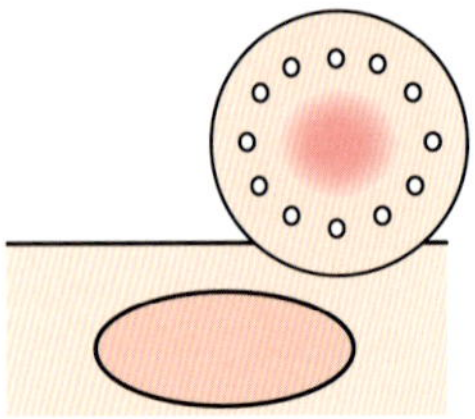 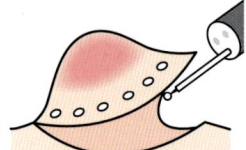	● 処置具先端のこげつきはどうか，切開能低下はないかモニター画面を見て確認する。 ● 処置具の受け渡しを速やかに行う。 ● 処置具先端の焦げ付きを確実に落とす。 ● 患者の麻酔深度の把握 ● 吸引のタイミングを考えながら介助を行う。 ● 食道左壁の病変には右側臥位にすると処置が行いやすく体位変換時は誤嚥に注意し介助する。 　▶ 重力の関係で唾液や血液が病変部に貯留したり，剥離がなかなか展開しない場合が多い。
止血  B41, B42	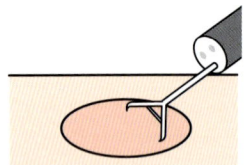	● 患者状態の把握 B43 　▶ バイタルサイン，顔色・発汗の有無，チアノーゼ・体動の有無・苦痛様顔貌 ● 出血量カウント ● 処置具の受け渡しを速やかに行う。 ● 処置具先端の焦げ付きを確実に落とす。 ● 吸引のタイミングを考えながら介助を行う。 ● 十分洗浄できるよう送水装置やガスコン水の残量を確認し，なくなる前に補充する。 ● 食道は内腔が狭く出血が起こるとすぐに視野が悪くなり，処置の継続が困難となるため送水機能付の内視鏡を選択する。 ● アタッチメントで出血点付近を圧迫し出血点の確認が行える。 ● 血液が貯留する部位での出血は体位変換も有効である。
予防止血 B44		● 治療画面の把握
トリアムシノロン（ケナコルト）の局注		● 切除後の粘膜欠損が3/4周以上になると狭窄の危険性があり全周性では狭窄は必要。 ● ステロイドの局所注射や経口投与により狭窄を予防することができる。
切離病変の回収 B45	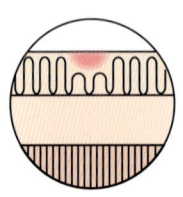	● 必要な回収道具の選択 ● アタッチメント内に吸引もしくは把持鉗子で把持する。 ● 病変部の損傷を防止するため，粘膜下層側の剥離面を把持するとよい。 ● 検体間違い防止対策 　▶ 検体と報告用紙の名前が一致しているか確認する。

memo B39 局注時の介助

- 局注時に局注針によりスコープの吸引鉗子チャンネルを傷つける可能性が高いため，突針と納針のタイミングが大切。即座に針を収納できるように心掛ける必要がある。
- 確実に粘膜下層に局注液が注入されていることを確認するために，注入量の割にはあまり膨隆しない場合や抵抗を感じる場合には術者に伝える。
  ▶ 食道壁は薄いので局注針を垂直に刺入すると筋層や外膜に達することがあるので，局注針は少し寝かせぎみにするかもしくは局注液を注入しながら刺入するとよい。

memo B40 処置具の受け渡し

- 切開や剥離の際には，術者の意図を先読みし，指示が出るまえに処置具を交換するなどの先手の介助が大切。
- 処置具を渡すときには鉗子口に挿入しやすい角度で渡す。

memo B41 止血鉗子の使用時の注意

- 出血時には介助者は常に術野をよく観察し，出血が確認できたら素早く止血鉗子を準備する。
- 止血鉗子を使用する際には鉗子の閉じる速さと強さに注意が必要。

memo B42 術中止血のコツ

- 食道は内腔が狭いため一旦出血すると視野が悪くなり処置が困難になるため出血させないことが大切。
- 切開，粘膜下層剥離の際には，デバイスはゆっくり動かし，十分焼灼し出血させないことがコツ。
- 粘膜下層剥離の際には血管を確認し，確実に予防的止血を行なっていくことが大切。
- 出血したらウォータージェット機能を用い出血部位をよく洗浄して出血部位を確認し，止血鉗子にて凝固止血する。

memo B43 患者観察

- 患者観察はモニタリングの基本。
- 内視鏡医以外の医師・看護師に患者の状態を観察してもらう方が病変を早期に発見できる。このような体制を整えて ESD を行うべきである。

memo B44 後出血

- 食道では少ない。
- ESD 終了時に潰瘍底の血管を過剰に焼灼すると遅発穿孔を生ずる危険性が高くなる。
- 潰瘍底や突出した血管の処置のみでよい。

memo B45 切除標本の取り扱い方

- 標本は直ちにコルク板や発泡スチロール上に伸展固定して十分量のホルマリンで半日ほど固定。
- 標本は近位側，遠位側を明記した後，速やかに生体内とほぼ同様の大きさに伸展固定する。
- 切り出し時にはヨード染色を施行し，病変部の不染域を確認する。

①病変と切除断端とが十分に離れていると肉眼的に観察される場合

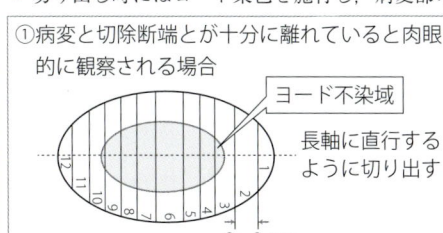

ヨード不染域
長軸に直行するように切り出す
2～3 mm

②病変と切除断端とが近接していると肉眼的に観察される場合

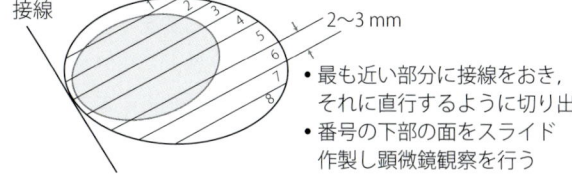

接線
2～3 mm
- 最も近い部分に接線をおき，それに直行するように切り出す
- 番号の下部の面をスライド作製し顕微鏡観察を行う

（日本食道学会（編）：食道癌診断・治療ガイドライン．金原出版，2012）

5 内視鏡の洗浄・消毒

- 抜去したスコープは水道水で濡らしたガーゼで外表面をぬぐう。
- ベッドサイドで一次洗浄を行う🔗B46。
  ▶ 検査台の足元に酵素洗浄薬を入れたピッチャーをあらかじめ準備しておき、スコープ先端を付け吸引、送気を行う。
- 一次洗浄したスコープを洗浄・消毒室へ運ぶ。
  ▶ スコープは左手で操作部と接続コネクター、右手にスコープ先端を持って運ぶ。
  ▶ スコープ先端から水や唾液などをたらしながら運ばないように！

治療後の看護

1 全身状態の把握

- 全身状態を把握する🔗B47。
  □ バイタルサイン、循環動態の変動の有無
  □ セデーションに使用した薬剤の使用量
  □ 拮抗薬の使用の有無と使用量、覚醒状況
  □ 腹痛・腹部膨満の有無
  □ 表情・意識・呼吸状態
  □ 迷走神経反射の有無
  □ 排ガスの有無
  □ 出血量の確認
  □ 対極板装着部位の皮膚の状態
  □ 検体の大きさ、部位

2 拮抗薬の投与

- 治療終了後、覚醒状況により拮抗薬🔗B48フルマゼニル（アネキセート）を投与
  ▶ アネキセートは半減期が短く再鎮静が起こる可能性があるので、点滴ボトル内への注入とワンショット静注を行うと長時間の覚醒が維持できる。

3 安全の確保

①高周波焼灼装置の電源をオフにし、対極板を除去する。皮膚に悪影響を与えないようゆっくりはがす。
②病棟看護師が来るまでは転落防止のためベッドを低くし、患者のそばを離れない。
③モニタリングは患者が退室するまで継続する🔗B49。

memo B46　内視鏡の洗浄・消毒

- 患者に使用した内視鏡はすべて，検査終了後，一患者ごとに自動洗浄機を用い洗浄・消毒する。
- 微生物の量を減らすため，ベッドサイドや洗浄機での一次洗浄が重要。一に洗浄，二に洗浄！

感染管理の原則	①スタンダードプリコーション（標準予防策）	・すべての血液，粘膜，創傷皮膚などには感染リスクのある微生物が含まれていると考え取り扱う（CDCガイドラインより） ・具体的には手袋，ガウン，マスク，ゴーグルなどの個人用防護具を着用する。特に鉗子口からの体液の飛散に備えた眼の防御が重要
	②高水準消毒	・使用後のすべての内視鏡には感染があるものと考え検査ごとの洗浄と高水準消毒が求められる ・医療従事者への飛散による感染を防止するため検査前に感染症をチェックし，その情報をスタッフで共有し院内感染防止に努める
洗浄・消毒の手順	①消化器内視鏡	・スタンダードプリコーションの考え方のもとに一患者の検査終了ごとに自動洗浄機を用い洗浄・消毒する ・消化器内視鏡の洗浄・消毒の具体的な手順は ⑫ に示した
	②生検鉗子などの処置具	・ディスポーザブル製品を用い，使用後は破棄する ・ディスポーザブル製品は消毒し再使用してはいけない ・リユースの処置具は超音波洗浄を行ないオートクレーブ滅菌をする

ℹ ⑫内視鏡の洗浄・消毒　P.176

memo B47　全身状態の記録

- EMR/ESDの開始時間や患者のバイタルなどの記録は専用の記録用紙に記載する。

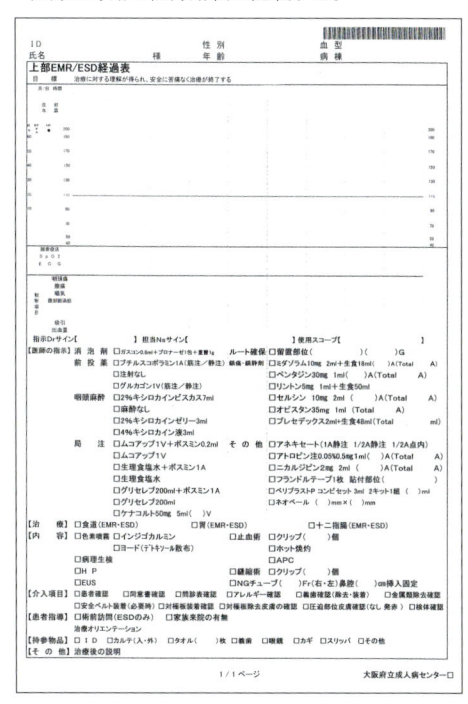

memo B48　拮抗薬

薬剤名	フルマゼニル（アネキセート）	塩酸ナロキソン（塩酸ナロキソン）
特徴	ベンゾジアゼピン系鎮静薬の拮抗薬 半減期が短いため鎮静作用が再び出現することがある ミダゾラム以外のベンゾジアゼピンで生じやすい	モルヒネ，ペンタゾシンなどの麻薬性あるいは拮抗性鎮痛薬に対する拮抗薬
使用法	0.2 mgを緩徐に静注 投与4分以内に覚醒が得られなければ1分間隔で0.1 mgずつ追加（総投与量1 mgまで）	0.2 mgを静注 効果がなければ2～3分間隔で0.2 mgを1～2回追加投与
禁忌	ベンゾジアゼピンを服用中のてんかん患者	非麻薬性中枢抑制薬または病的抑制による呼吸抑制
副作用	ショック，血圧低下，嘔気，痙攣	肺水腫，血圧上昇
血中濃度・他	血中の半減期は49～52分 3～30分の拮抗が認められる	半減期：0.4 mg静注64分（作用時間90～120分）

memo B49　内視鏡室を退出する基準

目標	基準
意識が回復する	呼名にて返答がある
血圧が安定する	収縮期圧90～180mmHg
SpO₂が安定する	酸素投与なしでSpO₂ 91％以上（90％以下なら酸素投与）

以上を目安とし最終的には主治医が判断する。

食道 EMR/ESD

C 治療直後から食事開始前までの看護

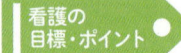

看護の目標・ポイント
☐ 重篤な偶発症（縦隔炎・皮下気腫・出血）の早期発見に努める

▶▶▶ **看護の流れ** ❶患者の受け入れ準備 ▶ ❷全身状態の把握 ▶ ❸主な偶発症と観察・予防ケア ▶ ❹患者の安全 ▶ ❺治療後の安静度

❶ 患者の受け入れ準備

病室の準備 C1
- 体温計，血圧計，パルスオキシメーター，心電図モニター（必要時），支柱台を準備し，ベッドはストレッチャーが横付けできるように配置する。
- 出血など排泄物による汚染を予防するために，ベッドの頭部から腰部にかけて防水シーツを入れる。
- 嘔吐，吐血の可能性もあるため膿盆を準備する。
- 事前の情報から治療後に不穏状態が予測されるときは，離床センサーを準備する。

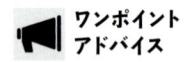

ワンポイントアドバイス
高齢者や過去の治療時に不穏症状を起こしたことがある患者は特に注意が必要。
- 治療前に事前情報から不穏症状が予測される場合は，監視用TVモニターが使用できる病室に転室する。
- 離床センサー，監視用TVモニターを使用する場合は，本人，家族の同意を得ておく。

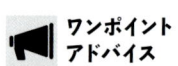

病室への移送
- ストレッチャー C2 で病室に移送する。

ワンポイントアドバイス
治療時に使用している鎮静剤の影響で呼吸状態は変化しやすいため，治療室からの移送には細心の注意が必要。

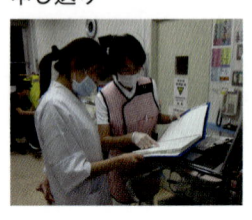

❷ 全身状態の把握

申し送り
- 内視鏡看護師から，患者の状態について申し送りを受ける。
  ☐ 治療時間
  ☐ 使用薬剤：鎮痛薬・鎮静薬・鎮静拮抗薬 C2
  ☐ 治療部位，病変の大きさ
  ☐ 治療中の問題点（治療中の出血量，穿孔の有無，クリップの使用の有無）
  ☐ バイタルサインの変化など
  ☐ 抗凝固薬，抗血小板薬の再開 C3 の指示
  ☐ その他：治療後の医師指示

帰室後の観察のポイント C4(→P.33)
- 申し送り内容から問題点を把握し継続してケアする。
  ☐ 覚醒状態
  ☐ バイタルサイン，顔色，口唇色，四肢冷感・チアノーゼの有無
  ☐ 呼吸状態，SpO_2
  ☐ 咳嗽の有無，程度
  ☐ 胸痛の有無，程度
  ☐ 嘔気・嘔吐，吐血の有無，量，性状
  ☐ 腹痛，腹部不快感の有無，程度
  ☐ 指示された安静が守られているか

memo C1　病室の準備

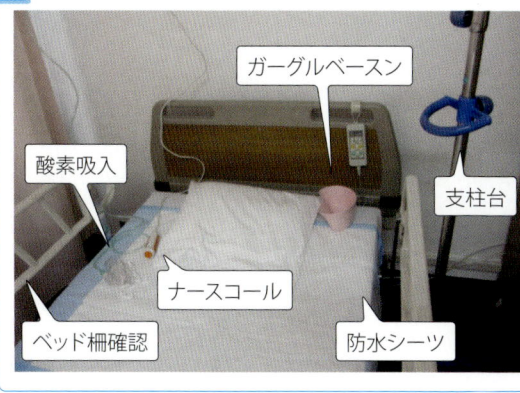

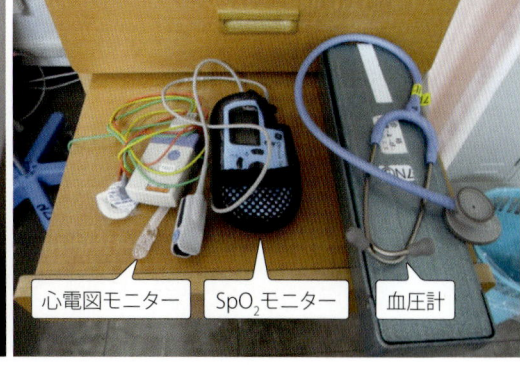

（写真内ラベル）
- 酸素吸入
- ガーグルベースン
- 支柱台
- ナースコール
- ベッド柵確認
- 防水シーツ
- 心電図モニター
- SpO₂モニター
- 血圧計

memo C2　ストレッチャー

- 鎮静・鎮痛薬を用いているので移動中に転倒する危険性がある。
- ストレッチャーによる検査室から病室への移動により移動時の安全性が確保できる。

memo C2　成人病センターで使用される主な鎮静薬・鎮痛薬と拮抗薬

	薬剤	特徴
ベンゾジアゼピン系鎮静薬	ドルミカム（ミダゾラム）	半減期 1.8 〜 6.4 時間
非麻薬性鎮痛薬	ペンタジン（ペンタゾシン）	半減期 0.73 時間
拮抗薬	アネキセート（フルマゼニル）	ベンゾジアゼピン系による鎮静の解除・呼吸抑制の改善　半減期 49 〜 52 分

ワンポイントアドバイス
- 治療中は鎮静剤（ミダゾラム）で鎮静をかけている。治療終了時に鎮静薬が効きすぎている場合は、拮抗薬（アネキセート）を使用し覚醒を促す。アネキセートは、半減期が短いため、再び意識レベルが低下することがある。
- アネキセートを使用している場合は、病棟への帰室直後だけでなく、帰室後も継続して覚醒状態、呼吸状態の観察が必要。

memo C3　抗凝固薬・抗血小板薬の再開

- 止血が確認できれば抗凝固薬・抗血小板薬の服用を再開する。
- ヘパリン置換されている症例ではヘパリンを再開する。

⑦抗凝固薬・抗血小板薬の内服中断と再開　☞ P.161

知っておきたい内視鏡画像と知識：食道⑤
ESD 施行不可能な病変

陥凹型

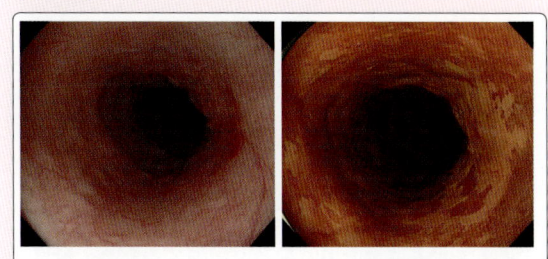

左：通常内視鏡、右：ヨード染色。病巣内の凹凸が著しく硬化像もみとめるため粘膜上皮以深の浸潤ありと診断しESDを断念。

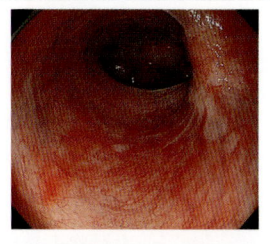

隆起型

通常内視鏡。緊満感を伴う隆起性病変で硬さが著明なため粘膜下層以深の癌浸潤を疑いESDを断念。外科手術を行い、固有筋層までの癌の浸潤をみとめた。

3 主な偶発症と観察・予防ケア

縦隔炎

▶ 観察のポイント	□ 前胸部痛（圧痛・自発痛）の有無と強さ（鎮痛薬を使用しても効果がない） □ 皮下気腫の有無と範囲 □ 呼吸状態，呼吸困難感の有無，SpO_2 □ 咳嗽の有無，程度 □ 顔色，口唇色，四肢冷感・チアノーゼの有無 □ 炎症所見：白血球，CRP の上昇，発熱の持続 □ 胸部レントゲン所見
▶ 看護	● 強い咳嗽や怒責を避けるように説明する。 ● 鎮痛薬を使用しても痛みの軽減が図れない場合は，穿孔，縦隔炎の合併症を考慮し，全身状態の観察を行い，主治医へ報告する。 ● 皮下気腫が出現しているときは，範囲をマーキングし広がりの有無を確認する。 ● 呼吸状態に注意し観察を行い，必要時，酸素吸入を準備する。

> **ワンポイントアドバイス**
> - 治療中に穿孔が起きた場合は，クリップによる縫縮が行われる。穿孔の程度により，術後の安静度変更と絶食期間が必要となる。治療後の縦隔炎症状を注意して観察する。
> - 医師の指示により治療直前から1日2回，3日間抗生剤の点滴を開始する。前胸部痛など患者の自覚症状がない場合も CRP などの検査所見を合わせて患者を観察する。
> - 強い前胸部痛や発熱があれば穿孔，縦隔炎を疑い，胸腹部レントゲン検査や CT 検査などが必要となるため，直ちに医師に報告する。

皮下気腫

● 食道 ESD 後，食道損傷により，縦隔から皮下組織内に空気がたまり皮下気腫が生じることがある。

▶ 観察のポイント	● 触れたときに握雪感（雪を握った感じ）や捻髪音（ぶつぶつと空気がはじける音）を感じる。頸部から鎖骨，前胸部を手で触り観察する。
▶ 看護	● 皮下気腫は自然に吸収されるのを待つ。皮下気腫の現れている場所をマジックでマーキングし，広がりの有無を確認する。 ● 皮下気腫が広がると頸部腫脹，気管圧迫なども考えられる。呼吸状態に注意して観察を行う。

出血（吐下血）

▶ 観察のポイント	● 嘔吐物に血液の混入がないか，吐血の有無，下血の有無。 ● バイタルサインの測定，ショック症状の有無。
▶ 看護	● 治療後は出血の早期発見のため観便が必要なことを説明する。 ● 治療後3回目までは看護師が観便を行い，以降の自己観便の必要性について説明する。 ● 吐下血時はバイタルサインの測定や量や性状の観察・ショック症状の有無の観察など迅速に対応する。 ● 吐血時は誤嚥に注意し，吸引を準備する。 ● 吐物の量や臭いで，患者の不安を助長させたり，嘔気が増強するため，素早く片付ける。

memo C4　帰室時の観察のポイント

観察項目	看護
・意識レベル（覚醒状態） ・不穏状態の有無	・安全な環境の提供 　▶ ベッド柵設置，ベッドの配置の工夫 　▶ ベッドの高さを低くする 　▶ 必要に応じて離床センサー（ウーゴ君・まった君）を設置 　▶ ナースコールを患者の手元に設置 ・覚醒状態が十分でない場合は心電図モニターを装着し継続的に観察する ・覚醒状態を確認しながら治療が終了したことを説明する ・鎮静薬の影響が残っているので，1回目の歩行は看護師が付き添うことを伝える ・家族にも鎮静薬の影響について説明する
・呼吸状態 　▶ SpO_2 　▶ 喘鳴の有無 　▶ 舌根沈下の有無	・舌根沈下がある場合は，枕を外し肩枕を挿入する ・SpO_2　95％以下であれば，医師の指示により酸素吸入を開始する ・呼吸状態が不安定な場合は，医師に報告する
・縦隔炎症状 　▶ 前胸部痛 　▶ 皮下気腫の有無と範囲 　▶ 咳嗽の有無，程度 　▶ 呼吸状態 　▶ SpO_2	・強い咳嗽や怒責を避けるように説明する ・鎮痛薬を使用しても痛みの軽減が図れない場合は，穿孔，縦隔炎の合併症を考慮し，全身状態の観察を行い，主治医へ報告する ・皮下気腫が出現しているときは，範囲をマーキングし広がりの有無を確認する ・呼吸状態に注意し観察を行い，必要時，酸素吸入を準備する

memo C5　縦隔炎・穿孔

- 食道 EMR/ESD の穿孔率は熟練内視鏡では 1％未満
- 食道穿孔は皮下気腫，気胸による呼吸不全や縦隔炎，膿胸などの重篤な合併症をきたす。
- 穿孔を予防することが大切。
- 明らかな穿孔なしに縦隔気腫などをきたすことがあるので CO_2 送気がよい。
- 食道穿孔を来たした場合，胸腔に穿破していなければ保存的治療が可能。
- 穿孔後 3〜7 日間は 38℃ 以上の発熱をみる。白血球，白血球分画，CRP などを追跡する。厳重に経過観察を行い膿胸，縦隔膿瘍を形成するようなら排膿する。

memo C6　出血

- 食道 ESD 後の出血は少ない。
- 後出血予防のためには潰瘍底から突出する血管の処理にとどめる。過度の焼灼は遅発性穿孔のリスクを高めるので行わない。

		●吐下血は患者や家族にとって生命危機を感じさせる不安を与えるため，落ち着いた対応をする。
	ワンポイントアドバイス	突然の不快感と胸の締め付けられるような痛みが生じ，その後大量に吐血をする場合が多い。患者にこのような症状があればすぐに看護師に報告するように説明しておく。

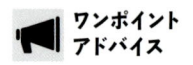

4 患者の安全

転倒・転落の防止	●十分に覚醒するまでは家族に付き添いを依頼するか離床センサーを用いるなどして危険防止に努める。 ●点滴ルートには十分注意するよう説明し，トイレなどの第一歩行は看護師が付き添い，ふらつきがないか確認する。
誤嚥の防止	●治療後約1時間は咽頭麻酔の影響が残るため，絶飲・絶食であることを説明する。 ●水分開始時は，誤嚥予防として水分を少量飲んで，むせないことを確認する。
ベッド周囲の環境整備	●ベッド上安静が必要なため，ベッド周囲の環境整理を行い，ナースコールが手元にあることを確認する。 ●腹痛や気分不良があればナースコールを押して看護師を呼ぶように説明する。

5 治療後の安静度

安静 C7	●意識が清明になれば治療後の安静度について説明する。 ▶治療当日はベッド上安静とし，排泄は尿器またはポータブルトイレを使用する。翌日から点滴に注意して病棟内を歩行できることを説明する。 ▶治療当日・翌日は治療部位の安静のため絶食とする。セデーションから十分に覚醒すれば治療1時間後から水分は摂取できる。水分摂取時は，誤嚥しないように注意する。
清潔	●治療後翌日は体調がよければ清潔保持のため清拭を行う。 ●2日目以降はシャワーを行い，症状がなければ入浴が可能になる。

memo C7　安静度の目安

治療当日	1日目	2日目	3日目	4日目	5日目以降
安静度	トイレ歩行以外は安静	病棟内フリー	院内フリー	→	→
清潔	清拭	シャワー	シャワー	シャワー	入浴

- 2日目以降はシャワーを行い，症状がなければ入浴が可能になる。

知っておきたい内視鏡画像と知識：食道⑥
NBI が典型的な所見を示した例

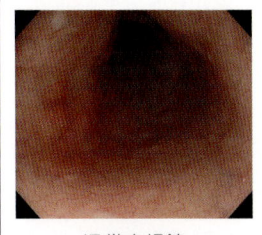

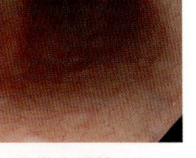

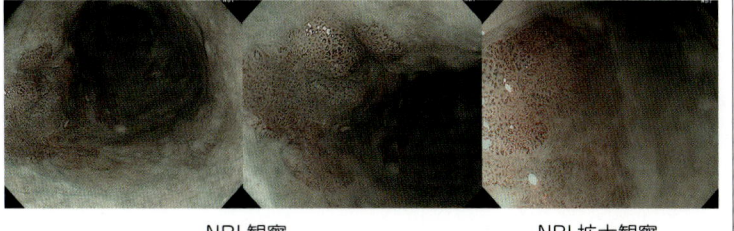

通常内視鏡　　　　NBI 観察　　　　NBI 拡大観察

上皮乳頭内毛細血管ループ（IPCL）の異常と上皮の茶色の変化（brownish area）があると癌と診断できる。さらに深達度の診断にも有用。

NBI 拡大観察で brownish area がある領域に一致して，ヨード不染帯を呈した。

食道 EMR/ESD

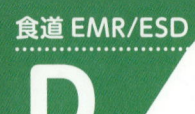

D 食事開始から治療後3日目までの看護

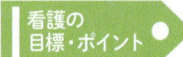

> **看護の目標・ポイント**
> ☐ 食事摂取開始後も前胸部痛の増強や吐下血・発熱が出現せず経過するように努める
> ☐ 食事時の嚥下時痛が自制内になり，必要摂取量が摂取できるように努める

▶▶▶ **看護の流れ** ❶ 食事開始時のケア

1 食事開始時のケア

食事の形態

治療当日	1日目	2日目	3日目	4日目	5日目以降
絶食	絶食	5分粥	7分粥	全粥	常食

- 出血・前胸部痛の増強がなければ，治療後2日目の朝から5分粥を開始する。
- 食事時の嚥下時痛が自制内となり，病院食が1/2以上摂取できるようになれば点滴を終了する。
- 病院食以外は摂取しないように説明する。

> **ワンポイントアドバイス**
> - 食事開始後，刺激により治療部位から出血することがある。
> - 食事時の前胸部痛の増強や前胸部圧迫感の出現とともに吐血する場合が多い。前述する症状があるときは直ちに看護師に伝えるように説明する。
> - 大量の出血であれば新鮮血の吐血として現れ，少量ずつの出血であれば後日下血（タール便）として現れる。

食事開始時の患者の指導

- 食事時はよく咀嚼し，ゆっくりと摂取するように説明する。
- 食事摂取時に痛みが伴う場合も多い。
  ▶ 患者と相談し，食事形態の工夫や食前に鎮痛薬の投与を行う。
- 観便の必要性について説明する。

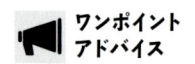

> **ワンポイントアドバイス**
> - 治療で食道全周3/4以上の粘膜切除した場合に狭窄が起こりやすい。
> - 治療範囲を把握し患者の食事状態を観察することが必要。
> - 狭窄時は食事中のつっかえ感，食事摂取困難感が生じる。また，食道狭窄部位に食物がつまり食物の嘔吐，胸部圧迫感，呼吸困難が生じることがある。
> - 入院前の食事習慣が早食いの場合，咀嚼を十分にせずに飲み込むため，食べ物がつっかえるリスクが高くなる。特に白身の魚などのぱさぱさした食物や餅などの粘りのある食物は注意が必要。
> - 食物が詰まった場合は内視鏡的異物除去術を行う。狭窄部の治療として内視鏡バルーン拡張または食道ブジーが行われる。

知っておきたい内視鏡画像と知識：食道⑦
ヨード染色で範囲が明瞭となった病変

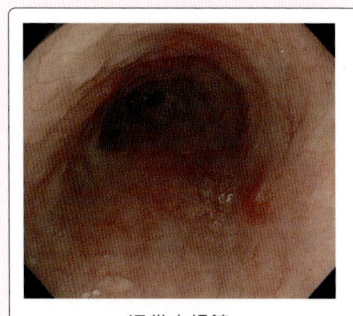

通常内視鏡

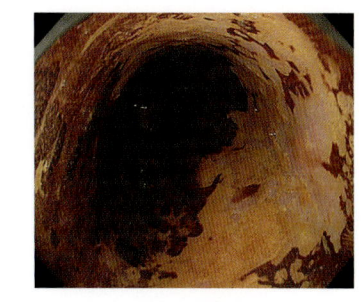

ヨード染色
癌の拡がりがヨード不染域として捉えられる。

知っておきたい内視鏡画像と知識：食道⑧
局所遺残再発例

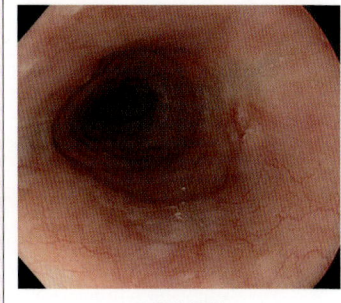

通常内視鏡

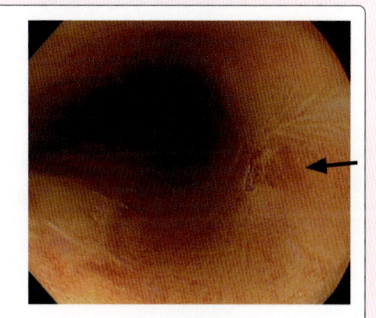

ヨード染色
矢印部に局所遺残再発をみとめる。

食道 EMR/ESD

E 治療後3日目〜退院までの看護：退院準備

> **看護の目標・ポイント**
> ☐ 退院後の自己観便ができ，退院後の生活について理解できるよう支援する

▶▶▶ **看護の流れ** ❶退院指導 ▶ ❷外来への継続看護

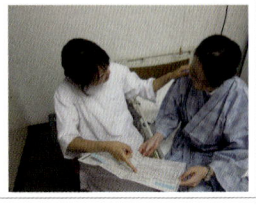

❶ 退院指導

	● 退院の目安：通常治療後6〜7日目 ● 退院基準：経口摂取開始後も偶発症（穿孔に伴う疼痛・発熱，吐血，狭窄による食事摂取困難）の徴候が見られない。 ▶ 治療後2日目以降に退院指導パンフレット_{E1}に沿って家族も含め退院指導を行う。
運動と仕事	● 日常の家事やデスクワークは可能であるが腹圧のかかる，重いものを持つなどの重労働は避ける。 ● 水泳やゴルフなどの激しい運動は退院2ヶ月後の内視鏡検査終了時まで控える。
自己観便の継続	● 治療後1週間ごろに後出血が起こることがあり，継続して観便が必要であることを説明する。気分不良から突然，吐血する場合があることを説明しておく。
食事	● 退院後1〜2週間は消化の良いものをとるように心がけるように説明する。 ● 極端に熱いもの，冷たいものは避ける。 ● 食道全周3/4以上の粘膜切除をしている場合は，治療部位の瘢痕化により，食べ物の通りにくさが生じることがあることを説明し，よく噛んでゆっくりと食事摂取をするように説明する。食道の狭窄感が強い場合は外来受診をするように伝える。
飲酒，喫煙	● アルコールは血行が良くなるため創部からの出血の原因になる。最低，2週間は禁酒・禁煙をする。
異常時の対応	● 黒い便や出血が疑われたり，我慢できない胸痛や吐血があれば，病院に連絡し指示を受けるように説明する。

❷ 外来への継続看護

継続看護のポイント	● 切除した組織の病理検査の結果_{E2}の説明は，退院日または，初回外来受診時に医師から説明があることを伝えておく。 ▶ 腫瘍が粘膜下層まで進展している場合は外科手術が必要となるため，治療が終了しても結果が出るまでは，気がかりが続くこととなり，継続的に精神的サポートが必要となる。 ● 術後のフォローアップ_{E3}が必要なことを説明する。 ● 喫煙歴やアルコール歴なども踏まえ，退院後の継続看護のポイントを看護サマリーに記載し外来看護師へ情報を伝える。

memo E1　退院指導時のパンフレット

胃・食道の内視鏡切除術を受けられた患者様へ

退院後はいつもの生活に戻りますが、傷口が完全に治るまでに約2か月かかります。以下のことに気をつけてお過ごしください。

飲食について
食事に関しては特に制限はありませんが、治療後2週間は消化が良いものをよく噛んで食べるように気をつけましょう。

飲酒・喫煙について
傷口からの出血の原因となる可能性があります。
治療後2週間は飲酒・喫煙を控えてください。

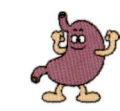

運動・仕事について
治療後2週間は激しい運動・重労働・泊りがけの旅行、重い物を持つなどの行為を控えてください。
2週間以降は通常どおりの運動・仕事をしていただいてかまいません。

入浴について
出血の危険があるため治療後2週間は長時間の入浴、熱湯のお風呂などを控えてください。

内服について
処方された薬を正確に内服してください
次回受診日には必ず受診してください。

注意事項
治療後2週間は便を観察して下さい。激しい腹痛、吐血、下血（真っ黒な便、赤黒い便）など異常がみられた時はすぐにご連絡ください。

＜連絡先＞
独立行政法人大阪府立病院機構
大阪府立成人病センター
ＴＥＬ：06-6972-1181（代表）

memo E2　根治性の評価

- 粘膜固有層までの浸潤にとどまり，かつ脈管侵襲を認めない完全切除例を「治癒切除」とする。
- 深達度以外に低分化，腺管侵襲陽性，浸潤性増殖の所見がリンパ節転移の危険因子とされ，これらの因子が認められれば原則として追加治療を追加する。

⑬治療効果判定　P.178

memo E3　術後のフォローアップと再発の取り扱い

[フォローアップ]

- 初回は3ヶ月後，以降は6ヶ月ごとにヨード染色を含む内視鏡検査でフォローアップを行う。
- 局所再発は術後1年以内に発生することが多い。3年以上たって再発したとの報告もあり長期のフォローアップが望ましい。
- M3，SM1癌では，6ヶ月ごとの頸部超音波検査と胸腹部CT検査を施行しリンパ節腫大に注意。
- 多発癌，ヨード不染部多発例（いわゆる「まだら」食道）では異時性多発癌が多いため（約7%）要注意。
- 肺癌，頭頸部癌を併発することが多いので全身的な観察も必要。

[再発の取り扱い]

- 一括切除では局所再発はなく2〜4分割では7.4%，5分割以上になると14.9%に達するとの報告あり。
  ①局所再発
  ▸ 再ESD，化学放射線治療，PDT，手術などで治癒が望み得る。
  ▸ どの治療を選択すべきかは明らかな基準はないが，いずれの治療法に関しても行うよう勧められている。
  ②リンパ節再発，臓器再発
  ▸ リンパ節再発，臓器再発に対しては，化学療法，放射線療法，化学放射線療法，手術などが選択されるが，予後不良なことが多い。
  ▸ 治療法の選択は再発部位や全身状態，予後を考慮して決定する。
  ▸ いずれの治療法に関しても行うよう勧められるだけの根拠は明確ではない。

食道⑧：局所遺残再発例　P.37

胃 EMR/ESD

A 治療前（入院から治療まで）の看護

看護の目標・ポイント
- ☐ 精神的・身体的に内視鏡治療を受ける準備ができるように努める
- ☐ 入院目的を理解し，治療について同意していることを確認する

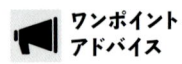

> **ワンポイントアドバイス**
> - 医師から患者への治療説明は，入院前に外来で説明されている。
> - 病棟看護師は，患者の治療に対する理解度を確認するとともに，癌と告知された患者の心理状況に寄り添いながら治療前の準備をすすめていくことが大切。

▶▶▶ 看護の流れ 　1 全身状態の把握 ▶ 2 治療前検査の実施 ▶ 3 治療内容の理解・同意の確認 ▶ 4 オリエンテーション ▶ 5 内視鏡看護師による術前訪問 ▶ 6 内服薬の管理 ▶ 7 患者の安全

1 全身状態の把握

	● クリニカルパスのケア項目に沿って情報を確認する。
身体面の把握	☐ 食欲低下 ☐ 嘔気・嘔吐 ☐ 腹痛
精神面の把握	☐ 治療についての理解度 ☐ 治療についての質問内容 ☐ 治療についての不安の訴え

2 治療前検査の実施

- 6ヶ月以内に治療前検査を施行する。
  - ▶ 穿孔などの偶発症発生時の緊急手術に備えて治療前の検査が必要。
  - ☐ 感染症（HBsAg，HBcAb，HCVAb，梅毒血清反応）
    - ▶ 検査ごとに洗浄・高水準消毒を行うことになっているので，スクリーニング内視鏡検査に際しては感染症のチェックは必要ではない。しかし，術前に感染症をチェックし，その情報をスタッフで共有することは院内感染防止に有用である。
  - ☐ 一般血液検査（出血時間，凝固時間，検血）
  - ☐ 血液型
  - ☐ 胸部レントゲン検査
  - ☐ 心電図
- 異常データがある場合は治療後の偶発症を予測しておく。

3 治療内容の理解・同意の確認

- 治療の内容についてどのように理解されているか，治療説明文書の内容が理解されているか確認する。
  - ▶ カルテの記載内容とずれがないか？　医師の説明内容について理解できなかったことはないか？　などを確認し，必要があれば，看護師が補足説明を行うとともに医師と連携をとり，医師からの説明の場を設定する。
  - ▶ 同意書を確認する。

> **ワンポイントアドバイス**
> 治療説明文書は，患者によっては十分に読まれていない場合もある。患者の反応を見ながら，一緒に説明文書のポイントを確認することが大切。

> **ワンポイントレクチャー**
> EMRに比べてESDは病変の一括切除が可能になり，完全に切除できているか正確に判断できる。内視鏡治療後の組織学的検査（悪性度，進行度，転移の危険率など）の結果で，追加治療の必要性など治療方針が明らかになる。

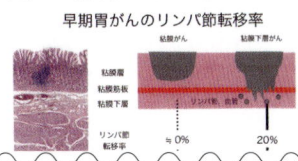

memo A1　癌の告知

- EMR/ESD に際しては，癌の告知は不可欠。
- 癌を告知しなければ代替可能な治療ができない。また，ESD が不成功に終わったり，重篤な偶発症が生じたときにトラブルの原因となる。
- どうしても告知できない場合は EMR/ESD は断念し，他の標準治療にとどめる。

⑥インフォームドコンセント ☞ P.160

memo A2　高水準消毒

- 内視鏡の消毒は，清潔度レベル（Spaulding 分類）の「やや危険」に分類され，高水準消毒が必要。

⑫内視鏡の洗浄・消毒 ☞ P.176

求められる清潔度のレベル（Spaulding 分類）

区分	具体的な実例	対策
危険 （Critical）	血管内や通常無菌の組織に接触するもの （生検鉗子，局注針，スネア，ナイフ，把持鉗子など）	滅菌
やや危険 （Semicritical）	健常粘膜・通常無菌の組織を貫通しない機器 （内視鏡スコープ，超音波プローブ，造影カニューラなど）	高水準消毒
危険でない （Non-critical）	患者に接触しないか，健常皮膚との接触に限られるもの （検査ベッド，床，吸引ボトルなど）	中ないし 低水準消毒

（日本消化器内視鏡学会（監）：消化器内視鏡ハンドブック．日本メディカルセンター 2012 より引用）

memo A3　感染症のチェック

- 現在では検査ごとに洗浄・高水準消毒が行われているので，患者間の交差感染予防を目的とした感染症チェックは不要。
- 長時間の EMR/ESD では出血や体液の飛散による医療従事者への感染予防が必要で，このためには感染症に関する情報をスタッフで共有することが大切。

⑫内視鏡の洗浄・消毒 ☞ P.176

memo A4　同意書の確認

- 時折，同意書が提出されていないことがあるため注意が必要。
  - 署名は自筆署名（この場合には捺印は必ずしも必要ではないとされている）または，記名捺印を確認する。
  - 同意書は医療側，患者側双方が一通ずつ保管していることを確認。
  - 口頭で説明しカルテに記載するのみでは無効と判断されることが多いので要注意。
  - 電子カルテの場合は署名入りのものをスキャナで取り込み保存する。

⑥インフォームドコンセント ☞ P.160

memo A5　IC の際の注意点

- EMR/ESD の適応となる早期癌は手術にてほぼ全例で完全治癒が期待できるため，決して EMR/ESD を強要しない。
- EMR/ESD に対してあまり安易な気持ちを持たせないよう「手術と同様の心構えが必要」などと説明した方がよい。
- 術前には正確な適応診断は困難で，術後の最終確定診断（組織学的診断）により適応外病変であったり，追加治療が必要となることもある。期待通りの治療成績が得られなかった場合にはトラブルになることがある。

②EMR/ESD の適応と禁忌 ☞ P.155

4 オリエンテーション

	●診療計画書[A6]を用いて，治療までの準備，治療後の経過について説明する。
説明内容	①内視鏡室の場所と出診時間，出診方法を説明する。 ②食事，飲水制限 ▶治療前日の夕食後から絶食とする。 ▶水分は治療当日，治療前までは少量は飲用してもよい（色のついた飲み物は避ける）。 ③点滴の開始時間 ▶脱水予防のため治療当日は朝から点滴を開始する。 ▶点滴は治療後2日目まで続く。 ④絶食時の内服薬 ▶治療時も内服が必要となる薬について説明する。 ⑤禁煙指導 ▶喫煙者には禁煙の必要性を説明する。 ⑥出診時 ▶義歯や金属類[A7]は外し，前開きの寝衣を着用し，タオル2本を持参する。 ⑦家族の待機の必要性と待合室の場所を説明する。 ⑧治療後の経過 ▶食事・飲水：治療1時間後から飲水が可能になる（水，お茶のみ）。食事は治療後2日目から5分粥より開始する。 ▶安静度の目安：治療直後は，トイレ以外はベッド上安静とする。治療後1日目から病棟内歩行が可能になる。 ⑨治療後の痛みなどの症状への対応について ▶治療中は鎮静・鎮痛薬[A8]が使用されている。治療後も痛みの状況に応じて鎮痛薬を使用する。痛みや不快な症状がある場合は我慢をせずに看護師に伝えるように説明する。
ワンポイントアドバイス	オリエンテーションは，「患者からよくある質問[A9]」を参考にしながら，患者の気がかりになっていることが解決できるようにすすめていく。

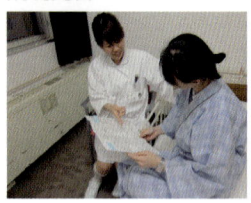

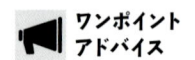

5 内視鏡看護師による術前訪問

目的	●内視鏡室の担当看護師が治療前に患者と会いコミュニケーションを図ることで，患者の内視鏡室での不安を軽減することができる。 ●内視鏡室の担当看護師が治療中のオリエンテーションを実施することで，患者は内視鏡室での治療を受ける状態がイメージできる。 ●内視鏡室看護師と病棟看護師が，情報を共有することで，治療前から継続した看護を実施できる。
説明内容	●オリエンテーション用紙に沿って説明する（内視鏡で切開剥離術を受ける患者様へ[A10]）。 □治療室・検査台 □治療中の体位 □枕の高さの調節 ●エプロン型ドレープ，酸素カニューレ，対極板，パルスオキシメーターを持参し，実物を見せながら説明する。

memo A6　診療計画書

胃粘膜切除・粘膜下層剥離術入院診療計画書

病名　□早期胃癌　□胃ポリープ　□その他（　　　　）　　　病棟　　　病室
症状
様　　入院期間　　7日間　　　　　　　　　　　　　主治医名　　　　印
　　　　　　　　　　　　　　　　　　　　　　　　　　　　看護師名
　　　　　　　　　　　　　　　　　　　　　　　　　　　　患者署名　　　　印
＊入院に関して何か御心配な事がありましたらお申し出下さい。　＊この計画表はおよその経過をお知らせするものです。　代理署名　　　続柄

20　年　月　日　大阪府立成人病センター

経過	入院日〜	前日	治療当日（治療前）	治療当日（治療後）	翌日	2日目	3日目	4日目	退院日（治療後5日目頃）
月日	/	/	/	/	/	/	/	/	/
行動範囲	・病棟内は自由です。病棟を離れる際は詰所に声をおかけ下さい。・病棟外へ出られる場合には主治医の許可が必要となりますのでお申し出下さい。	・病棟を離れないで下さい。	・病棟を離れないで下さい。・治療は午後の予定ですが、開始時間は当日内視鏡から連絡があります。	・治療後、病室まで寝台車で帰ります。・治療後はトイレ以外はベッド上で安静下さい。	・朝の9時以降は病棟内を自由に歩行することができます。			・病院内は自由です。	
食事	・食事に制限はありません。		・朝から絶食ですが治療直前まで水・スポーツドリンクの摂取は少量なら可能です。	・絶食ですが、治療終了1時間後から水分の摂取ができます。	・絶食です。水・お茶は取れます。	・朝から5分粥が出ます。	・朝から7分粥が出ます。	・朝から全粥が出ます。	・朝から普通食が出ます。

memo A7　金属類の除去

- 高周波電流の通電により金属接触部に熱傷を生じることがあり，術前に必ず除去してあることを確認。

⑩高周波発生装置　☞ P.173

memo A8　鎮静・鎮痛薬の使用

- 鎮静の程度は意識レベルがやや低下し，呼びかけ，応答がやや抑制される程度がよい（意識下鎮静）。
- 通常はペンタゾシン（ペンタジン）15 mg＋ミダゾラム（ドルミカム）5 mg，または塩酸ペチジン（オピスタン）15 mg＋ジアゼパム（セルシン）5 mgが用いられる。必要に応じて追加。

⑧セデーション・モニタリングと救急処置体制　☞ P.167

memo A9　患者からよくある質問

Q 内視鏡で取る場合と手術では大きく何が違うの？
　内視鏡治療は胃を残したまま治療ができるので，治療後に胃の機能障害がありません。退院後は普段通りの食事ができます。治療後は，状態が落ち着けば歩くこともできます。1週間程度で退院ができます。

Q 治療にはどのくらいの時間がかかりますか？
　腫瘍の位置や大きさなどによって違いますが，2〜3時間ぐらいかかります。予定時間が超えるようであればご家族の方に，状況をお知らせするようにします。

Q 内視鏡治療でどのくらいの頻度で穴があいたり，出血したりするのですか
　一般的に胃ESDの場合，穿孔が1〜3％，出血が3〜4％と言われています。細心の注意を払いながら治療はすすんでいきます。状態に変化があれば早期に対応できるように看護師が定期的に患者様の観察をします。何かいつもと違うと感じたときは早目に看護師に知らせて下さい。

Q 内視鏡治療後に手術が必要になる場合もあると聞いたんですが？
　内視鏡で切除した組織を調べ，粘膜下層まで腫瘍が進展している場合は外科手術が必要になります。結果が出るまでに2週間程度かかります。

Q 内視鏡でとった所はどんな状態になっているんですか，どのぐらいで治るんですか？
　切除した部分は潰瘍になります。潰瘍が治るのに2週間ぐらいかかります。

Q 煙草やお酒はいつぐらいからOKとなりますか？
　煙草やお酒は出血を起こす引き金になります。切除部の潰瘍が治る2週間は禁煙・禁酒が必要です。

memo A10　内視鏡で切開剥離術を受ける患者様へ

- 右のようなオリエンテーション用紙を準備する。

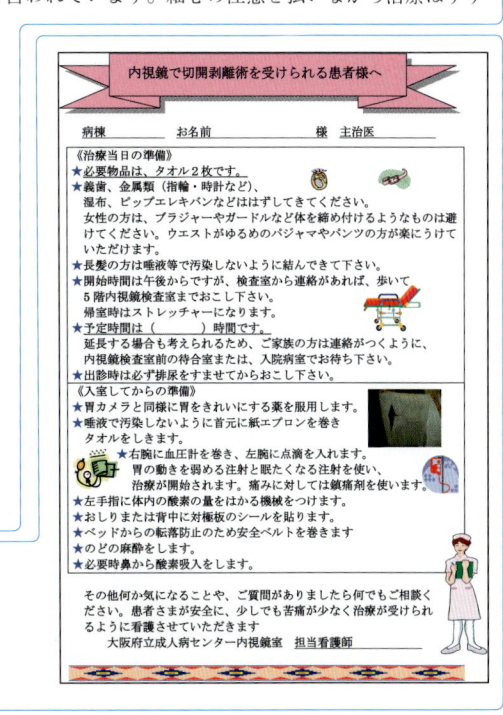

内視鏡で切開剥離術を受けられる患者様へ

病棟　　　お名前　　　　様　主治医

《治療当日の準備》
★必要物品は，タオル2枚です。
★義歯，金属類（指輪・時計など），湿布，ピップエレキバンなどははずしてきてください。女性の方は，ブラジャーやガードルなど体を締め付けるようなものは避けてください。ウエストがゆるめのパジャマやパンツの方が楽にうけていただけます。
★長髪の方は唾液等で汚染しないようにお結んできて下さい。
★開始時間は午後からですが，検査室から連絡があれば，歩いて5階内視鏡検査室までおこし下さい。帰室時はストレッチャーになります。
★予定時間は（　　　　）時間です。延長する場合も考えられるため，ご家族の方は連絡がつくように，内視鏡検査室前の待合室でお待ち下さい。
★出ησ時は必ず排尿をすませてからおこし下さい。

《入室してからの準備》
★胃カメラと同様に胃をきれいにする薬を服用します。
★唾液で汚染しないように首元に紙エプロンを巻きタオルをしきます。
★右腕に血圧計を巻き，左腕に点滴を入れます。
★胃の動きを弱める注射と眠たくなる注射を使い，治療が開始されます。痛みに対しては鎮痛剤を使います。
★左手指に体内の酸素の量をはかる機械をつけます。
★おしりあたりに背中に対極板のシールを貼ります。
★ベッドからの転落防止のため安全ベルトを巻きます
★のどの麻酔をします。
★必要時鼻から酸素吸入をします。

その他何か気になることや，ご質問がありましたら何でもご相談ください。患者さまが安全に，少しでも苦痛が少なく治療が受けられるように看護させていただきます
大阪府立成人病センター内視鏡室　担当看護師

情報収集と確認	□ 年齢 □ 感染症の有無 □ 血液型 □ 主治医 □ 薬歴 □ 日常生活動作（ADL） □ 看護上の問題 □ 転倒・転落アセスメントスコア □ 確認 　▶ 治療日の特別な指示の有無 　▶ 治療に関する同意書，問診表 　　• 問診表を用いて薬剤アレルギー・麻薬の使用の有無を確認する。 　　• 禁忌薬剤の有無など適切に薬剤が選択できるよう情報収集する。	（上部内視鏡検査・治療問診表（入院）の画像）
病棟看護師と情報を共有	● 術前訪問時に得た情報は内視鏡室看護師から病棟看護師・医師に申し送りを行う。 ● 患者からカルテに記載されていない情報が得られた場合や不安が強いときなどは，病棟看護師と情報を共有し，協力して患者の準備にあたる。	
ワンポイントアドバイス	内視鏡室・病棟看護師間の情報共有は，治療前の不安の軽減や治療中の安全，安楽を検討するために重要である。 • 日常生活動作の困難さ：治療中の安楽な姿勢や移動時の注意点などを検討する。 • 麻薬などの鎮痛薬の使用状況：治療中の適切な薬剤の選択のために必要。	
	● 術前訪問は患者の EMR/ESD の理解を深め，有用である。A11	

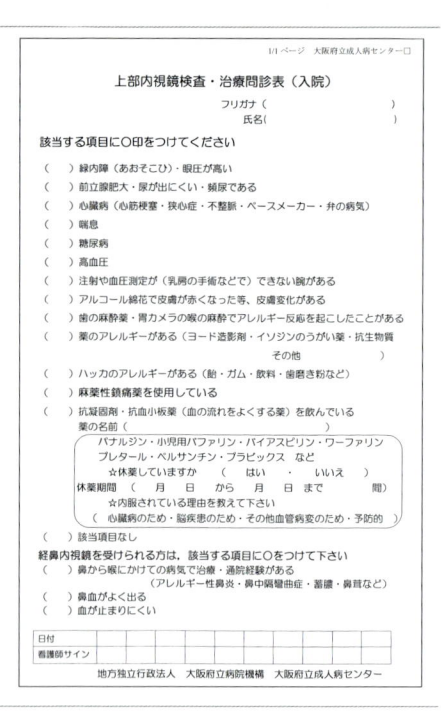

6　内服薬の管理

抗凝固薬，抗血小板薬の内服中断の確認	● 抗凝固薬，抗血小板薬については，外来であらかじめ中断もしくは継続が指示されているので，入院時にその指示が守られているか否かを確認する（血栓塞栓症の発症と術中および術後の出血を予防するため）。
ワンポイントアドバイス	• 抗凝固薬・抗血小板薬を内服していることを理解されていない患者もいる。薬歴を外来カルテで必ず確認し，お薬手帳を持参されている場合には見せてもらう。 • 薬の確認は，「血をさらさらにする薬」「血が固まらなくなる薬」「脳梗塞の予防の薬」など表現を変えて確認する。 • 心疾患，脳血管疾患の既往歴がある場合は，特に注意して確認することが必要。 • 抗凝固薬・抗血小板薬を中止する場合は，中止により起こるデメリットを説明することが必要。
休薬期間の設定	●「抗血栓薬服用者に対する消化器内視鏡診療ガイドライン」により EMR/ESD 施行時の休薬期間を設定する。A12

memo A11 内視鏡看護師による術前訪問の有用性

患者の声：担当する内視鏡室の看護師が来て説明してくれたのでよくわかり，不安がなくなった。

	患者の評価	看護部の評価
術前訪問によって不安に思っていたことが解決できましたか？	解決できた（65%）	・不安軽減に有効
術前訪問があってよかったと思われることはありましたか？	理解度が高まった	・患者が治療のことをよく理解していた ・患者が治療のことは看護師さんに詳しく聞きましたと言ったとき ・治療内容について患者がよく理解されるようになった
術前訪問の開始前後で何か変化はありましたか？	不安が解消できた	・患者や家族の不安の声が減った ・ESDに関する質問が少なくなった ・患者に説明することが少なくなった ・検査の説明をすることで不安解消につながるのでとてもよい

memo A12 EMR/ESD時の抗凝固薬・抗血小板薬の取り扱い方

（抗血栓薬服用者に対する消化器内視鏡ガイドライン：Gastroenterol Endosc 54: 2073-2102, 2012）

● ガイドラインに従い①〜③を行い治療する。

使用薬剤	休薬期間	注意点
①アスピリン単独服用	休薬なし	血栓塞栓症の発症リスクが低い場合には3〜5日休薬も可
②アスピリン以外の抗血小板薬の単独使用	チエノピリジン：5〜7日間休薬 チエノピリジン以外：1日間休薬	血栓塞栓症の発症リスクが高い場合にはアスピリンまたは，シロスタゾールへの置換を考慮
③ワルファリンまたはダビガトラン単独使用	休薬（ワルファリン3〜5日，ダビガトラン1〜2日）の上，ヘパリン置換	

● 抗血小板薬2剤併用時，抗凝固薬と抗血小板薬の2剤併用時，抗凝固薬と抗血小板薬の3剤併用時の抗血栓薬の取り扱いについては **i⑦** を参照。

[コメント] 従来のガイドラインでは抗凝固薬・抗血小板薬は中断していたが，2012年に改定されたガイドラインでは"休薬しなくてもよい"と180度の方向転換をした。これは出血よりも血栓塞栓症の発生リスクを重視したためで，このことは内視鏡医には従来以上に的確な判断を求められるようになったことを意味している。

i ⑦抗凝固薬・抗血小板薬の内服中断と再開 ☞ P.161

知っておきたい内視鏡画像と知識：胃①

早期胃癌の肉眼分類（日本内視鏡学会分類）

● 癌浸潤の粘膜内または粘膜下層までにとどまるものを"早期癌"と呼ぶ。
● 早期胃癌は
　0-Ⅰ型（隆起型）
　0-Ⅱa型（表面隆起型）
　0-Ⅱb型（表面平坦型：きわめてまれ）
　0-Ⅱc型（表面陥凹型：皺襞集中を伴うものと伴わないものがある）
　0-Ⅲ型（陥凹型：純粋の0-Ⅲはきわめて少なく0-Ⅲ+0-Ⅱc，0-Ⅱc+0-Ⅲなどの混合型をとる）
に分けられる。

図 ⓐ 0-Ⅰ型（隆起型）
　 ⓑ 0-Ⅱa型（表面隆起型）
　 ⓒ 皺襞集中を伴う〈UL（+）〉0-Ⅱc型／表面陥凹型
　上：通常内視鏡
　下：インジゴカルミン散布後。インジゴカルミン散布により陥凹と発赤面がより明瞭になっている。
　 ⓓ 皺襞集中を伴わない〈UL（-）〉0-Ⅱc（表面陥凹型）
　上：通常内視鏡
　下：インジゴカルミン散布後。インジゴカルミン散布により皺襞集中と発赤面がより明瞭になっている。

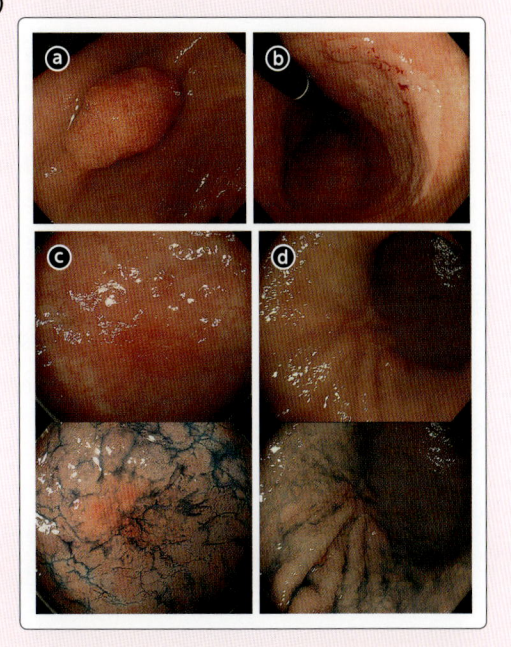

絶食時の内服薬 A13	● 降圧剤や抗不整脈薬などの薬剤は絶食時も少量の水で内服する。 ● 中止薬については，中止期間と再開時の指示を説明する。 ● 絶食期間中は血糖降下剤を中止する。 ● 絶食期間中に内服する薬，休薬する薬がわかるように患者のベッドサイドに明示する。 内服薬中止／内服薬を自己管理できる患者の場合，中止の説明をした後に下記の札をつける
プロトロンプ阻害薬（PPI）	● 術中，術後の出血予防のため PPI を治療前日から 8 週間内服する A14。

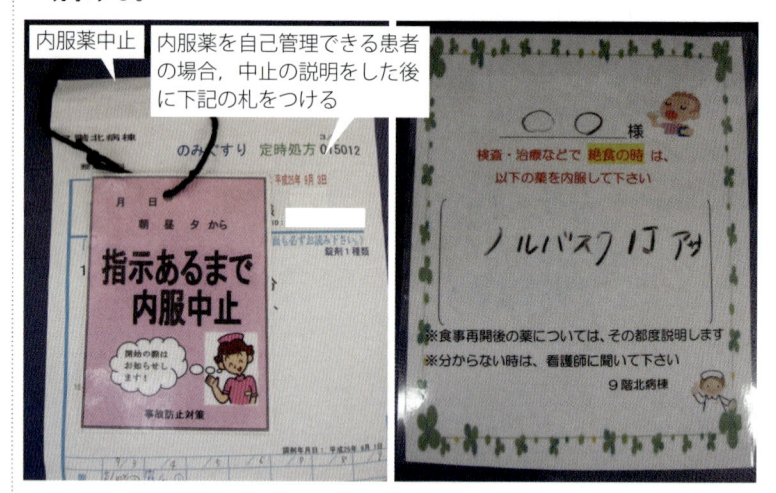

7　患者の安全

リストバンドの装着	● 患者誤認防止の目的で入院時にリストバンドを装着してもらう。 ▶ 治療出診時，リストバンド・名前を再確認する。
検査の確認	● 胸部レントゲン検査，心電図，感染症，血液型などの検査が施行済みか確認する（6ヶ月以内が望ましい）。 ▶ 穿孔などの偶発症発症時の緊急手術に備えて検査が必要である。
適切な薬剤の選択	● 治療前の問診表を用いて，抗凝固薬・抗血小板薬の内服状況，薬物アレルギーの有無，麻薬内服の有無を確認する。 ▶ 内視鏡室の担当看護師が，内視鏡治療前日の術前訪問時に問診表をもとに禁忌薬剤の有無など適切に薬剤が選択できるように情報収集する。
治療出診時の確認	● 義歯，時計，指輪，湿布などを外していることを確認する A15。
生活面での準備	● 絶飲・絶食の指示 ▶ 治療前日の夕食後から絶食とし，水分は治療前までは少量であれば飲用してもよい。水，スポーツドリンクなど無色透明のものに限る。炭酸を含む物は避ける。 ▶ 治療当日は，脱水予防のため朝から点滴を開始する。 ● 禁煙指導の確認 ▶ 禁煙者には術後の出血予防のため禁煙の必要性を説明する。

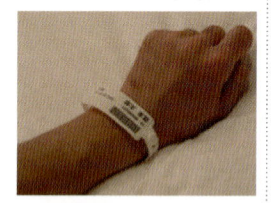

memo A13　絶食時にも内服できる薬剤

降圧剤	ベジル酸アムロジピン（ノルバスク） アゼルニジピン（カルブロック） 塩酸マニジピン（カルスロット）
抗不整脈薬	ジソピラミド（リスモダン） ジゴキシン（ジゴキシン） 塩酸メキシレチン（メキシチール）

memo A14　PPIの種類と投与

- 胃内pHを6.4以上に保ち，線溶系の活性化の防止と止血している血栓の保護を図り，後出血を予防。
- H_2受容体拮抗薬よりもPPIが有効。

使用薬剤	投与量・投与方法	投与期間
Sodium rebeprazole パリエット Pariet	20mg 朝のみ1回 ESD実施前日より8週間経口投与	前日 0 1 2 3 4 5 6 7 8（週）

memo A15　義歯・金属類・湿布の除去

- 義歯
  - 治療時のセデーションによる意識レベルの低下により誤嚥や，内視鏡チューブ挿入時の義歯の破損が起こる危険があるため。
- 金属類，湿布
  - 高周波治療装置使用による火傷の危険があるため。

⑩高周波発生装置　P.173

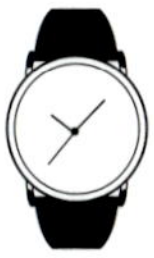

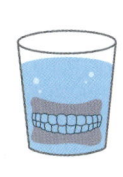

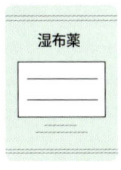

知っておきたい内視鏡画像と知識：胃②
胃ESD施行例：0-Ⅱc UL（+）

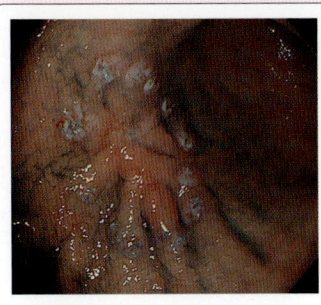

①皺襞集中を伴う0-Ⅱcにインジゴカルミンを散布し，浸潤範囲を確認し病変全周にマーキングを施行。

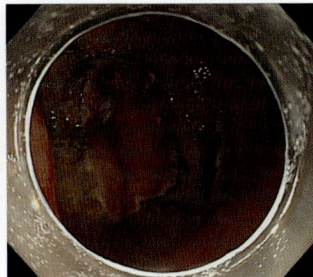

② ESD施行中

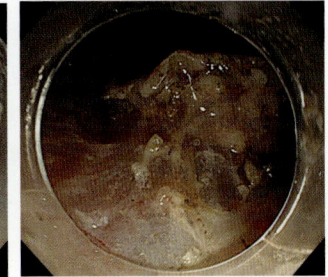

③ ESD施行中（粘膜下層剥離術を施行中）

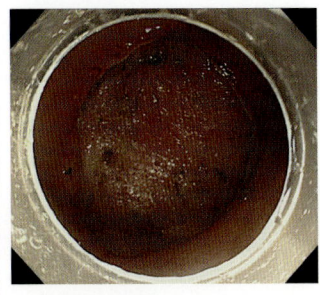

④ ESD終了後

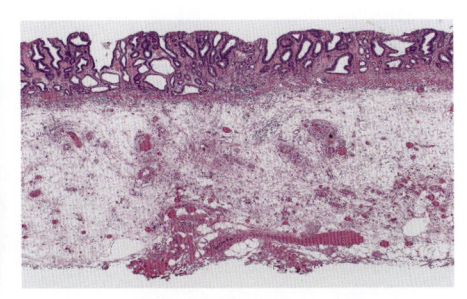

⑤回収した病変の病理組織標本：組織学的には潰瘍瘢痕をみとめ癌は粘膜層内に限局し（m癌）「治癒切除」と判定された。

胃 EMR/ESD

B 内視鏡室での看護

看護の目標・ポイント
- □ 不安なく安全，安楽に治療を受けることができるよう努める
- □ 治療が長時間になる可能性があるので，苦痛に対する援助を行う

▶▶▶ **看護の流れ**

治療開始までの看護 ① 治療室での準備 ▶ ② 必要物品の準備 ▶ ③ 安全の確認 ▶ ④ 前処置 ▶ ⑤ セデーションとモニタリング

治療中の看護 ① 全身状態の把握 ▶ ② 偶発症と対策 ▶ ③ 体位の工夫 ▶ ④ 治療中の介助 ▶ ⑤ 内視鏡の洗浄・消毒

治療後の看護 ① 全身状態の把握 ▶ ② 拮抗薬の投与 ▶ ③ 安全の確保

治療開始までの看護

1 治療室での準備

- 必要な器材を準備する。
  ▶ 治療環境を整えて 安全に治療が遂行できるよう配慮する。

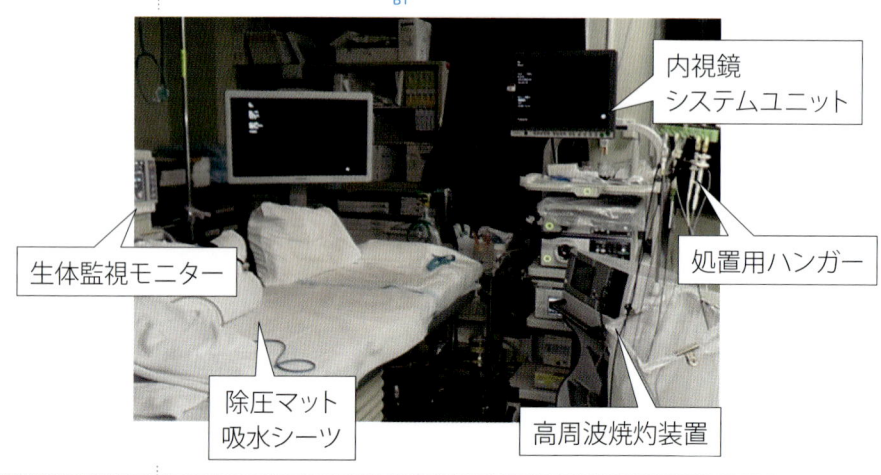

（写真内ラベル：内視鏡システムユニット／処置用ハンガー／生体監視モニター／除圧マット 吸水シーツ／高周波焼灼装置）

2 必要物品の準備

内視鏡
- 前方送水機能付きスコープを用い先端に透明フードを装着する。
- 拡大観察をすることが多いので拡大機能のあるものが望ましい。
- 病変の部位によってはマルチベンディングスコープが用いられることがある。
- 内視鏡 の種類によって処置具の出る位置や送水機能・拡大機能などの有無などが違うので，どの内視鏡を使用するかは術者に確認が必要である。

薬剤

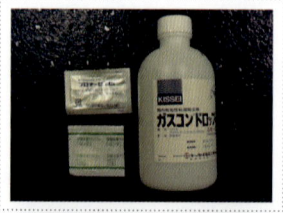

▶ 消泡薬・蛋白分解酵素
- ジメチコン（ガスコン）：消泡作用
- プロナーゼ（プロナーゼMS）：粘液溶解除去作用（消化管出血患者には禁忌）
- 炭酸水素ナトリウム：胃酸中和作用

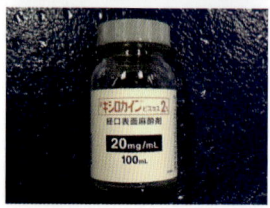

▶ 咽頭麻酔薬
- 塩酸リドカイン（キシロカイン）ビスカス：リドカイン禁忌に注意（キシロカイン過敏症の既往歴のある方）。
  ▶ リドカインの極量：200～300 mg まで

48　胃 EMR/ESD の看護

memo B1　治療環境を整えるためには

① EMR/ESD を安全に施行するためにはベッドや周辺機器を配置してもゆとりのある広いスペースが必要となる。
② 検査室内に感染性廃棄物の容器を設置し，検査室から感染ゴミを持ち出さないようにする。
③ EMR/ESD 後に手袋を脱いだ後，流水による手洗いが容易に行えるよう内視鏡検査室内，あるいはその近くに手洗いを設置しなければならない。
④ 患者の安全対策上また機材の断線のリスクを防ぐため配線が床を這わないようにする。

（消化器内視鏡の洗浄・消毒マルチソサエティガイドラインより）

治療室での機材の配置
- 安全かつ能率的に EMR/ESD を施行するため原則として機材は
  - モニター：術者正面に配置する。
  - ESU（高周波発生装置）：術中に設定を容易に変更できるように術者，介助者の背側に配置。
  - 処置具ハンガー：能率的な処置具の受け渡しに極めて有効。介助者の背側に配置。
  - 患者モニター：術者，介助者が術中確認できるようにモニターの左側（患者の足元）に配置。
- のように配置し，医療従事者は
  - 介助医：術者の左側に立ち，処置具を術者に手渡しする。
  - 看護師（1）：患者の頭元に一人立ち，患者の状態把握する。
    - 医師は処置に注意を取られ，患者の状態，モニターチェックすることが時としておろそかになることがあるため，適切な患者の把握，必要に応じて現状を医師へ報告する。
  - 看護師（2）：処置具（IT ナイフ，止血鉗子など）を介助者に手渡し，要所で処置具を清潔に保つ。
- のように配置する。

memo B2　スコープの名称の意味（オリンパス）

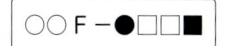

○○F－●□□■

○○：検査対象臓器略号（C：大腸）
F－●：特殊記号
□□：系列数字（2桁：ファイバースコープ，3桁：ビデオスコープ）
■：挿入部有効長（L：1680 cm, I：1330 cm）

memo B3　ガスコン水の投与方法

- 消化管内では気泡や粘液が消化管の粘膜に付着し，観察の妨げになることがあり，気泡や粘液を除去することは非常に重要な処置である。

方法　検査 15～30 分前に，プロナーゼ（プロナーゼ MS，科研）20,000 単位と炭酸水素ナトリウム 1 g を 10 倍希釈したジメチコン（ガスコン）水 40 ml に溶解し，経口投与する。

- 通常はあらかじめ内服するが，検査時に唾液などが残存している場合には，ガスコン水にて洗浄することで詳細な観察が可能になることがある。

memo B4　キシロカインビスカスを安全に投与するためには

- 嘔吐反射の減弱を図るためのキシロカインは，口腔粘膜より容易に吸収されるため口中に長く含まないようにする。このため適切な長さに切ったストローをシリンジの先につけのどの奥に直接投与する。
- 頸部を後屈し開口させた体勢で舌根部へ塩酸リドカイン（キシロカインビスカス 7 ml：140 mg ＋ 単シロップ 3 ml）を 2 分間含んだ後，嚥下してもらう。この際のどの奥に確実に溜めておくことが大切である。
- リドカインはアナフィラキシー・ショック以外に，過剰投与による中毒などの副作用を起こしやすいので，十分な問診，過剰投与の回避，発生した際の緊急対応が必要。
- リドカインの極量はゼリーであれば，300 mg（15 ml まで），ビスカスは 300 mg（添付スプーンで 3 匙まで），ポンプスプレーで 200 mg（25 回噴霧まで）である。
  （注）スプレーは容易に吸収され，血中濃度が高まり中毒を引き起こすことがあるので注意が必要。
- 事故が生じた場合にはあわてず対応することが大切で救急セット（⑧を参照）を内視鏡室内に常備しておく。

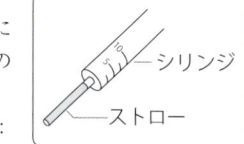

⑧セデーション・モニタリングと救急処置体制　P.167

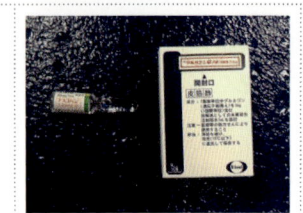

▶ 鎮痙薬 B5		● 臭化ブチルスコポラミン（ブスコパン）：禁忌に注意（緑内障・前立腺肥大・心疾患・麻痺性イレウス）。 ● グルカゴン（グルカゴンG・ノボ）：褐色細胞腫・糖尿病は禁忌。 ● ミンクリア内用散布液 B6：メントール過敏症は禁忌。
▶ 鎮痛薬 B7	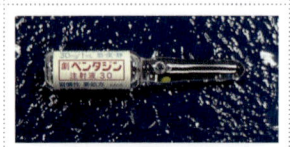	● ペンタゾシン（ペンタジン）：頭蓋内圧上昇患者，意識障害，重篤な呼吸抑制状態，全身状態の悪化している患者は禁忌。
▶ 鎮静薬 B7, B8	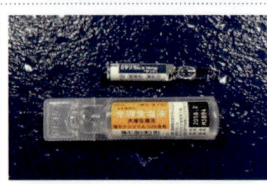	● ミダゾラム（ドルミカム）：依存症，舌根沈下，無呼吸に注意。 　▶ 鎮痛作用はない。 ● ハロペリドール（リントン）：昏睡状態，重症心不全，アドレナリン投与中の患者は禁忌。 　▶ 体動が激しい患者に使用。
▶ 拮抗薬 B9(→P.53)	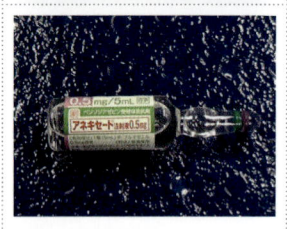	● フルマゼニル（アネキセート）：ベンゾジアゼピン系薬剤による覚醒遅延・呼吸抑制の改善に用いるが，覚醒後に再度ベンゾジアゼピン系薬剤の作用が出現することがあるので注意が必要である。 ● 治療が終了し病棟に戻る際には必ず使用していることを申し送る。
▶ 色素溶液 B10(→P.53)	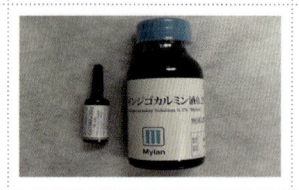	● インジゴカルミン液：注射用インジゴカルミン2筒に蒸留水100 mlを加え調整する。 ● 外用インジゴカルミン液「マイラン」0.2％200 mgに水400 mlを加え調整する。

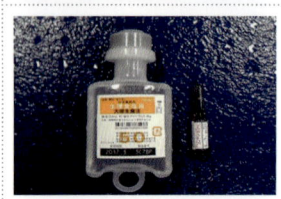

処置具

▶ ITナイフ B11(→P.53) （KD-611L）	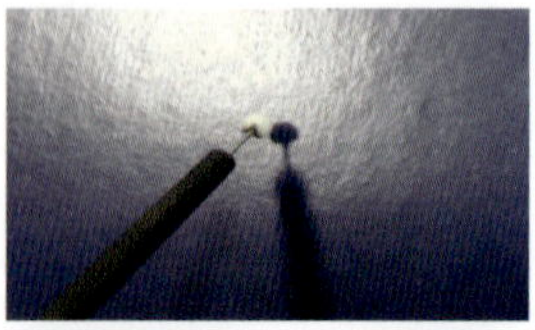	● 横方向への切開や粘膜下層剥離操作が向上：先端の絶縁チップにより深部組織への侵襲を軽減し完全な一括切除が可能。 　　　　　（オリンパスメディカルシステムズ）
▶ ニードルナイフ （KD-1L-1）	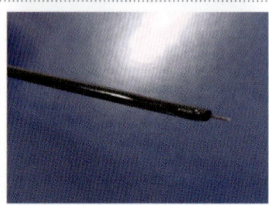	● 先端鋭利なため針刺しに注意。 ● マーキング，プレカットに使用。 　　　　　（オリンパスメディカルシステムズ）

memo B5　鎮痙薬

- 消化管の過剰な蠕動運動は正確な検査，治療の妨げとなることから，蠕動運動を抑制するために鎮痙薬を使用する。

よく用いられる鎮痙薬

薬剤	薬効	使用方法	禁忌
臭化ブチルスコポラミン（ブスコパン）	副交感神経の刺激を弱め（抗コリン作用），腸管蠕動を抑制する	通常成人には1回1/2〜1管（ブチルスコポラミン臭化物として10〜20 mg）を静脈内または皮下，筋肉内に注射する　なお，年齢，症状により適宜増減する	出血性大腸炎　緑内障　排尿障害を呈する前立腺肥大　重篤な心疾患　麻痺性イレウス
グルカゴン（グルカゴンG・ノボ）	Oddi筋・胆嚢収縮抑制および胃・膵液の分泌を抑制する	通常，グルカゴン（遺伝子組換え）として1 mgを1 mlの注射用水に溶解し，0.5〜1 mgを筋肉内または静脈内に注射する。なお，年齢，症状により適宜増減する。ただし，本剤の作用持続時間については，筋肉内注射の場合約25分間，静脈内注射の場合15〜20分間である	褐色細胞腫およびその疑いのある患者
l-メントール（ミンクリア）	平滑筋の細胞膜上にある電位依存性L型カルシウムチャネルに結合することにより，平滑筋を弛緩させると考えられている	内視鏡の鉗子口から胃幽門前庭部に散布することにより，粘膜下に浸透し，直接作用して平滑筋を弛緩させる	本剤の成分に対し過敏症の既往歴のある患者

memo B6　ミンクリア

- 上部消化管内視鏡検査における新しい胃蠕動運動抑制薬

[組成]　1シリンジ（20 ml）に，l-メントール160 mg含有。

[用法・用量]　本剤20 mlを内視鏡鉗子口より胃幽門前庭部に行きわたるように散布する。

[副作用]　下痢，血中アミラーゼ増加が約1〜2%に見られるがいずれも軽微。

[使用上の注意]
- 注射，経口投与しない。
- 眼に対する刺激があるため投与時に内視鏡外に飛散し眼に入らぬよう注意する（注入時には患者に眼を閉じさせる。万一眼に入った場合には，水またはぬるま湯で洗い流す）。
- 2013年3月に内視鏡治療にも承認済み。

memo B7　鎮痛薬・鎮静薬の使い方

- 鎮静の程度は，意識レベルがやや低下し呼びかけの応答が軽度抑制される程度がよい（意識下鎮静）。
- 鎮痛薬ペンタゾシン（ペンタジン）15 mg（30 mg×1/2筒）とミダゾラム（ドルミカム）2〜3 mg（10 mg×約1/4筒）の静注で導入を行い，術中に覚醒があればミダゾラムを1〜2 mg追加する。また不穏状態のときにはハロペリドール（セレネース）2.5 mgを1/2筒緩徐に投与し対応する。
- または塩酸ペチジン（オピスタン）15 mg＋ジアゼパム（セルシン）5 mgも用いられる。

⑧セデーション・モニタリングと救急処置体制　P.167

memo B8　プロポフォール

- 新しい静脈麻酔薬で覚醒がよいとされており，最近内視鏡検査に用いたとする報告がある。しかし「内視鏡医が麻酔と検査を同時に担当するような状況では用いられない」とされている。

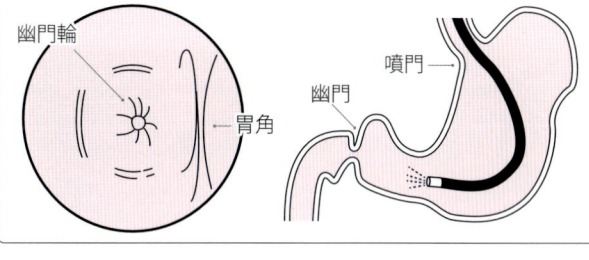

▶ フラッシュナイフ （DK2618JN10, 15, 20, 25）	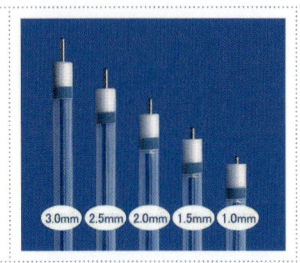	● 送水機能によりデバイスを差し替えることなく刃先の洗浄が可能。 ● 1本のナイフでマーキングから切開，剥離，止血までが行える。 （フジフイルムメディカル）
▶ SBナイフ （MD-47704）	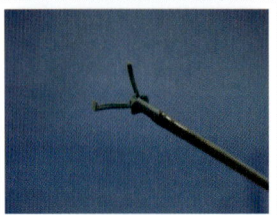	● 筋層の穿孔を防止するため，先端に面積の大きなフックを設置。電極は把持部内側のみに配置。 ● 把持して剥離，切断する機能のため，線維化の厳しい組織であっても使用可能。 （住友ベークライト）
▶ クラッチカッター （DP2618DT-35-）	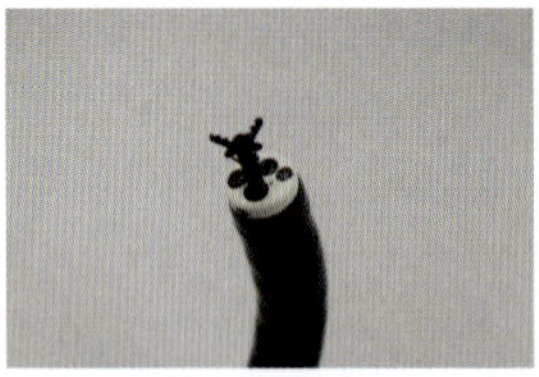	● 粘膜組織をしっかりと把持できる鰐口で幅も狭い。 ● 爪の外表面に絶縁コーティングが施してあるため，把持部周辺への通電を抑える。 （フジフイルムメディカル）
▶ 止血鉗子（ラディアルジョー4 ホットバイオプシーフォーセプス）		● 小さなカップで組織把持力を確保し，確実な焼灼が可能。 （ボストンサイエンティフィックジャパン）
▶ 把持鉗子 V字鰐口型 （FG-47L-1）	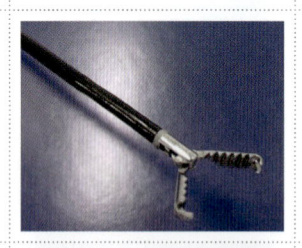	● 先端部分に爪があるために高い把持力を有する鉗子。 ● 消化器の組織の把持，あるいは消化器内の切除された組織を回収する。 （オリンパスメディカルシステムズ）
▶ 回収ネット B12(→P.55) （00711187）	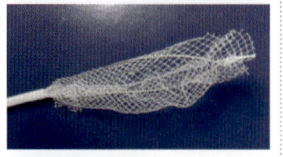	● 先端のネットを開閉させ，切除した組織の回収に用いる。 （オリンパスメディカルシステムズ）
▶ クリップ鉗子 （HX-110LR） ▶ 止血用クリップ （HX-610-135）	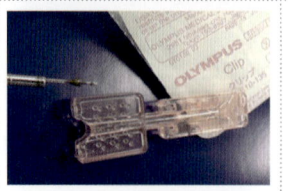	● 直接出血している血管や粘膜をクリップで摘んで圧迫し，止血する。 ● 高周波やレーザーなどの熱を使わずに，機械的な操作だけで止血するためより安全性が高い。 （オリンパスメディカルシステムズ）
▶ 内視鏡用穿刺針（インパクト・フローHタイプ）	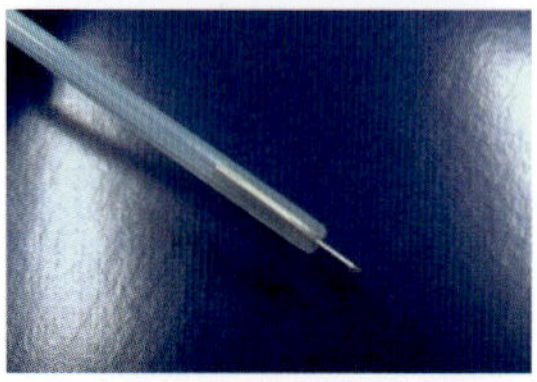	● 操作部のスライダーを手前に引くと針が挿入部内に収納され，押すと針が突き出る。 ● 操作部の送液口金にシリンジを取り付けて，血管あるいは粘膜下に各種薬剤を注入する。 （トップ）

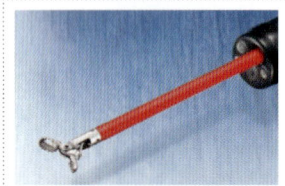

memo B9 拮抗薬の種類と使用上の注意

薬剤名	フルマゼニル（アネキセート）	塩酸ナロキソン（塩酸ナロキソン）
特徴	ベンゾジアゼピン系鎮静薬の拮抗薬 半減期が短いため鎮静作用が再び出現することがある ミダゾラム以外のベンゾジアゼピンで生じやすい	モルヒネ，ペンタゾシンなどの麻薬性あるいは拮抗性鎮痛薬に対する拮抗薬
使用法	0.2 mg を緩徐に静注 投与4分以内に覚醒が得られなければ1分間隔で0.1 mg ずつ追加（総投与量1 mg まで）	0.2 mg を静注。効果がなければ2～3分間隔で0.2 mg を1～2回追加投与
禁忌	ベンゾジアゼピンを服用中のてんかん患者	非麻薬性中枢抑制薬または病的抑制による呼吸抑制
副作用	ショック，血圧低下，嘔気，痙攣	肺水腫，血圧上昇
血中濃度他	血中の半減期は49～52分 3～30分の拮抗が認められる	半減期：0.4 mg 静注 64分（作用時間 90～120分）

memo B10 色素法

- 胃の粘膜の表面に色素液を噴霧または散布し診断能の向上を図る。

色素散布の方法
- 粘膜と異なる色調の青色系色素（インジゴカルミン，ブリリアントブルーなど）を用いると，粘膜表面の構造の違いがよくわかる（コントラスト法）。
- 噴霧チューブ（PW-5L，PW-6L〈オリンパス〉，WT24/7WS，WT1720ST〈フジフィルム〉）を用いる方法と，鉗子口より注入，散布する方法がある。

①画像強調観察 ☞ P.152

memo B11 ナイフの種類と選択

- ITナイフと先端系ナイフでは切開剥離のナイフの当て方は全く異なるのでどのナイフを用いるかは術者の経験によって大いに異なるためあらかじめ術者との打合せが必要。
- 通常は術者が最も得意とするナイフで開始し，切開困難に遭遇した場合に他のナイフを用いる。

ナイフの種類	特徴	注意点
ITナイフ （IT knife）	1回の切開剥離できる距離が長く，処置時間が短縮できる	ナイフの刃が立ってしまうと剥離が進まない
ITナイフ2 （IT knife 2）	従来のITナイフに比べてナイフが立った状況でも切開操作が可能に	切れ味が鋭く，穿孔に注意した慎重な操作が必要
フラッシュナイフ（BT） （flush knife）	先端：送水機能つきで出血時の視野確保や局注をそのまま行うことが可能（BTは先端にボールチップつき）	先端系のため直視下の慎重な処置が必要
フレックスナイフ （flex knife）	先端系：細径シースとループワイヤ構造によりあらゆる方向へのスムーズな切開・剥離が可能	先端系のため直視下の慎重な処置が必要
Dualナイフ （Dual knife）	先端系：手元操作で2段階にナイフ長の調整が可能 ナイフ先端に突起を設け，切開の操作性が向上	先端系のため直視下の慎重な処置が必要
フックナイフ （hook knife）	フック型：L型フックに粘膜を引っ掛けて切開することで，深部方向への侵襲を抑えながら切開・剥離操作が可能	1回の切れ幅が小さく，処置に時間がかかることがある
トライアングルチップナイフ （triangle tip knife）	先端：先端部が三角状になっていることで電流密度が下がり，穿孔の危険性が軽減し，凝固も可能	先端系のため直視下の慎重な処置が必要 三角の形状のため思わぬ方向に通電される可能性がある
Bナイフ（ボールチップ） （B-knife）	先端系：針状ナイフの欠点である高い穿孔の危険性を軽減するためにバイポーラ方式を採用	先端系のため直視下の処置が必要 バイポーラのため，電極を切除面にしっかり当てないと切れ味が悪い
ムコゼクトーム （mucosectom）	非先端系：ナイフの周囲を絶縁体で覆い安全性を高めた高周波ナイフ	全周切開は他のナイフを使用する必要がある
マンティス フック （mantis hook）	フック型：ナイフ長が2 mm と長くなっており，一度の操作で多量の組織を引っ掛けることができ，素早い処置が可能	全周切開は他のナイフを使用する必要がある
ヘラ ナイフ （HERA knife）	ヘラ型（先端系）：ヘラ形状で面が広くなっており，切開，剥離，圧迫による軽度の止血処置まで1本で行うことが可能	先端系のため直視下の処置が必要 通電領域が大きく，操作に慣れが必要

▶ 先端アタッチメント B13 （D-201-11804）	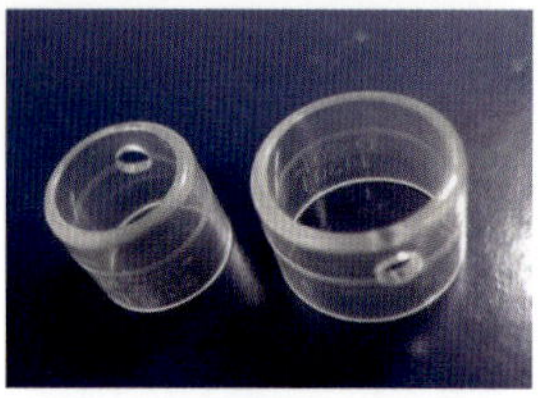	● フード内の流体（ガス，液体）の移動を促進し，良好な視野確保が可能。 （オリンパスメディカルシステムズ）
局注液 B14		
▶ グリセリン・フルクトース（グリセオール）	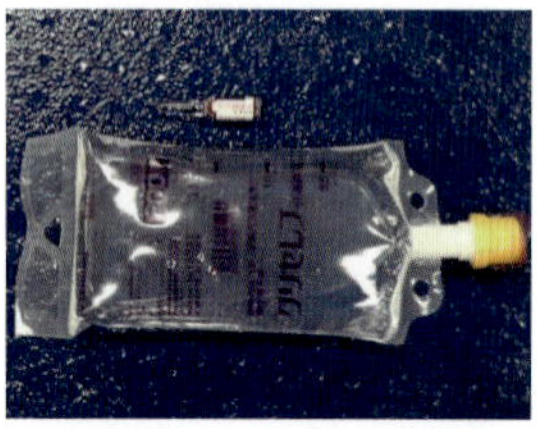	● 生理食塩液と比較し，隆起保持性が高い。 使用方法　グリセレブ注 200 ml にボスミン 2 mg を加え調整する。
▶ ヒアルロン酸ナトリウム（ムコアップ）	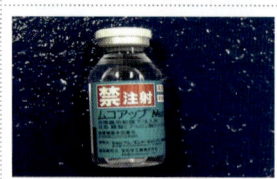	● グリセリンよりさらに隆起保持性が高いが，高価である。 ● 切除時の出血予防目的にエピネフリンを添加する。 使用方法　ムコアップ 1 筒にボスミン 2 mg を加え調整する。
炭酸ガス送気 B15（→P.57）		
▶ 経皮的炭酸ガスモニター装置	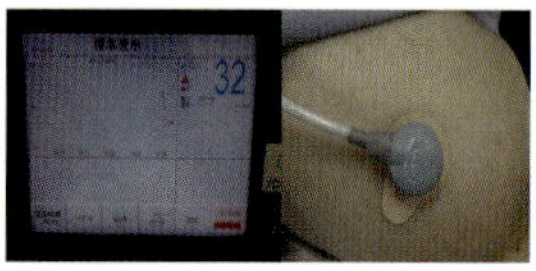	● 炭酸ガス送気使用時に使用。 ● 経皮的に体内の CO_2 を測定する。 ▶ 電極貼付部分は，アルコール綿花などで清拭し，皮脂を除去し電極の抵抗を下げ，正しい測定値を得られるようにする。 ▶ 呼吸状態をリアルタイムに見ることが重要である。 ▶ モニターだけでなく，患者が今どういう状態なのかを同時に把握する。
▶ 炭酸ガス送気装置	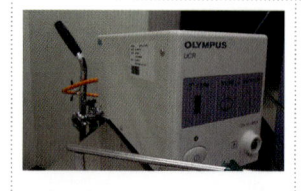	● 炭酸ガスボンベの残量に注意し，交換のタイミングを計る。
▶ ネイザルアダプタ	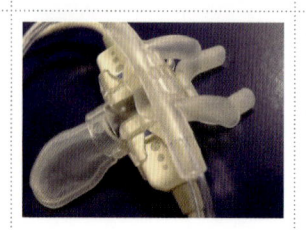	● 炭酸ガス送気使用のときに使用。 ▶ 呼気にて体内の CO_2 を測定する。 ● 鼻呼吸を促し測定する。

memo B12　回収用具

①把持鉗子（V字鰐口型）：先端部分に爪があるために高い把持力を有する鉗子である。消化器の組織の把持，あるいは消化器内の切除された組織を回収する。
②回収ネット：先端のネットを開閉させ，切除した組織の回収に用いる。
③三脚：切除された組織に開いた把持部を押し付け把持部を閉じることにより切除された組織を回収できる。

memo B13　透明フードの効用

①ディスポーザブル先端アタッチメント（オリンパス）
- ソフトタイプ，無色透明の素材のため，スコープ先端部と観察部との距離が保てるので，良好な視野を確保できる。
- 剝離に際しては，粘膜下に潜り込み，先端透明フードでカウンタートラクションをかけ粘膜下層および筋層を十分に確認する。
- スコープ外径に合わせた豊富なラインナップ。
- 止血術時，内視鏡治療時に主に使用する。

②黒色ソフトキャップ
- 主に拡大観察時に使用する。病変と内視鏡との距離を保ちながら拡大観察ができ，有用。

③エラスティックタッチ（トップ社）
- フード内側のスリット（溝）とホール（側孔）で視野の妨げとなる液体を自然排出する。

memo B14　局注液

- 長時間粘膜隆起を維持するためグリセリン（グリセオール）またはヒアルロン酸（ムコアップ）が用いられる。
- 処置中に追加が必要となることが多い。
- 局注針として25Gハイフロータイプの局注針が推奨されている。

①使用されている局注液
- グリセオール
  ▸ 生理食塩水に比べて隆起保持性が高い。また安価である。
- ヒアルロン酸ナトリウム（ムコアップ）
  ▸ 最も隆起保持性が高いが，高価である。
  ▸ 粘稠度が高いため，大きなシリンジでは抵抗が大きい。2.5 ml か5 ml のシリンジを用いる。

市販されているヒアルロン酸ナトリウム

一般名	商品名	剤型・容量	希釈
ヒアルロン酸ナトリウム sodium hyaluronate	アルツ　Altz （生化学工業・科研）	注：25 mg/2.5 ml ディボ注：25 mg/2.5 ml	5％ブドウ糖もしくはグリセロールで4倍に希釈
	スベニール　Suvenyl （中外）	注：25 mg/2.5 ml ディボ注：25 mg/2.5 ml	5％ブドウ糖もしくはグリセロールで8倍に希釈
	ムコアップ　Muco Up （ジョンソン・エンド・ジョンソン）	1バイアル20 ml 中にヒアルロン酸ナトリウム80 mg	原液，もしくはグリセオールで2倍に希釈

②エピネフリン（ボスミン）の添加
- 切除時の出血予防目的でエピネフリンを添加することがある。
- 高血圧症の場合，血圧が上昇することがあるので，注意する。
- ムコアップ1筒（20 ml）にツベルクリン反応用の注射器を用いて0.1～0.2 ml を添加する。

　エピネフリン添加の実際
- グリセオール 200 ml ＋エピネフリン（ボスミン）1筒
- ヒアルロン酸ナトリウム（ムコアップ＊）20 ml ＋エピネフリン（ボスミン）0.1 筒を準備
  ＊胃のESDには保険適用あり

③インジゴカルミン（IC）の添加
- 局注液にインジゴカルミンを少量添加する場合もある。必ずしも添加は必要ない。
- 白い固有筋層と透明な粘膜下層とを区別するには慣れが必要だが，インジゴカルミンで着色すると粘膜下層が青くなり視認しやすくなる。
- インジゴカルミンが濃くなると逆に血管の同定がしづらくなる。用いるなら薄い方が血管が見やすい。

（→ 57 頁に続く）

3 安全の確認

		● 治療前に患者の年齢，既往歴，検査データを確認し，全身状態をアセスメントする。 ● 偶発症のリスクを予測し看護を行う。 ● 患者に名乗らせ誤認を防止する際には，検査医自らが名乗って挨拶することも大切で，実行すべきと考えられる。
患者誤認防止	(お名前を教えて下さい／○○です)	● 患者自身に名前（フルネームが必要）を呼称してもらう。 ▶「～さんですね」という問いかけは間違いの元である。 ● ネームバンド確認（指差し呼称）
薬剤間違い防止	(問診確認しますね／わかりました)	● 問診表確認し，薬剤アレルギーや既往歴を事前に情報収集しておく（口頭のみならず電子カルテ上からも収集しておく）。
同意文書，説明文書のサイン確認 B16		● 治療内容・偶発症に対する理解状況を確認する。
熱傷・損傷予防	(時計や指輪ははずしましょう)	● 金属類の除去 B17 ▶ ヘアピンやピアス，ブラジャーの金具なども注意が必要である。 ● 歯の損傷予防 ▶ マウスピースに強い力が加わると歯を損傷する可能性がある。 ▶ 義歯の除去を確認し，除去後の歯の状態（ぐらつき，欠損など）を確認する。 ▶ ぐらつきがある場合は主治医に報告し，本人に損傷のリスクを説明する。
誤嚥防止	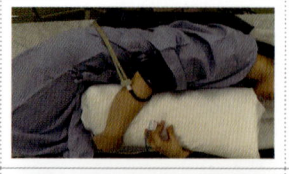	● 左側臥位の保持（背枕や抱き枕の活用） ● 適宜吸引 ● 患者の呼吸状態，顔色など観察し，異変時はすぐに医師へ報告する。
対極板装着 B18	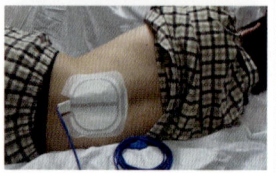	● 皮膚に異常がない背部に貼付する。 ● 骨突出部や体毛の多い部位は避ける。

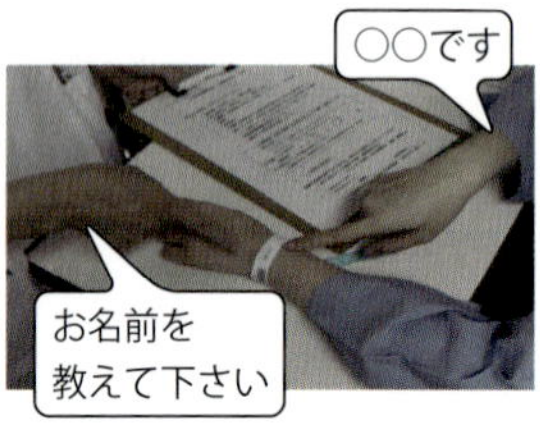

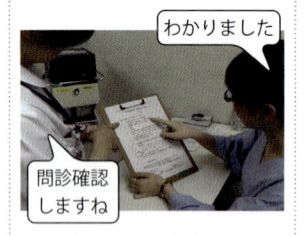

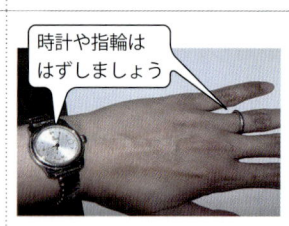

インジゴカルミン添加の実際
- 必要に応じてインジゴカルミン 0.5〜1 筒を添加することあり。
- インジゴカルミンは薄い方が血管の同定がしやすくなる。
- 粘膜下層を認識するためにインジゴカルミンを添加することがあるが逆に筋層の視認識を悪くすることがある。

④局注の実際
- 介助者が局注液を少量注入しながら，マーキングのやや外側に局注針を刺入し十分な膨隆を形成する。
- 膨隆の裾野に追加局注を行い，膨隆を広げていく。
- 膨隆が形成されないときは針が深く入っている可能性があるので，注入を中止する。

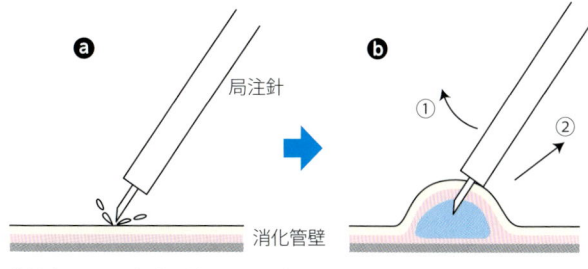

ⓐ 針先から局注液を注入しながら刺入する。
ⓑ 良好な膨隆が得られたら針先を押しつけずに
　①針先を内腔側に持ち上げるか
　②針先が抜けない程度にシースを引くようにする
とさらに良好な膨隆を得やすい。

memo B15　炭酸ガス送気
- 送気時の膨満感や穿孔時の腹膜炎の予防に役立つので CO_2 送気が望ましい。

memo B16　同意文書・説明文書のサインの確認
- サインは自筆署名（この場合は捺印は必ずしも必要でない）または記名捺印であることを確認。
- 同意文章・説明文書は一体として患者側，医療側が一通ずつ保管する。

memo B17　金属類の除去
- 治療中に高周波を通電すると金属接触部に火傷を生じるため必ず除去する。

⑩高周波発生装置　☞ P.173

memo B18　対極板装着部位
- 血行が良好な筋肉で傷痕のない皮膚面に装着する。

⑩高周波発生装置　☞ P.173

知っておきたい内視鏡画像と知識：胃③
ESD により治癒切除がえられた症例（陥凹型）

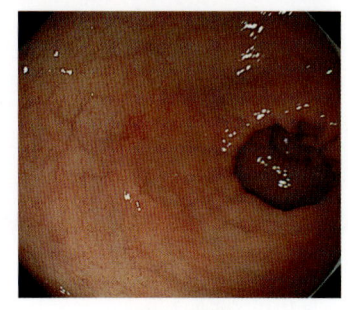

通常内視鏡

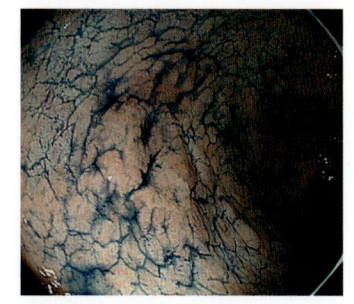

インジゴカルミン散布後：インジゴカルミン散布により背の低いⅡaが明瞭となる。ESDを施行し治癒切除がえられた。

4 前処置

血管確保	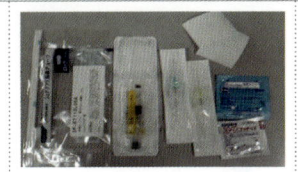	● 生理食塩液 ● シュアプラグ：20〜22G 留置針 ● 固定用テープ ● アルコール綿花：アルコール綿花が使用できないときは，クロルヘキシジングルコン酸塩含浸綿（ヘキシジン）を選択する。
粘液除去	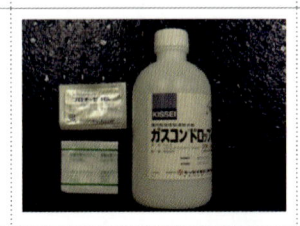	● プロナーゼ (プロナーゼ MS) 2 万単位，炭酸水素ナトリウム 1g を 10 倍希釈したジメチコン（ガスコン）水 40 ml に溶解し投与する。
咽頭麻酔	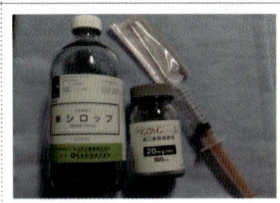	● 嘔吐反射の減弱を図るため塩酸リドカイン（キシロカインビスカス 140 mg；7 ml に単シロップ 3 ml を加えたもの）を投与する。 ▶ アナフィラキシーショックに注意。リドカインの総投与量は 200〜300 mg まで。 ● 咽頭麻酔の体位は仰臥位で，頸部を後屈し咽頭の奥に半量入れ，すぐ嚥下し，その後残りの半量を 1 分間溜めた後，嚥下する。 ▶ 嚥下できないときは吐き出させる。
鎮痙薬	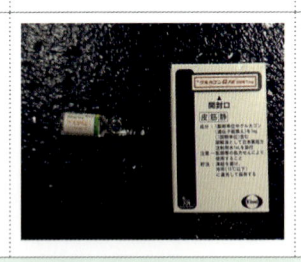	● 消化管蠕動運動の抑制のため臭化ブチルスコポラミン（ブスコパン）またはグルカゴン（グルカゴン G・ノボ）を静注する。 ● ミンクリア 内用散布液が市販された。 ▶ 薬剤投与間違い防止のため，医師の指示と問診表を 2 名の看護師でダブルチェックする。

5 セデーションとモニタリング

セデーション	[セデーションの目的] 患者の体動による危険防止と苦痛除去のため。 [方法] 通常はミダゾラム（ドルミカム）2.5 mg・ペンタゾシン（ペンタジン）15 mg を静注する。 [追加投与のタイミング] 麻酔の深度に応じ追加する。 [体動時] 体動の激しい患者は，ハロペリドール（セレネース）を使用する。 [選択] ESD の場合は長時間にわたるためセデーションが必要。
麻酔時に必要なモニター	
▶ パルスオキシメーター	● ヘモグロビンの酸素飽和度から血液中酸素含有量を示す。 ● 通常は指先で測定する。 ● 血圧測定していない手指または足指に装着する。 ● プローブがずれていないか，マニキュアなどの装飾がないか，爪の変形がないか確認する。 ● SpO_2 の安全域は 95〜100%

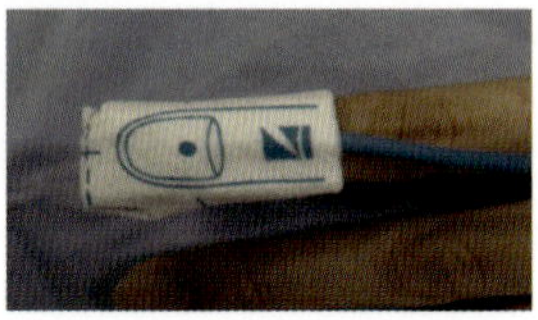

memo B19　プロナーゼ

- 消化管粘膜に粘液や気泡が付着していると観察の妨げになるためあらかじめ除去しておく。
- 前処置しても粘液が十分除去されていなければ内視鏡直視下にガスコン水を散布する。ただしあまり強い圧力で散布すると出血し観察がかえってしづらくなることがあるので注意。

memo B20　リドカインの過剰投与に注意しよう

- キシロカイン，特にスプレーでは血中に容易に吸収され過剰投与による中毒になることがある。
- 中毒やアナフィラキシーに備えて救急セットを常備しておく。

memo B21　ミンクリア

- 最近ではミンクリアの胃内散布がよく行われているようになっている。
- 内視鏡的治療の際にも保険適用あり。

memo B22　モニタリングの方法

- モニタリングの基本は患者観察。
- 患者の顔色や呼吸状態などの観察は内視鏡治療にたずさわっている者には困難で，それ以外の者に観察をしてもらう方が急変を早期に発見できる（消化器内視鏡ガイドライン第3版）。
- 日本消化器内視鏡学会リスクマネージメント委員会が推奨しているモニタリングの方法は以下の通りである。

1　血中酸素飽和度および脈拍数（A）
2　血圧測定（C）
3　心電図（C）
4　モニタリング装置（C）

（A）：行うことを強く推奨する。
（C）：行うことを考慮した方がよいが，推奨するに足る根拠に乏しい。または，将来に備えて行う準備をした方がよい。

⑧セデーション・モニタリングと救急処置体制 ☞ P.167

知っておきたい内視鏡画像と知識：胃④
ESDにより治癒切除がえられた症例（隆起型）

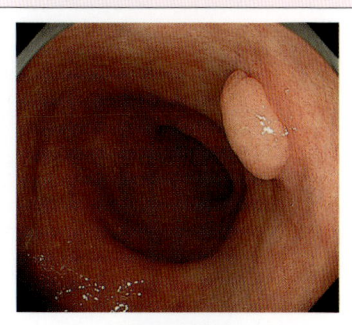

通常内視鏡

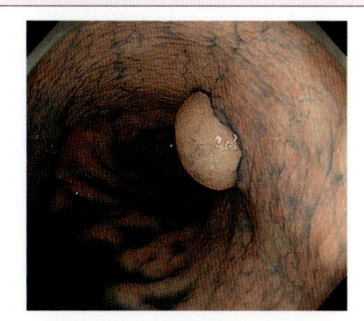

インジゴカルミン散布後：隆起性病変に対しESDを施行し治癒切除がえられた。

		● SpO₂には数秒のタイムラグが存在する。 　▶ SpO₂の低下時にはすでに呼吸は止まっていることがあるので目視での呼吸状態の観察が重要である。
▶ 非観血的血圧測定器	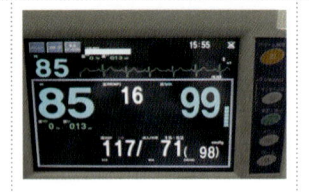	● 治療中は5分ごとに測定 　▶ 脳の不可逆的な虚血障害が生じる前に，脳の還流圧を間接的に保持できる時間が5分であるから。 ● 通常上腕で測定（上肢で測定できない場合は下肢で測定する） ● ルートを確保した上肢と反対の上肢にマンシェットを巻く。
▶ 心電図モニター	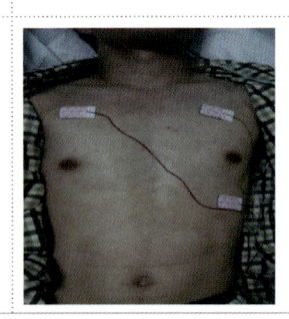	● 重症不整脈を検出・診断する。 ● Ⅱ誘導でモニタリングする（P波が見やすく心室性不整脈を発見しやすい）。

治療中の看護

● 患者は鎮静下にあるため，自ら異常を訴えることができないので，**サインを見逃さない** B23

1 全身状態の把握 B24

	□ SpO₂ □ 顔色 □ 血圧 □ 脈拍 □ 疼痛 □ 患者の緊張・不安・苦痛　などをチェックする。
バイタルサイン変動時の対処	**血圧低下**　平常時の20％以内で保持する エホチール1筒に生理食塩液9ml（計10ml）を調整し1mlを静注
	血圧上昇　180〜190mmHg以上になれば塩酸ニカルジピン（ペルジピン）原液0.5mlを静注

2 偶発症と対策 B25

□ 出血 B26（→P.63）
　▶ 術中
　▶ 術後（後出血）
□ 穿孔
　▶ 術中
　▶ 術後（遅発性）
□ 誤嚥性肺炎

memo B23　鎮静時の医療事故を防ぐためには

- 麻酔下の患者の状況観察は内視鏡治療に直接たずさわっている者以外が観察できる体制で，EMR/ESD を施行することが大切。
- あらかじめ救急体制を構築しておくことが大切。

④介助体制：EMR/ESD における医師・看護師・技師の役割　☞ P.158
⑧セデーション・モニタリングと救急処置体制　☞ P.167

memo B24　全身状態の把握

観察項目	症状	原因	対処方法
呼吸器系	SpO₂ 低下 顔色不良	・セデーション ・過度の送気により腸管が拡張され横隔膜が挙上する ・分泌物の貯留	・酸素吸入の増量 ・口腔内の吸引 ・左側臥位の保持
循環器系	血圧上昇	・長時間の処置，侵襲的操作などからくる心機能への負担 ・麻酔の深度が浅い	・降圧薬の使用：塩酸ニカルジピン（ペルジピン） 　▶ 血圧が高いと止血に難渋する ・鎮静薬の追加投与
	疼痛		・鎮静薬・鎮痛薬の使用 　▶ ペンタゾシン（ペンタジン） 　▶ ミダゾラム（ドルミカム）
	血圧低下・徐脈	・迷走神経反射	・輸液の速度を上げる ・自律神経系作動薬の使用：硫酸アトロピン（硫酸アトロピン） ・操作の一時的中断
	患者の緊張・不安・苦痛		・声かけ，タッチング
	血圧低下・頻脈・ST 変化・顔色蒼白・冷汗	・出血性ショック	・バイタルサイン，出血量の確認 ・輸血準備　輸液路の追加 ・緊急時の対応

memo B25　偶発症と対策

		原因	対処方法	看護
出血	術中	切除時の血管損傷	・止血鉗子で凝固止血 ・クリップで止血	・バイタルサインの確認 ・吐血による誤嚥防止（口腔内吸引，体位の保持）
	術後（後出血）	切除後の潰瘍出血	・内視鏡による止血処置 ・後出血の予防としてプロトンポンプ阻害薬（PPI）の投与や EMR/ESD 終了時に潰瘍底に視認できる血管をすべて焼灼することが効果的	・バイタルサインの確認 ・術後の便の性状確認
穿孔	術中	切除時の消化管壁損傷	・クリップで穿孔部縫縮 ・経鼻胃管挿入による減圧 ・プロトンポンプ阻害薬の投与 ・緊急手術	・バイタルサインの確認 ・腹部の状態確認
	術後（遅発性穿孔）	電気凝固による筋層ダメージ	・汎発性腹膜炎や敗血症の兆候があれば緊急手術が必要なため外科医との密な連携が必要 ・予防的に通電時間の短縮する	・術後発熱，腹痛の確認
誤嚥性肺炎	術中・術後	嘔吐時の誤嚥		・口腔内吸引 ・唾液が流れやすいように顔を確実に横を向ける ・オーバーチューブの使用
深部静脈血栓		長時間の臥床		・下肢のマッサージ

- □ 深部静脈血栓
- ●軽微の症状をも見逃すことなく偶発性の発生を早期発見する。
- ●できれば偶発性の発生を予防することが大切。

3 体位の工夫

治療中の体位	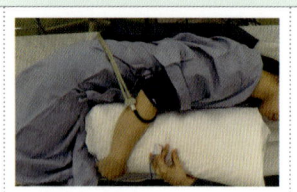	●左側臥位 ●膝は軽く曲げる。 ●背枕や抱き枕を活用すると体が安定する。 ●セデーションによる無意識の体動に備え，安全ベルトの活用。
枕の高さ	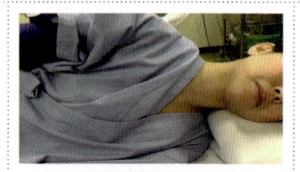	●口腔，咽頭，食道が同一平面上にあるように調整する。
除圧マット（フレックスマット）		素材　天然ゴム 特徴　ラミネーター被膜されている。 ゴムで比較的伸びやすい性質から身体の動きのある場合にも有効。
患者の安心	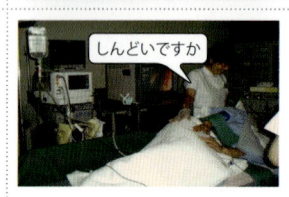 しんどいですか	●側にいて声かけやタッチングを行う。

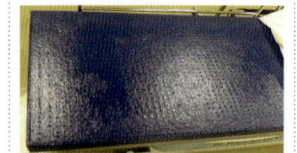

4 治療中の介助

胃ESDの基本手技と看護のポイント 胃②：胃ESDの施行例 P.47	●適切な介助は治療時間の短縮につながる。 ●看護師は医師の考えを理解し，先を予測しながら介助を行う。 ●直接介助者と間接介助者の連携も重要である。
術前観察	●事前に予習した所見と実際とを照合し，イメージをふくらませるために必要。 ●色素溶液が必要なタイミングを把握し，速やかに手渡す。 ●患者の麻酔深度の把握 ●CO_2送気の稼働状況，CO_2ボンベの残量確認
マーキング	●マーキングに要する処置具の準備・作動確認。 ●高周波モードによりペダル選択が異なるため，医師の動きをよく観察する。 ●ナイフの押し付け方によっては，穿孔する可能性がある。
局注	●画面で病巣の隆起状態をよく観察するとともに，介助医の手元をよく観察し，局注液の残量を把握し，速やかに必要な局注液が手渡せるようにしておく。 ●局注針の針先に十分注意し，針刺し事故防止に努める。

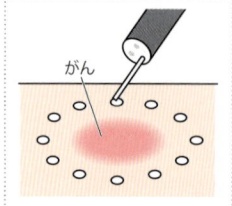

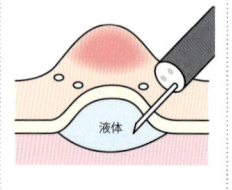

memo B26　術中出血の止血のコツ

- ほぼ全例において術中出血を起こす可能性があるが，循環動態に影響を与えない程度であれば偶発症とはみなされない。
- 止血困難な出血は緊急手術の対象となる。
- 静脈性出血であればその場で使用中のデバイスで止血を行う。止血が困難であれば止血鉗子に切り替える。
- 動脈性出血の場合，使用中のデバイスでは止血困難なことが多いため，止血鉗子に切り替え，止血鉗子で出血点を把持し，固有筋層から離れる方向に少し引っ張り上げて凝固する。
- やみくもに組織を凝固させると組織が炭化しその後の処置が困難となるため，出血点を正確に同定し把持することが重要である。
- 食道や大腸は筋層が薄いため，遅発性穿孔を予防する意味で小型の止血鉗子（コアグラスパーやホットバイオプシー鉗子）を用いる。
- 出血してから対応するのではなく，出血させないようにすることが重要である。
- 粘膜下層をよく観察しながら剥離を行い，太い血管が同定された場合はあらかじめ止血鉗子を用いてpre-coagulationを行う（予防凝固）。

memo B27　抱き枕の効果

- 体位の安定感とともに自然に力が抜け不安が消える感じがすると好評。

memo B28　除圧マットの効果

- 左側臥位で治療時間120分以内のESD患者での内視鏡用体位マットの効果をみた報告（野城和彦，第66・67回日本消化器内視鏡技師学会）では，マットは左頬，左肩の褥瘡予防には有効であるが，左大転子部の除圧は十分ではなく体圧分散具の活用と治療開始60分を目安に除圧が必要。

memo B29　声かけ・タッチングの効果

- タッチング＋声かけ説明により「終わるまで見通しがもてた」「次に何をするのかがわかり安心した」「優しい声かけや説明でがんばれた」などの声がよせられている。
- 声かけとタッチングは「言葉の麻酔」と言われている。

memo B30　マーキングの実際

- 色素内視鏡にて確認できる病変辺縁の3〜5mm外側を数mm間隔にて全周性にマーキングする。
- 針状メスを使用する場合には，ナイフ先端がわずかに触れる程度で凝固する。強く押し付けると穿孔するので注意が必要。
- フックナイフを使用する場合にはシースにしまった状態で粘膜に押し付け凝固する。

memo B31　高周波発生装置使用時の注意

- 高周波発生装置の出力設定を常に意識し，モードを切り替える際には必ず確認。

⑩高周波発生装置　☞P.173

memo B32　局注時の介助

- 局注時に局注針によりスコープの吸引鉗子チャンネルを傷つける可能性が高いため，突針と納針のタイミングが大切。即座に針を収納できるように心掛ける必要がある。
- 粘膜下層に局注液が確実に注入されていることを確認するために，注入量の割にはあまり膨隆しない場合や抵抗を感じる場合には術者に伝える。

⑨局注　☞P.172

プレカット		●処置具の受け渡しを速やかに行う。 ●先端は鋭利な針のため針刺しに注意する。 ●処置具先端のこげつきはどうかを確認し，確実に落とす。
粘膜切開 B33		●処置具の受け渡し B34 を速やかに行う。
粘膜下層剥離		●処置具の受け渡しを速やかに行う。 ●処置具先端のこげつきを確実に落とす。 ●処置具先端のこげつきはどうか，切開能低下はないかをモニター画面を見て確認する。 ●患者の麻酔深度の把握 ●口腔内の吸引のタイミングを考えながら介助を行う。 ●局注液は一度のみの注入では終わらず適宜追加されるため，進行状況の把握に努める。
止血 B35, B36		●患者状態の把握 B37 （バイタルサイン・顔色・発汗の有無・チアノーゼ・体動の有無・苦痛様顔貌） ●出血量のカウント ●処置具の受け渡しを速やかに行う。 ●処置具先端の焦げ付きを確実に落とす。 ●吸引のタイミングを考えながら介助を行う。 ●十分洗浄できるよう送水装置やガスコン水の残量を確認し，無くなる前に補充する。 ●アタッチメントで出血点付近を圧迫し出血点の確認が行える。
予防止血 B38	●ESD後の潰瘍面の露出血管を止血鉗子，APC B39 などで十分焼灼する。後出血の予防になる。 ●ただし過度な焼灼は遅発性穿孔の原因となるので注意が必要である。	
切離病変の回収		●把持鉗子や回収ネットなど必要な回収用具の選択 B40 。 ●切離した病変 B41 は左側臥位では穹隆部に落ちていくため，貯留している液をよく吸引してから病変を把持する。このためには進行状況を確認する必要がある。 ●幽門前部の病変では，十二指腸に病変が排出されることがあるため，速やかに回収道具を手渡せるようにしておく。 ●病変部の損傷を防止するため，粘膜下層側の剥離面を把持するとよい。 ●検体間違い防止対策（検体と報告用紙の名前が一致しているか確認する）

胃 EMR/ESD の看護

memo B33　病変部位による切開・剥離の難易度
- 病変の部位により切開，剥離の難易度は違う。
  - 前庭部：粘膜下層が厚く，出血は少なく，穿孔もしづらい。
  - 体部：出血が多く粘膜下層の線維が硬いので切開が困難。胃壁も薄いので注意。
  - 胃体部前壁・大弯：反転でのアプローチがしにくく，見下ろしで正面視となることが多いため，ブレードが立ち気味となり，切開剥離が困難なことが多い。

memo B34　処置具の受け渡し
- 切開や剥離の際には，術者の意図を先読みし，指示が出るまえに処置具を交換するなどの先手の介助が大切。
- 処置具を渡すときには鉗子口に挿入しやすい角度で渡す。

memo B35　止血の重要性
- 出血により視野が不良となり手技が困難となり，穿孔などのリスクを高めるため小さな出血でもその都度丁寧に止血することが大切である。
- ESDでは止血のテクニックは切除以上に重要。

memo B36　止血鉗子の使用時の注意
- 出血時には介助者は常に術野をよく観察し，出血が確認できたら素早く止血鉗子を準備する。
- 止血鉗子を使用する際には鉗子の閉じる速さと強さに注意が必要。

memo B37　患者観察
- 患者観察はモニタリングの基本。
- 内視鏡医以外の医師・看護師に患者の状態を観察してもらう方が病変を早期に発見できる。このような体制を整えてESDを行うべきである。

memo B38　後出血の予防
- PPIの投与と併用すればより効果的（⇨ memo A14　47頁参照）。

memo B39　APC（Argon Plasma Coagulation）：アルゴンプラズマ凝固法
- アルゴンガスを用いプラズマを発生させ焼灼凝固する。
- 非接触型で，広範囲な凝固ができる。
- 穿孔の危険性が少ない。

memo B40　回収用具の選択
- 把持鉗子や回収ネットなど複数の用具を準備しておいた方がよい。
① 把持鉗子（V字鰐口型）：先端部分に爪があるために高い把持力を有する鉗子である。消化器の組織の把持，あるいは消化器内の切除された組織を回収する。
② 回収ネット：先端のネットを開閉させ，切除した組織の回収に用いる。
③ 三脚：切除された組織に開いた把持部を押し付け把持部を閉じることにより切除された組織を回収できる。

memo B41　回収した病変の取り扱い方
- 切除後は近位側，遠位側を明らかにし，速やかに発泡スチロールにピンで伸展固定して10%緩衝ホルマリンで固定する。

  標本を十分に伸展し，発泡スチロールにピンで張りつけた後ホルマリンで固定する（消化器内視鏡テクニックマニュアル．南江堂，1995 より引用）。

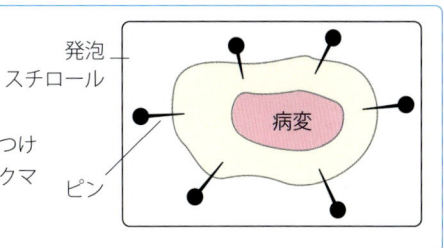

5 内視鏡の洗浄・消毒

- 抜去したスコープは水道水で濡らしたガーゼで外表面をぬぐう。
- <u>ベッドサイドで一次洗浄を行う</u> 🔖B42 。
  ▶ 検査台の足元に酵素洗浄薬を入れたピッチャーをあらかじめ準備しておき，スコープ先端を付け吸引，送気を行う。
- 一次洗浄したスコープを洗浄・消毒室へ運ぶ。
  ▶ スコープは左手で操作部と接続コネクター，右手にスコープ先端を持って運ぶ。
  ▶ スコープ先端から水や唾液などをたらしながら運ばないように！

治療後の看護

1 全身状態の把握

- <u>全身状態を把握する</u> 🔖B43
- □ バイタルサイン，循環動態の変動の有無
- □ セデーションに使用した薬剤の使用量
- □ 拮抗薬の使用の有無と使用量，覚醒状況
- □ 腹痛・腹部膨満の有無
- □ 表情・意識・呼吸状態
- □ 迷走神経反射の有無
- □ 排ガスの有無
- □ 出血量の確認
- □ 対極板装着部位の皮膚の状態
- □ 検体の大きさ，部位

2 拮抗薬の投与

- 治療終了後，覚醒状況により<u>拮抗薬</u>🔖B44 フルマゼニル（アネキセート）を投与する。
  ▶ アネキセートは半減期が短く再鎮静が起こる可能性があるので，点滴ボトル内への注入とワンショット静注を行うと長時間の覚醒が維持できる。

3 安全の確保

- 高周波焼灼装置の電源をオフにし，対極板を除去する。皮膚に悪影響を与えないようゆっくりはがす。
- 病棟看護師が来るまでは転落防止のためベッドを低くし，患者のそばを離れない。
- モニタリングは患者が<u>退室するまで継続する</u> 🔖B45 。

memo B42 内視鏡の洗浄・消毒

- 患者に使用した内視鏡はすべて，検査終了後，一患者ごとに自動洗浄機を用い洗浄・消毒する。
- 微生物の量を減らすため，ベッドサイドや洗浄機での一次洗浄が重要。一に洗浄，二に洗浄！

感染管理の原則	①スタンダードプリコーション（標準予防策）	・すべての血液，粘膜，創傷皮膚などには感染リスクのある微生物が含まれていると考え取り扱う（CDCガイドラインより） ・具体的には手袋，ガウン，マスク，ゴーグルなどの個人用防護具を着用する。特に鉗子口からの体液の飛散に備えた眼の防御が重要
	②高水準消毒	・使用後のすべての内視鏡には感染があるものと考え検査ごとの洗浄と高水準消毒が求められる ・医療従事者への飛散による感染を防止するため検査前に感染症をチェックし，その情報をスタッフで共有し院内感染防止に努める
洗浄・消毒の手順	①消化器内視鏡	・スタンダードプリコーションの考え方のもとに一患者の検査終了ごとに自動洗浄機を用い洗浄・消毒する ・消化器内視鏡の洗浄・消毒の具体的な手順は **内視鏡の洗浄・消毒** に示した
	②生検鉗子などの処置具	・ディスポーザブル製品を用い，使用後は破棄する ・ディスポーザブル製品は消毒し再使用してはいけない ・リユースの処置具は超音波洗浄を行ないオートクレーブ滅菌をする

⑫内視鏡の洗浄・消毒　P.176

memo B43 全身状態の記録

- EMR/ESD の開始時間や患者のバイタルなどの記録は専用の記録用紙に記載する。

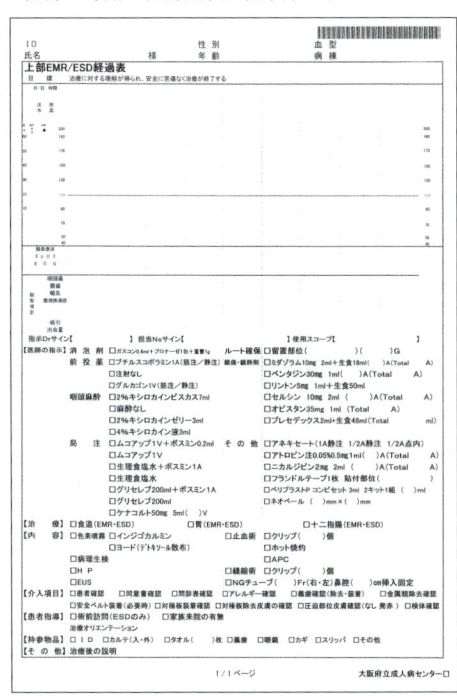

memo B44 拮抗薬

薬剤名	フルマゼニル（アネキセート）	塩酸ナロキソン（塩酸ナロキソン）
特徴	ベンゾジアゼピン系鎮静薬の拮抗薬 半減期が短いため鎮静作用が再び出現することがある ミダゾラム以外のベンゾジアゼピンで生じやすい	モルヒネ，ペンタゾシンなどの麻薬性あるいは拮抗性鎮痛薬に対する拮抗薬
使用法	0.2 mg を緩徐に静注 投与4分以内に覚醒が得られなければ1分間隔で0.1 mg ずつ追加（総投与量1 mg まで）	0.2 mg を静注 効果がなければ2～3分間隔で 0.2 mg を1～2回追加投与
禁忌	ベンゾジアゼピンを服用中のてんかん患者	非麻薬性中枢抑制薬または病的抑制による呼吸抑制
副作用	ショック，血圧低下，嘔気，痙攣	肺水腫，血圧上昇
血中濃度・他	血中の半減期は49～52分 3～30分の拮抗が認められる	半減期：0.4 mg 静注 64分（作用時間 90～120分）

memo B45 内視鏡室を退出する基準

目標	基準
意識が回復する	呼名にて返答がある
血圧が安定する	収縮期圧 90～180mmHg
SpO$_2$ が安定する	酸素投与なしで SpO$_2$ 91%以上（90%以下なら酸素投与）

以上を目安とし最終的には主治医が判断する。

胃 EMR/ESD

C 治療直後から食事開始前までの看護

看護の目標・ポイント
- ☐ 重篤な偶発症（出血・穿孔・腹膜炎）の早期発見に努める

▶▶▶ **看護の流れ** 　1 患者の受け入れ準備 ▶ 2 全身状態の把握 ▶ 3 主な偶発症と観察・予防ケア ▶
　　　　　　　　　4 患者の安全 ▶ 5 治療後の安静度

1 患者の受け入れ準備

病室の準備 C1
- 体温計，血圧計，パルスオキシメーター，心電図モニター（必要時），支柱台を準備し，ベッドはストレッチャーが横付けできるように配置する。
- 出血など排泄物による汚染を予防するために，ベッドの頭部から腰部にかけて防水シーツを入れる。
- 嘔吐，吐血の可能性もあるため膿盆を準備する。
- 事前の情報から治療後に不穏状態が予測されるときは，離床センサーを準備する。

ワンポイントアドバイス
高齢者や過去の治療時に不穏症状を起こしたことがある患者は特に注意が必要。
- 治療前に事前情報から不穏症状が予測される場合は，監視用TVモニターが使用できる病室に転室する。
- 離床センサー，監視用TVモニターを使用する場合は，本人，家族の同意を得ておく。

病室への移送
- ストレッチャー C2 で病室に移送。

ワンポイントアドバイス
治療時に使用している鎮静剤の影響で呼吸状態は変化しやすいため，治療室からの移送には細心の注意が必要。

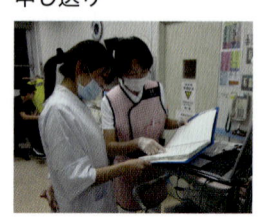

2 全身状態の把握

申し送り
- 内視鏡看護師から，患者の状態について申し送りを受ける。
  - ☐ 治療時間
  - ☐ 使用薬剤：鎮痛薬・鎮静薬・鎮静拮抗薬 C3
  - ☐ 治療部位，病変の大きさ
  - ☐ 治療中の問題点（治療中の出血量，穿孔の有無，クリップの使用の有無）
  - ☐ バイタルサインの変化など
  - ☐ 抗凝固薬，抗血小板薬の再開 C4 の指示
  - ☐ その他：治療後の医師指示

帰室後の観察のポイント C5（→P.71）
- 申し送り内容から問題点を把握し継続してケアする。
  - ☐ 覚醒状態
  - ☐ バイタルサイン，顔色，口唇色，四肢冷感，チアノーゼの有無
  - ☐ 呼吸状態，SpO_2
  - ☐ 嘔気・嘔吐・吐下血の有無，量，性状
  - ☐ 腹痛，腹部不快感の有無・程度
  - ☐ 指示された安静が守られているか

memo C1 病室の準備

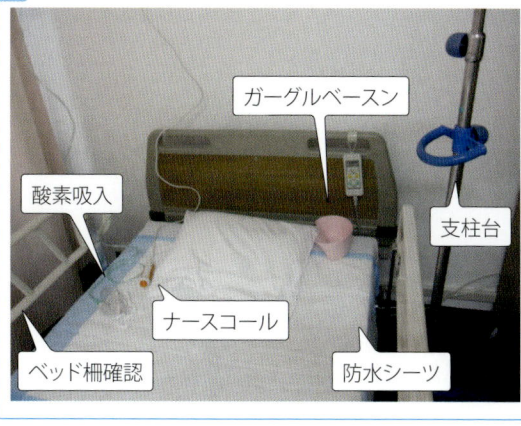

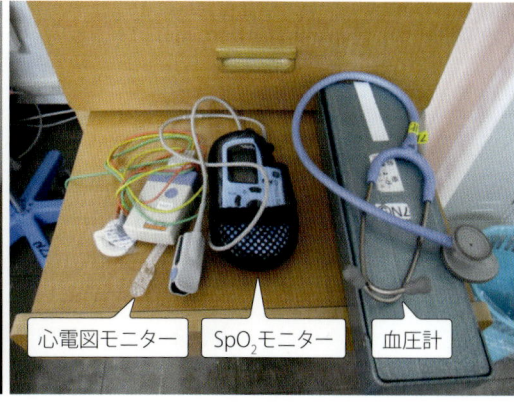

(画像ラベル: 酸素吸入／ガーグルベースン／支柱台／ベッド柵確認／ナースコール／防水シーツ／心電図モニター／SpO$_2$モニター／血圧計)

memo C2 ストレッチャー

- 鎮静・鎮痛薬を用いているので移動中に転倒する危険性がある。
- ストレッチャーによる検査室から病室への移動により移動時の安全性が確保できる。

memo C3 成人病センターで使用される主な鎮静薬・鎮痛薬と拮抗薬

	薬剤	特徴
ベンゾジアゼピン系鎮静薬	ドルミカム（ミダゾラム）	半減期 1.8～6.4 時間
非麻薬性鎮痛薬	ペンタジン（ペンタゾシン）	半減期 0.73 時間
拮抗薬	アネキセート（フルマゼニル）	ベンゾジアゼピン系による鎮静の解除・呼吸抑制の改善 半減期 49～52 分

ワンポイントアドバイス
- 治療中は鎮静剤（ミダゾラム）で鎮静をかけている。治療終了時に鎮静薬が効きすぎている場合は，拮抗薬（アネキセート）を使用し覚醒を促す。アネキセートは，半減期が短いため，再び意識レベルが低下することがある。
- アネキセートを使用している場合は，病棟への帰室直後だけでなく，帰室後も継続して覚醒状態，呼吸状態の観察が必要。

memo C4 抗凝固薬・抗血小板薬の再開

- 止血が確認できれば抗凝固薬・抗血小板薬の服用を再開する。
- ヘパリン置換されている症例ではヘパリンを再開する。

⑦抗凝固薬・抗血小板薬の内服中断と再開 ☞ P.161

知っておきたい内視鏡画像と知識：胃⑤
ESDが不可能だった症例（陥凹型）

通常内視鏡およびインジゴカルミン散布により，集中する皺襞が周堤様に融合している硬化像をみとめる。深達度は粘膜下層以深と診断しESDは実施せず。外科手術を行い，深達度はT2（固有筋層）であった。

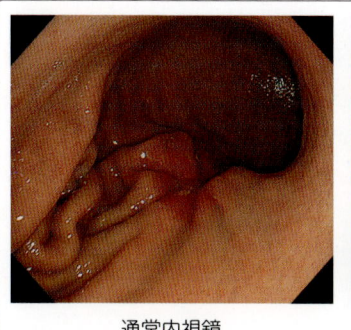

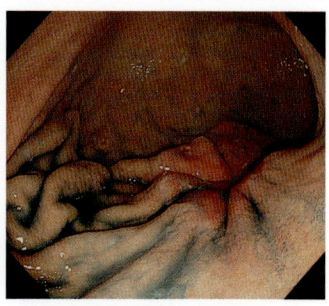

通常内視鏡 ／ インジゴカルミン散布後

3 主な偶発症と観察・予防ケア

出血（後出血）

▶ 観察のポイント
- 気分不良・冷汗，腹痛，腹部膨満感，吐下血などを観察。
- バイタルサインの測定，ショック症状の有無。

ワンポイントアドバイス
- 高血圧の既往や術中に血圧上昇が見られた場合は出血のリスクが高く注意が必要。
- 出血が疑われる際に早期に対応ができるように，「急に気分が悪くなったり，冷や汗がでたり，立ちくらみがしたらすぐに知らせて下さいね」など具体的に患者に説明する。

▶ 看護
- 治療後は出血の早期発見のため観便が必要なことを説明する。
- 治療後2回目までは看護師が観便を行い，以降は自己観便の必要性について説明する。

ワンポイントアドバイス
- 下血というと「出血＝赤い便」と思い込む患者も多いため，黒っぽい便が出ることを説明する。

- 後出血，潰瘍治療を早める目的でPPIを投与する（治療前日より内服中）。
  Rp）パリエット 20mg　1錠　朝のみ1回
- 治療翌日に血液検査を行い，出血の有無を確認する。
  ▶ 赤血球数，ヘモグロビン値の確認

ワンポイントアドバイス
- 胃体部は血管が豊富で出血のリスクが高いため特に注意を要する。
- 特に術当日と翌日，食事開始後に出血することが多いため注意を要する。
- 退院後の暴飲暴食や過度な運動などによる出血がおこる場合もあるため，退院前に生活指導を行う。

穿孔

ワンポイントアドバイス
- 胃体部は血管が豊富で治療が困難であり，穿孔のリスクが高く注意が必要。
- 穿孔の疑いがある場合やクリップを使用した場合は，合併症の出現が高く特に注意が必要。

▶ 観察のポイント
- 腹膜炎症状の観察
  - □ 腹痛（圧痛，自発痛）の強さ
  - □ 腹壁の硬さ
  - □ 鎮痛薬を使用しても効果がない
- バイタルサイン
  - □ 炎症所見（白血球，CRPの上昇，発熱の持続）
  - □ 胸腹部レントゲン所見

▶ 看護
- 鎮痛薬を使用しても痛みの軽減が図れない強い痛みの場合は，穿孔，腹膜炎を疑い，胸腹部レントゲン検査やCT検査が必要となる。症状があれば腹部が硬くないかなど触診し主治医に連絡する。
- 治療後の痛みは，治療の経過による痛みか穿孔による痛みなのか見極めが大切である。
- 穿孔の疑いがある場合や減圧目的のため胃チューブが留置される場合がある。胃チューブが留置されていれば排液量・性状を観察し，患者の体勢などで抜けないように固定する。

memo C5　帰室時の観察のポイント

観察	問題となる症状	原因	看護
• 意識レベル • 不穏状態の有無	• 意識レベルの低下 • 傾眠傾向 • 不穏状態	• 鎮痛・鎮静薬の使用により，意識レベルが低下する • 治療終了時に鎮静薬が効きすぎている場合は，拮抗薬（アネキセート）を使用するが，半減期が短いため，再び意識レベルが低下することがある	• 安全な環境の提供（⇨ memo C1 69頁参照） 　▶ ベッド柵の工夫 　▶ ベッドの高さを低くする 　▶ 必要に応じて，離床センサー（ウーゴ君，まった君）を設置する 　▶ 病室に戻ったら，覚醒状況を確認しながら，治療が終了したことを説明する • 鎮静薬の影響が残っているので，1回目の歩行は看護師が付き添うことを伝え，ナースコールを患者の手元に準備する • 家族にも鎮静薬の影響について説明する
• 呼吸状態 　▶ SpO_2 　▶ 呼吸数・呼吸の形 　▶ 肺音聴取 　▶ 喘鳴の有無 　▶ 舌根沈下の有無	• SpO_2の低下 • 呼吸不規則・浅表 • 舌根沈下	• 術中の鎮痛・鎮静薬の使用により，術中の呼吸抑制が継続する • 内視鏡時の送気により腸管が拡張し横隔膜が挙上する • 分泌物の貯留	• SpO_2 95%以下であれば，医師の指示により酸素吸入を開始する • 舌根沈下がある場合は，枕を外し，必要時，肩枕を挿入する • 呼吸状態が不安定な場合は，主治医に報告をする
• 血圧	• 血圧の上昇	• 長時間に及ぶ処置からくる心機能への負担 • 疼痛	• 医師の指示により，最高血圧が180 mmHg以上の場合は，フランドルテープを貼付する
• 腹部症状 　▶ 腹痛 　▶ 腹壁の緊張 　▶ 腹部膨満 　▶ 嘔気・嘔吐	• 腹痛	• 治療直後の腹痛は，内視鏡時の送気により腸管が拡張し，腸管内圧が上昇していることが影響している • 排ガス後も強い痛みが残り，腹壁の張りが軽減しない場合は，穿孔を疑う	• 治療時に空気を送り込んでいるため，腹満感があり，それが原因で痛みがある可能性があると説明する。排ガスは我慢しないように説明する • トイレ歩行が可能であれば，便意がなくてもトイレに座ることで，排ガスが促されることを説明する • 腹痛時は指示の鎮痛薬を使用する • 痛みが軽減しない場合は，医師に報告する
	• 嘔気・嘔吐	• 鎮痛薬の使用が影響 • 送気による腸管内圧の上昇	• 排ガスを促す

memo C6　出血（後出血）

原因	対処法	看護上の注意点
切除後の潰瘍からの出血	• 切除後の潰瘍に対する予防的な焼灼止血 • クリッピング止血 • 制酸薬の予防投与	• 術後の便性状を確認する • バイタルサインを確認する

memo C7　穿孔

原因	対処法	看護上の注意点
電気凝固による筋層へのダメージ	• 通電時間を短くし予防する • 緊急手術	術後の腹痛，発熱などの有無を確認する

		● 腹痛，吐下血がなければ治療翌日に医師が胃チューブを抜去。必要時胸部レントゲン検査を行い，穿孔がないことを確認する。 ● 治療翌日に血液検査を行い，穿孔による炎症反応（白血球数・CRPの上昇）がないか確認する。 ● 高熱や腹痛があれば治療直後から医師の指示により，抗生剤を開始する。
4	**患者の安全**	
	転倒・転落の防止	● 十分に覚醒するまでは家族に付き添いを依頼するか離床センサーを用いるなどして危険防止に努める。 ● 点滴ルートには十分注意するよう説明し，トイレなどの第一歩行は看護師が付き添い，ふらつきがないか確認する。
	誤嚥の防止	● 治療後約1時間は咽頭麻酔の影響が残るため，絶飲・絶食であることを説明する。 ● 水分開始時は，誤嚥予防として水分を少量飲んで，むせないことを確認する。
	ベッド周囲の環境整備	● ベッド上安静が必要なため，ベッド周囲の環境整理を行い，ナースコールが手元にあることを確認する。 ● 腹痛や気分不良があればナースコールを押して看護師を呼ぶように説明する。
5	**治療後の安静度**	
	安静 C9	● 意識が清明になれば治療後の安静度について説明する。 　▶ 治療当日はベッド上安静とし，排泄は尿器またはポータブルトイレを使用する。翌日から点滴に注意して病棟内を歩行できることを説明する。 　▶ 治療当日・翌日は治療部位の安静のため絶食とする。セデーションから十分に覚醒すれば治療後1時間後から水分は摂取できるが，誤嚥しないように注意が必要。
	清潔	● 治療後翌日は体調がよければ清潔保持のため清拭を行う。 ● 2日目以降はシャワーを行い，症状がなければ入浴が可能になる。

memo C8　胃チューブの管理ポイント

①テープの角に丸みを持たせる。
②鼻に貼る。
③片方をチューブに巻きつける。
④もう片方は一回りして上方向に止めると貼り替えのときにはがしやすい。

Q&A

Q チューブを頬で固定するときは…？
チューブが直接肌に当たらないよう，テープを絡ませて固定。

Q Mチューブを衣服で固定するときは…？
テープ等でボタンホールを作ったり，安全ピンで固定。

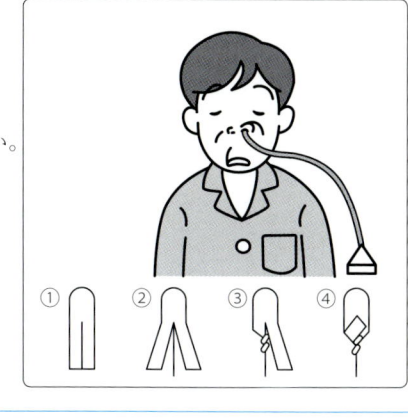

memo C9　安静度の目安

	治療当日	1日目	2日目	3日目	4日目	5日目以降
安静度	トイレ歩行以外は安静	病棟内フリー	院内フリー	→	→	
清潔	清拭	シャワー	シャワー	シャワー	入浴	

- 2日目以降はシャワーを行い，症状がなければ入浴が可能になる。

知っておきたい内視鏡画像と知識：胃⑥
ESDが不可能だった症例（隆起型）

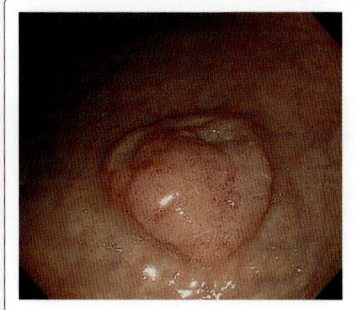

通常内視鏡

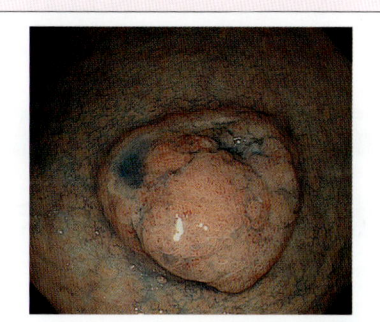

インジゴカルミン散布後，隆起性病変，表面陥凹と緊満感が目立ち内視鏡的に粘膜下層以深の浸潤が認められESDを断念した。外科手術を行い，深達度はT2（固有筋層）であった。

胃 EMR/ESD

D 食事開始から治療後3日目までの看護

看護の目標・ポイント
☐ 食事摂取開始後も腹痛の増強や吐下血・発熱が出現せず経過するように努める

▶▶▶ **看護の流れ** １ 食事開始時のケア

1 食事開始時のケア

食事の形態

	治療当日	1日目	2日目	3日目	4日目	5日目以降
	絶食	絶食	5分粥	7分粥	全粥	常食

- 出血・腹痛がなければ，治療後2日目の朝から5分粥を開始する。
- 食事開始後，腹痛などの症状がなければ点滴を終了する。
- 病院食以外は摂取しないように説明する

食事開始時の患者の指導
- 食事はよく咀嚼し，ゆっくりと摂取するように説明する。
- 食事開始後，腹部不快感や腹満感が強く現れるときは看護師に伝えるように説明する。
- 観便の必要性について説明する。

ワンポイントアドバイス
- 食事開始後，刺激により治療部位から出血することがある。
- 食後の腹痛などの症状がないか十分に観察する。
- 出血の兆候があれば医師に報告する。
- 大量の出血であれば新鮮血の吐血として現れ，少量ずつの出血であれば後日下血（タール便）として現れる。

胃 EMR/ESD

E 治療後3日目〜退院までの看護：退院準備

看護の目標・ポイント
☐ 退院後の自己観便ができ，退院後の生活について理解できるよう支援する

▶▶▶ **看護の流れ** １ 退院指導 ▶ ２ 外来への継続看護

1 退院指導

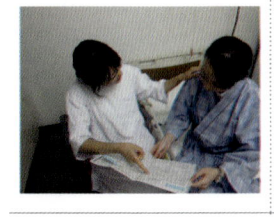

- 退院の目安：通常治療後6日目〜7日目
- 退院基準：経口摂取開始後も偶発症（吐下血，穿孔に伴う疼痛・発熱）の徴候が見られない。
  ▶ 治療2日目以降に退院指導パンフレット🔗(E1)に沿って家族も含め退院指導を行う。

運動と仕事
- 日常の家事やデスクワークは可能であるが腹圧のかかる重いものを持つなどの重労働は避ける。
- 水泳やゴルフなどの激しい運動は退院2ヶ月後の内視鏡検査終了時まで控える。

📎 **memo E1** 退院指導時のパンフレット

胃・食道の内視鏡切除術を受けられた患者様へ

退院後はいつもの生活に戻りますが、傷口が完全に治るまでに**約2か月**かかります。以下のことに気をつけてお過ごしください。

飲食について
食事に関しては特に制限はありませんが、治療後2週間は消化が良いものをよく噛んで食べるように気をつけましょう。

飲酒・喫煙について
傷口からの出血の原因となる可能性があります。
治療後2週間は飲酒・喫煙を控えてください。

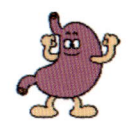

運動・仕事について
治療後2週間は激しい運動・重労働・泊りがけの旅行、重い物を持つなどの行為を控えてください。
2週間以降は通常どおりの運動・仕事をしていただいてかまいません。

入浴について
出血の危険があるため治療後2週間は長時間の入浴、熱湯のお風呂などを控えてください。

内服について
処方された薬を正確に内服してください
次回受診日には必ず受診してください。

注意事項
治療後2週間は便を観察して下さい。激しい腹痛、吐血、下血（真っ黒な便、赤黒い便）など異常がみられた時はすぐにご連絡ください。

＜連絡先＞
独立行政法人大阪府立病院機構
大阪府立成人病センター
ＴＥＬ：06-6972-1181（代表）

🔍 知っておきたい内視鏡画像と知識：胃⑦

局所遺残再発例

ⓐ 通常内視鏡
ⓑ インジゴカルミン散布後：
  皺襞集中と周辺隆起を伴う発赤面に陥凹面をみとめる。
ⓒ NBI観察
ⓓ NBI拡大観察：
  発赤した陥凹面（左上）のNBI拡大観察：Demarcation line（DL）と表面構造の不明瞭化を認め「癌」と診断。局所遺残再発と判断した。

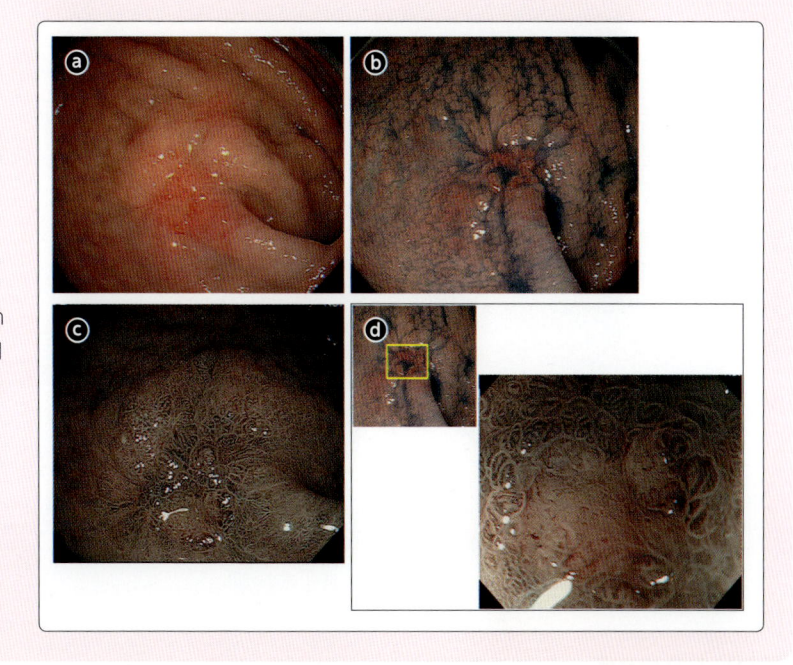

自己観便の継続	● 治療後 1 週間ごろに後出血が起こることがあり,継続して観便が必要であることを説明する。気分不良から突然,下血,吐血が起こることを説明する。
PPI の投与	● 治療後創部は潰瘍となっており治癒するまでには約 2 ヶ月かかる。 ▸ EMR/ESD 前日から PPI を 8 週間内服を続けるように指導する。 ▸ 退院前には薬剤師からの服薬指導がある。 ▸ 薬の自己管理が困難な場合は,家族に服薬指導を行う。
食事	● 退院後 1〜2 週間は消化の良いものをとるように説明する。 ● 極端に熱いもの,冷たいものは避ける。
飲酒,喫煙	● アルコールは血行が良くなるため創部からの出血の原因となる。最低 2 週間は禁酒する。 ● 煙草も同様に 2 週間の禁煙が必要である。
異常時の対応	● 黒い便や吐血など出血が疑われるとき,我慢できない腹痛や嘔吐などがあれば病院に連絡し指示を受けるように説明する。

2 外来への継続看護

継続看護のポイント	● 切除した組織の病理結果の説明 [E2] は,退院日または,退院後の初回外来受診時に医師から説明があることを伝えておく。 ▸ 腫瘍が粘膜下層まで進展している場合は外科手術が必要となるため,治療が終了しても結果が出るまでは,気がかりが続くこととなり,継続的に精神的サポートが必要となる。 ● 術後のフォローアップ [E3] が必要なことを説明しておく。 ▸ 局所遺残再発と異時性多発癌 [E4] の早期発見が重要。 ● 禁煙歴やアルコール歴なども踏まえ,退院後の継続看護のポイントを看護サマリーに記載し外来看護師へ情報を伝える。

memo E2　根治性の評価

- 腫瘍が一括切除され腫瘍径が 2 cm 以下，分化型で，組織的に深達度が粘膜にとどまり，粘膜切除標本上，水平および垂直断端に癌浸潤を認めず，かつリンパ管・血管侵襲が認められない場合を「治癒切除」とする。
- 上述の治癒切除条件に 1 つでも当てはまらない場合は「非治癒切除」とし追加治療が必要となる。
- 治癒切除の場合は *H.pylori* 感染の有無を検査し陽性者には除菌を行う。

（「胃癌治療ガイドライン」医師用第 3 版，金原出版，2010）

⑬治療効果判定　☞ P.178

memo E3　術後のフォローアップと再発の取り扱い

フォローアップ

- 原則として最初の 1 年間は 3 〜 6 ヶ月ごとに内視鏡検査を行い，局所遺残再発の有無を確認をする。
- 1 年後は 1 〜 2 回の定期的な経過観察が必要。
- 多発病変が存在する可能性を常に念頭に置いて経過観察することが大切である。

遺残再発病変の取り扱い

- 遺残再発のほとんどが 2 年以内に発見される。
- 適応病変の遺残の再発は一般的には粘膜内再発の形式をとるので追加治療は内視鏡治療が第一選択である。
- 初回の治療による線維化が存在し，再 ESD は手技的に難しく，穿孔の危険性が高くなるので注意が必要である。

胃⑦：局所遺残再発例　☞ P.75

memo E4　異時性多発癌の予防には *H.pylori* 除菌を！

- 外科手術に比べ，癌の発生母地である胃粘膜が多く残るため，異時性多発癌の発生に留意し，経過観察することが大切である。
- 異時性多発癌（二次癌）の頻度は 2.5 〜 14％，年間発生率は 1 〜 3％ と報告されている。
- *H.pylori* 除菌が内視鏡治療後の異時性多発癌の発生を防止するとする報告がある。
- 内視鏡治療では胃を温存することが可能となった。しかし，臓器温存が可能となった一方で発癌母地としての胃粘膜は残存することになり，異時性多発癌発症のリスクは外科治療と比較するとリスクは増加する。
- *H.pylori* 除菌により異時性多発癌の発生を抑制できることが大規模な臨床試験で証明された。
- *H.pylori* 除菌のため LAC 療法，OAC 療法，RAC 療法のいずれかが施行される。

除菌療法（LAC 療法，OAC 療法，RAC 療法）

使用薬剤	投与量 投与方法	実施日 1〜7 (日)
（LAC 療法）ランソプラゾール	60 mg/body/day 経口，分 2 朝夕，7 日間毎日	↓↓↓↓↓↓↓
（OAC 療法）オメプラゾール	40 mg/body/day 経口，分 2 朝夕，7 日間毎日	↓↓↓↓↓↓↓
（RAC 療法）ラベプラゾール	20 mg/body/day 経口，分 2 朝夕，7 日間毎日	
（いずれの療法でも）アモキシシリン（AMPC）	1500 mg/body/day 経口，分 2 朝夕，7 日間毎日	↓↓↓↓↓↓↓
クラリスロマイシン（CAM）	400 mg または 800 mg/body/day 経口，分 2 朝夕，7 日間毎日	↓↓↓↓↓↓↓
	繰り返しなし。	

除菌にはランソプラゾール（LAC 療法），オメプラゾール（OAC 療法），ラベプラゾール（RAC 療法）のいずれかと，アモキシシリン，クラリスロマイシンを併用投与する。

大腸 EMR/ESD

A 治療前（入院から治療まで）の看護

> **看護の目標・ポイント**
> □ 精神的・身体的に内視鏡治療を受ける準備ができるように努める
> □ 入院目的を理解し，治療について同意していることを確認する

ワンポイントアドバイス
- 医師から患者への治療説明は，入院前に外来で説明されている。
- 病棟看護師は，患者の治療に対する理解度を確認するとともに，癌と告知された患者の心理状況に寄り添いながら治療前の準備をすすめていくことが大切。

▶▶▶ **看護の流れ** ❶全身状態の把握 ▶ ❷治療前検査の実施 ▶ ❸治療内容の理解・同意の確認 ▶ ❹オリエンテーション ▶ ❺内視鏡看護師による術前訪問 ▶ ❻内服薬の管理 ▶ ❼前処置 ▶ ❽患者の安全

❶ 全身状態の把握

	● クリニカルパスのケア項目に沿って情報を確認する。
身体面の把握	□ 腹部症状（腹痛，腹満感の有無） □ 排便困難の有無 □ 排便の性状
精神面の把握	□ 治療についての理解度 □ 治療についての質問内容 □ 治療についての不安の訴え

❷ 治療前検査の実施

● 6ヶ月以内に治療前検査を施行する。
  ▶ 穿孔などの偶発症発生時の緊急手術に備えて治療前の検査が必要。
  □ 感染症（HBsAg，HBcAb，HCVAb，梅毒血清反応）
    ▶ 検査ごとに洗浄・高水準消毒を行うことになっているので，スクリーニング内視鏡検査に際しては感染症のチェックは必要ではない。しかし，術前に感染症をチェックし，その情報をスタッフで共有することは院内感染防止に有用である。
  □ 一般血液検査（出血時間，凝固時間，検血）
  □ 血液型
  □ 胸部レントゲン検査
  □ 心電図
● 異常データがある場合は治療後の偶発症を予測しておく。

❸ 治療内容の理解・同意の確認

● 治療の内容についてどのように理解されているか，治療説明文書の内容は理解されているか確認する。
  ▶ カルテの記載内容とずれがないか？ 医師の説明内容について理解できなかったことはないか？ などを確認し，必要があれば，看護師が補足説明を行うとともに医師と連携をとり，医師からの説明の場を設定する。
  ▶ 同意書を確認する。

ワンポイントアドバイス
治療説明文書は，患者によっては十分に読まれていない場合もある。患者の反応を見ながら，一緒に説明文書のポイントを確認することが大切。

ワンポイントレクチャー
EMR に比べて ESD は病変の一括切除が可能になり，完全に切除できているか正確に判断できる。内視鏡治療後の組織学的検査（悪性度，進行度，転移の危険率など）の結果で，追加治療の必要性などの治療方針が明らかになる。

memo A1 癌の告知

- EMR/ESD に際しては，癌の告知は不可欠。
- 癌を告知しなければ代替可能な治療ができない。また，ESD が不成功に終わったり，重篤な偶発症が生じたときにトラブルの原因となる。
- どうしても告知できない場合は EMR/ESD は断念し，他の標準治療にとどめる。

ⓘ ⑥インフォームドコンセント ☞ P.160

memo A2 高水準消毒

- 内視鏡の消毒は，清潔度レベル（Spaulding 分類）の「やや危険」に分類され，高水準消毒が必要。

求められる清潔度のレベル（Spaulding 分類）

区分	具体的な実例	対策
危険 (Critical)	血管内や通常無菌の組織に接触するもの （生検鉗子，局注針，スネア，ナイフ，把持鉗子など）	滅菌
やや危険 (Semicritical)	健常粘膜・通常無菌の組織を貫通しない機器 （内視鏡スコープ，超音波プローブ，造影カニューラなど）	高水準消毒
危険でない (Non-critical)	患者に接触しないか，健常皮膚との接触に限られるもの （検査ベッド，床，吸引ボトルなど）	中ないし 低水準消毒

（日本消化器内視鏡学会（監）：消化器内視鏡ハンドブック．日本メディカルセンター 2012 より引用）

ⓘ ⑫内視鏡の洗浄・消毒 ☞ P.176

memo A3 感染症のチェック

- 現在では検査ごとに洗浄・高水準消毒が行われているので，患者間の交差感染予防を目的とした感染症チェックは不要。
- 長時間の EMR/ESD では出血や体液の飛散による医療従事者への感染予防が必要で，このためには感染症に関する情報をスタッフで共有することが大切。

ⓘ ⑫内視鏡の洗浄・消毒 ☞ P.176

memo A4 同意書の確認

- 時折，同意書が提出されていないことがあるため注意が必要。
  - 署名は自筆署名（この場合には捺印は必ずしも必要ではないとされている）または，記名捺印を確認する。
  - 同意書は医療側，患者側双方が一通ずつ保管していることを確認。
  - 口頭で説明しカルテに記載するのみでは無効と判断されることが多いので要注意。
  - 電子カルテの場合は署名入りのものをスキャナで取り込み保存する。

ⓘ ⑥インフォームドコンセント ☞ P.160

memo A5 IC の際の注意点

- EMR/ESD の適応となる早期癌は手術にてほぼ全例で完全治癒が期待できるため，決して EMR/ESD を強要しない。
- EMR/ESD に対してあまり安易な気持ちを持たせないよう「手術と同様の心構えが必要」などと説明した方がよい。
- 術前には正確な適応診断は困難で，術後の最終確定診断（組織学的診断）により適応外病変であったり，追加治療が必要となることもある。期待通りの治療成績が得られなかった場合にはトラブルになることがある。

ⓘ ②EMR/ESD の適応と禁忌 ☞ P.155

4 オリエンテーション

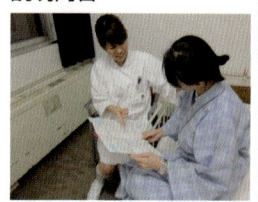

説明内容	●診療計画書[A6]を用いて，治療までの準備，治療後の経過について説明する。
	①内視鏡室の場所と出診時間，出診方法を説明する。 ②治療前処置 　▶治療のために腸の内容物を排出する必要があることを説明する。 　　▶治療前日：眠前に緩下剤を内服する。 　　▶治療当日：腸管洗浄液を内服し[A7]便がきれいになった段階で治療を始める。腸管洗浄液を内服し5回目以降の便は観便[A8]のため流さずにトイレのナースコールを押すように説明する。 ②食事，飲水制限 　▶治療日の夕食後から絶食とする。 　▶水分は治療当日でも治療前まで飲用できる。 ③点滴の開始時間 　▶脱水予防のため治療当日は朝から点滴を開始する。 　▶点滴は治療後2日目まで続ける。 　　▶大腸EMRの場合は，治療翌日で終了する。 ④絶食時の内服薬 　▶治療時も内服が必要となる薬について説明する。 ⑤禁煙指導 　▶喫煙者には禁煙の必要性を説明する。 ⑥出診時 　▶義歯や金属類は外し[A9]，ゆったりとした前開きの寝衣を着用する。 ⑦家族の待機の必要性と待合室を説明する。 ⑧治療後の経過 　▶食事・飲水：水分は治療1時間後から飲用が可能になる（水，お茶のみ）。食事は治療後2日目から開始となる。 　　▶大腸EMRの場合は，治療翌日から食事開始となる。 　▶安静度の目安：治療直後は，トイレ以外はベッド上安静となる。治療後1日目から病棟内歩行が可能になる。 ⑨治療後の痛みなどの症状への対応について説明する。 　▶治療中は鎮静・鎮痛薬[A10]が使用される。治療後も痛みの状況に応じて鎮痛薬を使用する。痛みや不快な症状がある場合は我慢をせずに看護師に伝えるように説明する。 ⑩治療中の義歯・金属除去の必要性について説明する。
ワンポイントアドバイス	オリエンテーションは，「患者からよくある質問[A11]」を参考にしながら，患者の気がかりになっていることが解決できるようにすすめていく。

5 内視鏡看護師による術前訪問

目的	●内視鏡室の担当看護師が治療前に患者と会いコミュニケーションを図ることで，患者の内視鏡室での不安を軽減することができる。 ●内視鏡室の担当看護師が治療中のオリエンテーションを実施することで，患者は内視鏡室での治療を受ける状態がイメージできる。 ●内視鏡室看護師と病棟看護師が，情報を共有することで，治療前から継続した看護を実施できる。

memo A6 　診療計画書

大腸内視鏡的粘膜下層剥離術入院診療計画書

病名		病棟		病室	
症状		主治医名			印
様	入院期間	7日間	看護師名		
			患者署名		印
			代理署名		続柄
			20　年　月　日　大阪府立成人病センター		

＊入院に関して何か御心配な事がありましたらお申し出下さい。　　＊この計画表はおよその経過をお知らせするものです。

経過	入院日〜	前日	当日（治療前）	当日（治療後）	翌日	2日目	3日目	4日目以降	退院
月日	/	/	/	/	/	/	/	/	/
行動範囲	院内は自由です		病棟から離れないでください連絡時内視鏡室におりてきださい	治療後、病室まで寝台車で帰ります翌日の朝まで寝る上安静です	院内でお過ごしください		院内でお過ごしください		
食事	低残渣食	絶食です水またはお茶・スポーツドリンクを飲むことが出来ます 治療に呼ばれるまでしっかり水分をとってください	絶食です医師の許可があれば水分はとれます。ただし、水または お茶にしてください	絶食です	朝から5分粥	7分粥	全粥食	普通食

memo A7 　腸管洗浄液の内服時の注意

- 腸管閉塞があると，腸管洗浄液の内服により腸管内圧が上昇し消化管穿孔をおこすことがある．投与前に問診，触診，画像所見などにより閉塞がないことを確認することが大切である．

memo A8 　腸管洗浄液の内服後の観便

- 便の性状表（☞ P.86 図）を用い内視鏡が可能か判断する．
- 性状表の④（便のもろもろがない，排泄液が薄い黄色，透明）以上になれば内視鏡施行が可能となる．

memo A9 　金属類の除去

- 高周波電流の通電により金属接触部に熱傷を生じることがあり，術前に必ず除去してあることを確認する．

⑩高周波発生装置　☞ P.173

memo A10 　鎮静・鎮痛薬の使用

- 鎮静の程度は意識レベルがやや低下し，呼びかけ，応答がやや抑制される程度がよい（意識下鎮静）．
- 通常はペンタゾシン（ペンタジン）15 mg ＋ ミダゾラム（ドルミカム）5 mg，または塩酸ペチジン（オピスタン）15 mg ＋ ジアゼパム（セルシン）5 mg が用いられる．
- 必要に応じて追加．

⑧セデーション・モニタリングと救急処置体制　☞ P.167

memo A11 　患者からよくある質問

Q 内視鏡で腫瘍を取る場合と手術では大きく何が違うの？
内視鏡治療は大腸の粘膜を切除しますが，大腸の切除はしません．そのため，治療後に大腸の機能障害がありません．退院後は普段通りの食事ができます．治療後は，状態が落ち着けば歩くこともできます．1週間程度で退院ができます．

Q 治療にはどのくらいの時間がかかりますか？
腫瘍の位置や大きさなどによって違いますが，2〜3時間ぐらいかかります．予定時間が超えるようであればご家族の方に，状況をお知らせするようにします．

Q 内視鏡治療でどのくらいの頻度で穴があいたり，出血したりするのですか
一般的に大腸 ESD の場合，穿孔が2〜5％，出血が3〜6％と言われています．細心の注意を払いながら治療は進んでいきます．状態に変化があれば早期に対応できるように看護師が定期的に患者様の観察をします．何かいつもと違うと感じたときは早目に看護師に知らせて下さい．

Q 内視鏡治療後に手術が必要になる場合もあると聞いたんですが？
内視鏡で切除した組織を調べ，粘膜下層まで腫瘍が進展している場合は外科手術が必要になります．結果が出るまでに2週間程度かかります．

Q 内視鏡でとった所はどんな状態になっているんですか，どのぐらいで治るんですか？
切除した部分は潰瘍になります．潰瘍が治るのに2週間ぐらいかかります．

Q 煙草やお酒はいつぐらいから OK となりますか？
煙草やお酒は出血を起こす引き金になります．切除部の潰瘍が治る2週間は禁煙・禁酒が必要です．

81

説明内容	● オリエンテーション用紙に沿って説明する（内視鏡で切開剥離術を受ける患者様へ📎A12）。 □ 枕の高さの調節 □ 治療室・検査台 □ 治療中の体位 ● エプロン型ドレープ，酸素カニューレ，対極板，パルスオキシメーターを持参し，実物を見せながら説明する。	(上部内視鏡検査・治療問診表の図)
情報収集と確認	□ 年齢 □ 感染症の有無 □ 血液型 □ 主治医 □ 薬歴 □ 日常生活動作（ADL） □ 看護上の問題 □ 転倒・転落アセスメントスコア □ 確認 　▶ 治療日の特別な指示の有無 　▶ 治療に関する同意書，問診表 　　● 問診表を用いて薬剤アレルギー・麻薬の使用の有無を確認する。 　　● 禁忌薬剤の有無など適切に薬剤が選択できるよう情報収集する。	
病棟看護師と情報を共有	● 術前訪問時に得た情報は内視鏡室看護師から病棟看護師・医師に申し送りを行う。 ● 患者からカルテに記載されていない情報が得られた場合や不安が強いときなどは，病棟看護師と情報を共有し，協力して患者の準備にあたる。	
📢 ワンポイントアドバイス	内視鏡室・病棟看護師間の情報共有は，治療前の不安の軽減や治療中の安全，安楽を検討するために重要。 ● 日常生活動作の困難さ：治療中の安楽な姿勢や移動時の注意点などを検討する。 ● 麻薬などの鎮痛薬の使用状況：治療中の適切な薬剤の選択のために必要。	
	● 術前訪問は患者の EMR/ESD の理解を深め，有用である📎A13。	

6 内服薬の管理

抗凝固薬，抗血小板薬の内服中断の確認	● 抗凝固薬，抗血小板薬については，外来であらかじめ中断もしくは継続が指示されているので，入院時にその指示が守られているか否かを確認する（血栓塞栓症の発症と術中および術後の出血を予防するため）。
📢 ワンポイントアドバイス	● 抗凝固薬・抗血小板薬を内服していることを理解されていない患者もいる。薬歴を外来カルテで必ず確認し，お薬手帳を持参されている場合には見せてもらう。 ● 薬の確認は，「血をさらさらにする薬」「血が固まらなくなる薬」「脳梗塞の予防の薬」など表現を変えて確認する。 ● 心疾患，脳血管疾患の既往歴がある場合は，特に注意して確認が必要。 ● 抗凝固薬・抗血小板薬を中止する場合は，中止により起こるデメリットを説明することが必要。
休薬期間の設定	●「抗血栓薬服用者に対する消化器内視鏡診療ガイドライン」により EMR/ESD 施行時の休薬期間を設定📎A14。

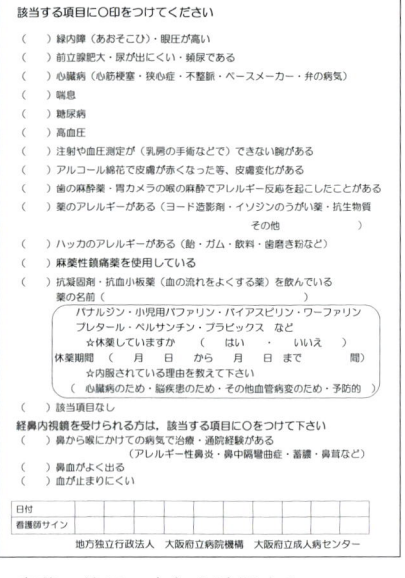

memo A12 オリエンテーション用紙

内視鏡で切開剥離術を受けられる患者様へ

病棟＿＿＿＿　お名前＿＿＿＿＿様　主治医＿＿＿＿

《治療当日の準備》
★必要物品は、タオル2枚です。
★義歯、金属類（指輪・時計など）、
　湿布、ピップエレキバンなどははずしてきてください。
　女性の方は、ブラジャーやガードルなど体を締め付けるようなものは避けてください。ウエストがゆるめのパジャマやパンツの方が楽にうけていただけます。
★長髪の方は唾液等で汚染しないように結んできて下さい。
★開始時間は午後からですが、検査室から連絡があれば、歩いて5階内視鏡検査室までおこし下さい。
　帰室時はストレッチャーになります。
★予定時間は（　　）時間です。
　延長する場合も考えられるため、ご家族の方は連絡がつくように、内視鏡検査室前の待合室または、入院病室でお待ち下さい。
★出発時は必ず排尿をすませてからおこし下さい。

《入室してからの準備》
★胃カメラと同様に胃をきれいにする薬を服用します。
★唾液で汚染しないように首元に紙エプロンを巻きタオルをしきます。
★右腕に血圧計を巻き、左腕に点滴を入れます。
　胃の動きを弱める注射と眠たくなる注射を使い、治療が開始されます。痛みに対しては鎮痛剤を使います。
★左手指に体内の酸素の量をはかる機械をつけます。
★おしりまたは背中に対極板のシールを貼ります。
★ベッドからの転落防止のため安全ベルトを巻きます
★のどの麻酔をします。
★必要時鼻から酸素吸入をします。

その他何か気になることや、ご質問がありましたら何でもご相談ください。患者さまが安全に、少しでも苦痛が少なく治療が受けられるように看護させていただきます
大阪府立成人病センター内視鏡室　担当看護師

memo A13 内視鏡看護師による術前訪問の有用性

患者の声：担当する内視鏡室の看護師が来て説明してくれたのでよくわかり、不安がなくなった。

	患者の評価	看護部の評価
術前訪問によって不安に思っていたことが解決できましたか？	解決できた（65％）	・不安軽減に有効
術前訪問があってよかったと思われることはありましたか？	理解度が高まった	・患者が治療のことをよく理解していた ・患者が治療のことは看護師さんに詳しく聞きましたと言ったとき ・治療内容について患者がよく理解されるようになった
術前訪問の開始前後で何か変化はありましたか？	不安が解消できた	・患者や家族の不安の声が減った ・ESDに関する質問が少なくなった ・患者に説明することが少なくなった ・検査の説明をすることで不安解消につながるのでとてもよい

memo A14 EMR/ESD時の抗凝固薬・抗血小板薬の取り扱い方

（抗血栓薬服用者に対する消化器内視鏡ガイドライン：Gastroenterol Endosc 54: 2073-2102, 2012）

● ガイドラインに従い①〜③を行い治療する。

使用薬剤	休薬期間	注意点
①アスピリン単独服用	休薬なし	血栓塞栓症の発症リスクが低い場合には3〜5日休薬も可
②アスピリン以外の抗血小板薬の単独使用	チエノピリジン：5〜7日間休薬 チエノピリジン以外：1日間休薬	血栓塞栓症の発症リスクが高い場合にはアスピリンまたは、シロスタゾールへの置換を考慮
③ワルファリンまたはダビガトラン単独使用	休薬（ワルファリン3〜5日，ダビガトラン1〜2日）の上、ヘパリン置換	

● 抗血小板薬2剤併用時，抗凝固薬と抗血小板薬の2剤併用時，抗凝固薬と抗血小板薬の3剤併用時の抗血栓薬の取り扱いについては ⓘ ⑦参照

[コメント]　従来のガイドラインでは抗凝固薬・抗血小板薬は中断していたが、2012年に改定されたガイドラインでは"休薬しなくてもよい"と180度の方向転換をした。これは出血よりも血栓塞栓症の発生リスクを重視したためで、このことは内視鏡医には従来以上に的確な判断を求められるようになったことを意味している。

ⓘ ⑦抗凝固薬・抗血小板薬の内服中断と再開　☞ P.161

絶食時の内服薬 A15	● 降圧剤や抗不整脈薬などの薬剤は絶食時も少量の水で内服する。 ● 中止薬については，中止期間と再開時の指示を説明する。 ● 絶食期間中は血糖降下剤を中止する。 ● 絶食期間中に内服する薬，休薬する薬がわかるように患者のベッドサイドに明示する。

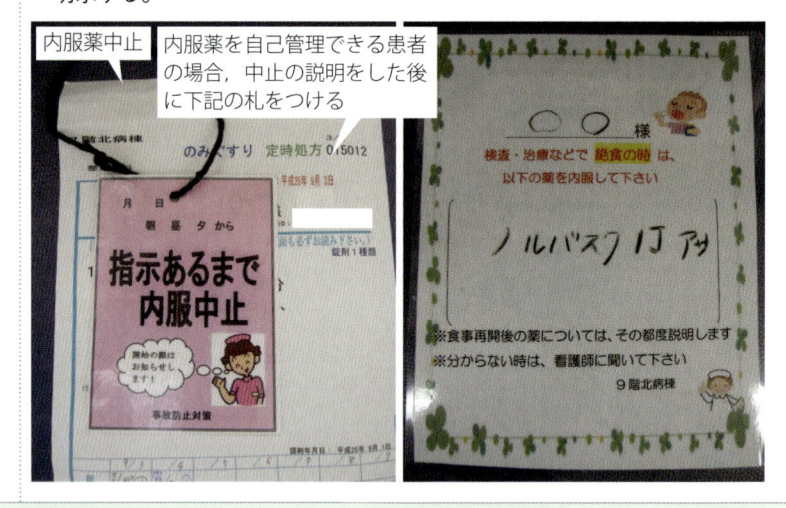

内服薬中止　内服薬を自己管理できる患者の場合，中止の説明をした後に下記の札をつける

7　前処置

腸管洗浄 A17	● 便が残っていると大腸を十分に観察できず，治療がスムーズに行われないことを説明し，腸管洗浄の必要性 A16 を理解してもらう。 ● 便の性状表（☞P.86）を患者に渡し，便のレベルが④以上（もろもろがない，うすい黄色透明な状態）にすることが必要なことを説明する。
下剤の投与	● 前日 20 時にセンナ（プルセニド 2 錠）を内服する。
ワンポイントアドバイス	・普段から便秘がある場合は，下剤を内服してもなかなか便がきれいにならないことがある。 ・入院前の排便習慣を確認し，頑固な便秘がある場合は，食事を入院時から低残渣食に変更し，患者自身の排便のコントロール方法を確認し，前日の緩下剤の種類や量を調整することが必要。
腸管洗浄液の内服	● 検査当日午前 6 時から腸管洗浄液（マグコロール P100g を水 1.8 l に溶解）を 2 時間程度かけてゆっくりと内服する。 ▶ 腸管洗浄液は 1.8 l と多いため，まずは 1 l を服用し，腹痛，腹部膨満感が出現すれば，看護師に伝えるように説明をしておく。 ▶ 冷やした方が服用しやすいため，溶解後は冷蔵庫で保管する。
	・マグコロール P は，腸管内の水分量を著しく増加し，腸管内容物が水溶化され容積を増大して大腸運動を促進する。腸管内容物の増大，蠕動運動の亢進による腸管内圧の上昇によりまれに腸管穿孔が起こることがある。また，排便による腸管内圧の変動により，めまい，ふらつきなどの症状や一過性の血圧低下が現れることがある。 ・マグコロール P を飲み始め 1 時間経過した時点で，腹部症状や気分不良がないかの確認が必要。1 時間経過後も排便がない場合は，特に注意しながら観察を行う。 ・一気飲みも前述した理由から危険である。患者には 1 時間に約 900 ml のスピードで内服するように説明する。
ワンポイントアドバイス	

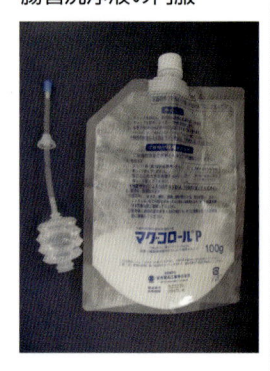

memo A15　絶食時にも内服できる薬剤

降圧剤	ベジル酸アムロジピン（ノルバスク） アゼルニジピン（カルブロック） 塩酸マニジピン（カルスロット）	抗不整脈薬	ジソピラミド（リスモダン） ジゴキシン（ジゴキシン） 塩酸メキシレチン（メキシチール）

memo A16　腸管洗浄の必要性

- 腸管洗浄は下部消化器内視鏡検査時と同様に行うが穿孔を生じた際の感染をできる限り減らすため，より徹底的な洗腸が必要である。
- 洗浄が不十分な症例に対しては下剤を追加したり，浣腸を追加する。
- 特に ESD の際には洗浄が不十分であると穿孔を生じやすいため，徹底的に洗浄することが大切である。

memo A17　腸管洗浄

- 大腸内視鏡をスムーズに行い，よく観察できるようにするためには腸管洗浄を十分に行うことが大切である。
- 洗浄液を投与する前には問診，触診，聴診や画像所見により消化管閉塞がないことを必ず確認すること。
- 閉塞があると腸管内圧が上昇し腸管穿孔を生じ死亡したとの報告もある。
- 腸管洗浄法には以下のものがある。

①マグコロールP法	・マグコロールP 100 g を水で溶解し 1800 ml として内服する方法 ・ニフレック法にくらべ腸管洗浄力はやや劣るが服用しやすい ・腎機能障害例では血中マグネシウム濃度が上昇するため原則禁忌である
② Golytely（ニフレック）法	・硫酸ナトリウムとポリエチレングリコールを主成分とした経口腸管洗浄液（polyethylene glycol-electrolyte lavage solution：PEG-ELS）を用いる方法 ・Golytely 2 L 法が主流となっている
③経口腸管洗浄薬	・経口腸管洗浄薬（ビジクリア錠）を用いる ・消化管への局所刺激が少なく優れた洗浄効果を示す ・腎障害を悪化させるおそれがあるので注意が必要

- ①〜③単独で行われる場合以外に種々の方法と組み合わせたり半消化態栄養剤やラキソベロンなどの下剤の投与が行われることもある。

[腸管洗浄の実際]

①マグコロール法

前日：1）前日は繊維の多いもの（根菜類など）は避け，消化の良いものを中心に摂取するよう指導する。
　　　2）検査食（エマニクリン食など）をなるべく活用する。
- 毎食後センナ（ヨーデルS 2錠）を内服。午後7時頃にクエン酸マグネシウム（マグコロールP 50g）をコップ1杯（約180 ml）の水に溶かして飲む。

当日：3）治療当日6時からP 100g を水 1800 ml に溶解し2時間程度かけてゆっくり内服する。
- まずは 1000 ml ほど服用し，腹痛，腹部膨満感が出現しないか確認する。異常があれば医療者に伝えるよう説明する。
- 洗浄液内服中は，排便を促すため腹部マッサージや歩行などの運動が効果的である。
- 検査可能な状態となれば洗浄液の内服は中止する。
- すべての内容液を服用しても便が検査可能とならない場合は，糖を含まない飲料水を内服するかグリセリン浣腸を併用する。

特徴：ニフレック法に比し，腸管洗浄力はやや劣るがスポーツドリンクのような味で飲用しやすい。腎機能不全の患者では血中マグネシウム濃度が上昇するおそれがあるため原則禁忌。

②ニフレック法（Golytely 2 L 法）

- 硫酸ナトリウムとポリエチレングリコールを主成分とした経口腸管洗浄液（polyethylene glycol-electrolyte lavage solution：PEG-ESL）を用いる方法。

前日：食事制限などの前処置は不要。
当日：①治療4時間前からニフレック服用開始。
　　　②透明・水様便になれば服用終了。
特徴：循環動態に対して影響が少ないため心不全，腎不全の患者に対しても使用可。

（→ 87 頁に続く）

便の性状の観察	●服用後5回目からの便は流さずトイレのナースコールを押すように患者に説明する。 ▶便の性状が性状表の④（便のもろもろがない，排泄液がうす黄色，透明）以上であることが確認できれば，内視鏡室に腸管の洗浄が終了したことを伝える。 ▶腸管洗浄液内服後，排便がない，または便の性状が④以上にならない場合は，グリセリン浣腸を施行する。浣腸後も便の性状が④以上にならない場合は，医師に報告し，追加処置の指示を受ける。
便の性状表	**どの様な便でしたか？** ① 初回の排便 ② ③ ④ ⑤ 最終の排便 排便回数（5〜8回）とともに便の状態は①→⑤の様な黄色の水様便になります。 ④または⑤の便になれば検査可能です。 （堀井薬品工業：一部改変）
ワンポイントアドバイス	腸管洗浄時の留意点 ・腸管洗浄液を大量に服用することで，頻回に排便するようになり，体内の水，電解質のバランスが崩れ脱水症状を起こす危険がある。特に高齢者の場合は注意が必要。 ・腸管洗浄液の服用で腹部膨満感を感じるために，服用が終了すると水分を摂取しない患者がいる。脱水予防のために水，お茶などの水分摂取が必要であることを服用前に必ず説明しておくことが大切。 ・腸蠕動を促すために，患者がどのくらい水分を摂取しているかを確認し，水分摂取を促し，病棟内を歩行するなど体を動かすように説明する。 ・抗凝固薬，抗血小板薬の休薬している患者では，前処置により，脳梗塞や心筋梗塞などの虚血性疾患を起こすリスクが高いため，脱水症状には特に注意が必要。 ・歩行障害などADLに問題がある患者や高齢者などでは，腸管洗浄液を内服後，トイレまで間に合わないことが予測される。事前に患者と相談し，ポータブル便器を設置しておく。 ・腸管洗浄液を一度に大量に服用すると，嘔吐を繰り返すことがある。頻回の嘔吐反射は粘膜裂傷をまねき，マロリー・ワイス症候群を引き起こすことがある。また，イレウスを伴った穿孔を起こすこともある。腸管洗浄液を服用する前に1Lを1時間ぐらいのペースで服用するように説明する。

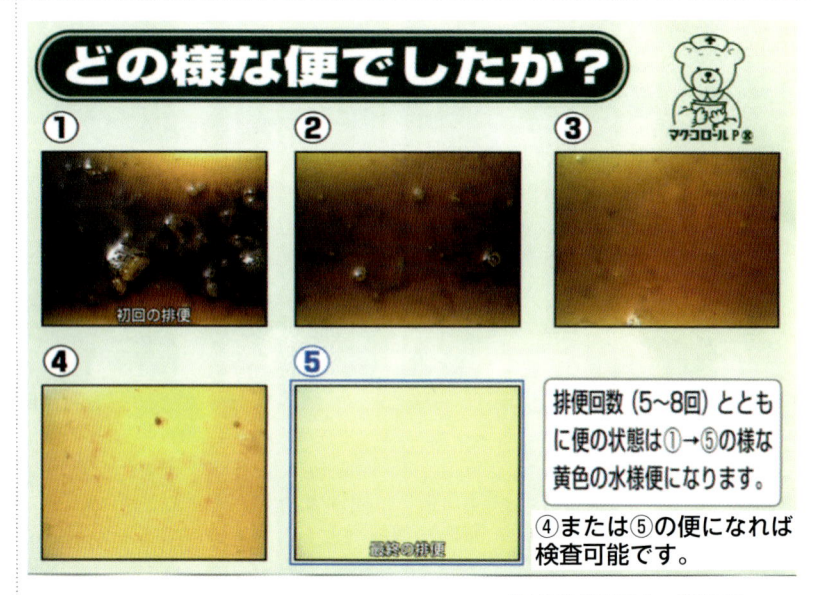

③経口腸管洗浄剤（ビジクリア錠）
- リン酸二水素ナトリウム水和物，無水リン酸二水素ナトリウムの配合剤．
- PH緩衝能を有し消化管の局所刺激の低減に優れた腸管洗浄剤．

投与方法：ビジクリア錠1回5錠ずつ約200 mlの水にて15分ごとに計10回（合計50錠，2 L）経口投与．
特徴：腎機能障害例では病状を悪化させる危険性あり．

知っておきたい内視鏡画像と知識：大腸①
大腸の早期癌

- 癌が粘膜下層よりも表層に限局しているものを「早期癌」といい，EMR/ESDの適応病変となる．
- 肉眼的には
    - Ⅰ型（隆起型）（図ⓐ）
    - Ⅱa型（表面隆起型）（図ⓑ）
    - Ⅱa＋Ⅱc型
    - Ⅱb型（表面平坦型）
    - Ⅱc型（表面陥凹型）（図ⓒ）

  に分けられる．
- Ⅱc型はまれであり，Ⅱb型はほとんどない．

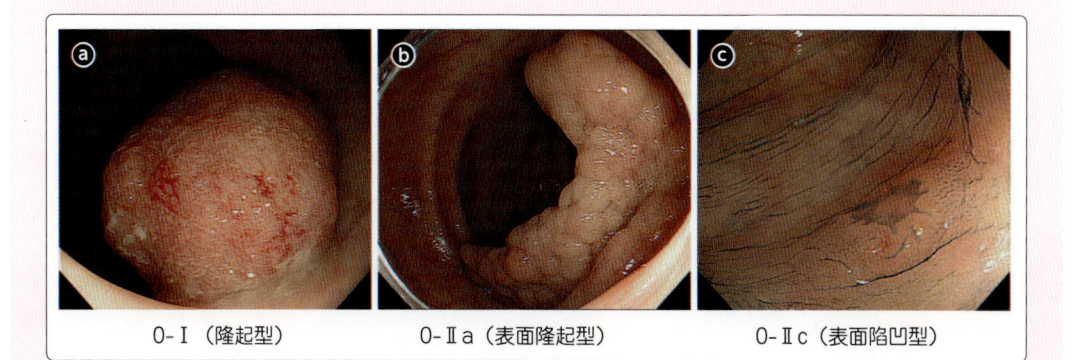

ⓐ 0-Ⅰ（隆起型）　ⓑ 0-Ⅱa（表面隆起型）　ⓒ 0-Ⅱc（表面陥凹型）

8 患者の安全

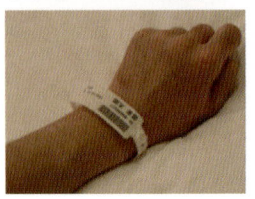

リストバンドの装着	●患者誤認防止の目的で入院時にリストバンドを装着してもらう。 ▶治療出診時，リストバンド・名前を再確認する。
検査の確認	●胸部レントゲン検査，心電図，感染症，血液型などの検査が施行済みか確認する（6ヶ月以内が望ましい）。 ▶穿孔などの偶発症発症時の緊急手術に備えて検査が必要である。
適切な薬剤の選択	●治療前の問診表を用いて，抗凝固薬・抗血小板薬の内服状況，薬物アレルギーの有無，麻薬内服の有無を確認する。 ▶内視鏡室の担当看護師が，内視鏡治療前日の術前訪問時に問診表をもとに禁忌薬剤の有無など適切に薬剤が選択できるように情報収集する。 ▶絶食時に内服ができる薬剤 A18 について説明する。
治療出診時の確認	●義歯，時計，指輪，湿布などを外していることを確認する A19。
生活面での準備	●絶飲・絶食の指示 ▶治療前日の夕食後から絶食とする。水，お茶，スポーツドリンクは治療が始まるまで飲用できる。 ▶治療当日は，腸管内をきれいにするためと脱水予防のために水分摂取の必要性を説明する。 ●禁煙指導の確認 ▶禁煙者には術後の出血予防のため禁煙の必要性を説明する。

memo A18　絶食時にも内服できる薬剤

降圧剤	ベジル酸アムロジピン（ノルバスク）
	アゼルニジピン（カルブロック）
	塩酸マニジピン（カルスロット）
抗不整脈薬	ジソピラミド（リスモダン）
	ジゴキシン（ジゴキシン）
	塩酸メキシレチン（メキシチール）

memo A19　義歯・金属類・湿布の除去

- 義歯
  - 治療時のセデーションによる意識レベルの低下により誤嚥や、内視鏡チューブ挿入時の義歯の破損が起こる危険があるため。
- 金属類、湿布
  - 高周波治療装置使用による火傷の危険があるため。

⑩高周波発生装置　☞ P.173

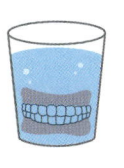

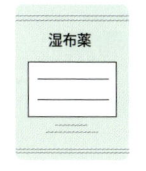

知っておきたい内視鏡画像と知識：大腸②
NBIで癌と診断できた症例①

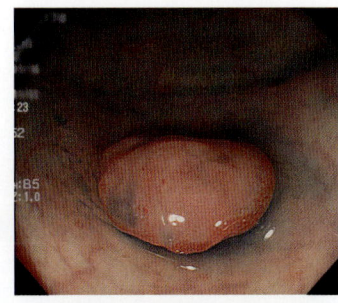

インジゴカルミンを散布した0-Is型早期大腸癌。

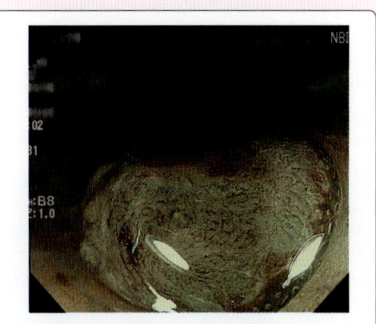

NBIにより癌表面に不整な血管と表面構造がみられ癌と診断した。

大腸 EMR/ESD

B 内視鏡室での看護

看護の目標・ポイント
- □ 不安なく安全,安楽に治療を受けることができるよう努める
- □ 治療が長時間になる可能性があるので,苦痛に対する援助を行う。

▶▶▶ **看護の流れ**

治療開始までの看護　❶治療室での準備 ▶ ❷必要物品の準備 ▶ ❸安全の確認 ▶ ❹前処置 ▶ ❺セデーションとモニタリング

治療中の看護　❶全身状態の把握 ▶ ❷偶発症と対策 ▶ ❸体位の工夫 ▶ ❹治療中の介助 ▶ ❺内視鏡の洗浄・消毒

治療後の看護　❶全身状態の把握 ▶ ❷拮抗薬の投与 ▶ ❸安全の確保

治療開始までの看護

1 治療室での準備

- 必要な器材を準備する。
  ▶ 治療環境を整えて B1 安全に治療が遂行できるよう配慮する。

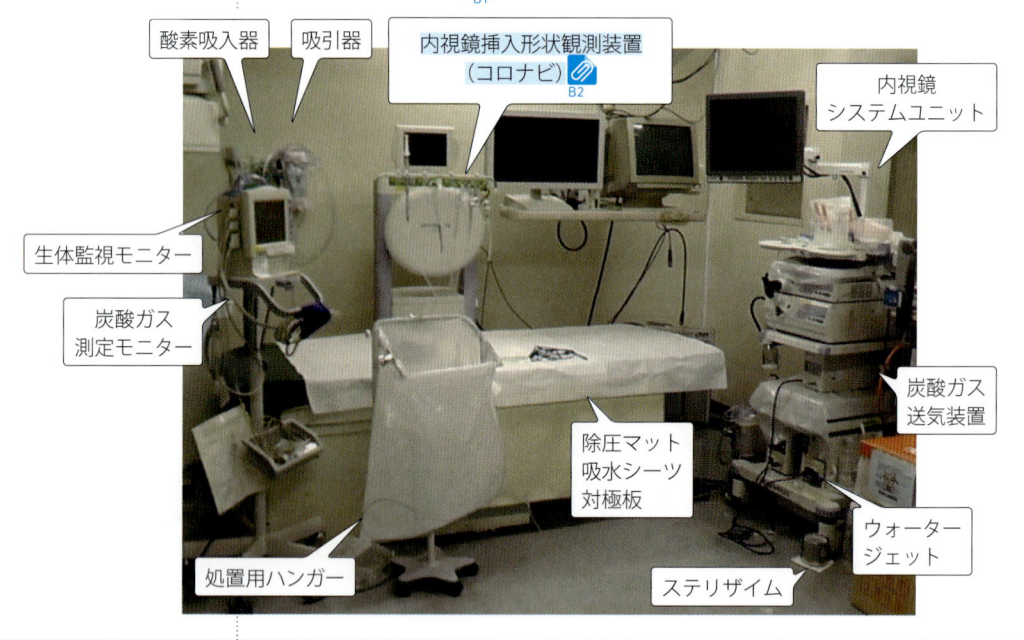

[図：内視鏡室の器材配置 — 酸素吸入器、吸引器、内視鏡挿入形状観測装置（コロナビ）B2、内視鏡システムユニット、生体監視モニター、炭酸ガス測定モニター、炭酸ガス送気装置、ウォータージェット、除圧マット・吸水シーツ・対極板、処置用ハンガー、ステリザイム]

2 必要物品の準備

内視鏡 B3
- ESD では送水機能つきの内視鏡がよく用いられる。

薬剤

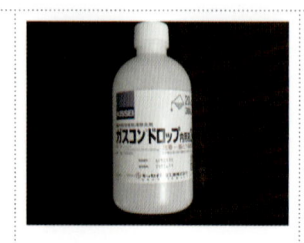

▶ 消泡薬 B4

- ジメチコン（ガスコン）：消泡作用
  ▶ プロナーゼ（プロナーゼ MS,科研）20,000 単位と炭酸水素ナトリウム 1g を 10 倍希釈したジメチコン（ガスコン水）40 ml に溶解
  ▶ 腸管洗浄により大腸内に多くの泡が見られるためガスコン水により消滅させる。

memo B1　治療環境を整えるためには

① EMR/ESD を安全に施行するためにはベッドや周辺機器を配置してもゆとりのある広いスペースが必要となる。
② 検査室内に感染性廃棄物の容器を設置し、検査室から感染ゴミを持ち出さないようにする。
③ EMR/ESD 後に手袋を脱いだ後、流水による手洗いが容易に行えるよう内視鏡検査室内、あるいはその近くに手洗いを設置しなければならない。
④ 患者の安全対策上また機材の断線のリスクを防ぐため配線が床を這わないようにする。

（消化器内視鏡の洗浄・消毒マルチソサエティガイドラインより）

治療室での機材の配置

- 安全かつ能率的に EMR/ESD を施行するため原則として機材は
  - モニター：術者正面に配置する
  - ESU（高周波発生装置）：術中に設定を容易に変更できるように術者、介助者の背側に配置している。
  - 処置具ハンガー：能率的な処置具の受け渡しに極めて有効。介助者の背側に配置。
  - 患者モニター：術者、介助者が術中確認できるようにモニターの左側（患者の足元）に配置。
- のように配置し、医療従事者は
  - 介助医：術者の左側に立ち、処置具を術者に手渡しする。
  - 看護師（1）：患者の頭元に一人立ち、患者の状態把握する。
    - 医師は処置に注意を取られ、患者の状態、モニターチェックすることが時としておろそかになることがあるため、適切な患者の把握、必要に応じて現状を医師へ報告する。
  - 看護師（2）：処置具（フラッシュナイフ、止血鉗子など）を介助者に手渡し、要所で処置具を清潔に保つ。
- のように配置する。

memo B3　内視鏡挿入形状観測装置（endoscope position detection unit；UPD 通称コロナビ）

- X線を使用せずにリアルタイムに大腸内視鏡の形態を観察できるシステム。
- 挿入位置、スコープ形状や用手圧迫部位の確認、ループ解除時、更には初心者教育目的など、様々な用途で現在多くの施設で使用されている。

memo B2　内視鏡の選択

- EMR では通常内視鏡でよいが拡大機能のあるものがよい。
- ESD では画面が正方形に近いものがよい。例）CF-240DI、CF-Q260DI（オリンパスメディカルシステム）
- ESD でも時に多量出血が見られることもあり送水機能つき内視鏡（PCF-Q260JI）が有用なことが多い。
- 直腸病変に対しては上部消化器用のスコープも用いられる。

スコープの名称の意味（オリンパス）

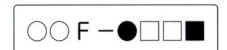

○○F−●□□■

- ○○：検査対象臓器略号（C：大腸）
- F−●：特殊記号
- □□：系列数字（2桁：ファイバースコープ、3桁：ビデオスコープ）
- ■：挿入部有効長（L：1680 cm、I：1330 cm）

memo B4　大腸内視鏡時の消泡薬の使い方

- 内視鏡直視下に散布し病変粘膜表面の粘液を除去する。
- 腸管洗浄薬の内服により生じる腸管内の泡を消滅させるために使用。

▶ 潤滑油	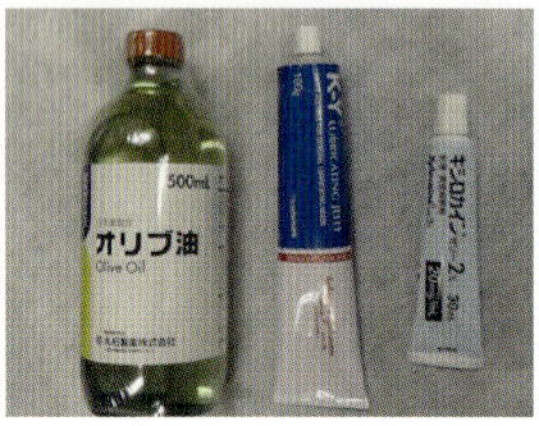	①KYゼリー：弱酸性で刺激成分を含まず，無臭で不快感がない。 　▶透明でレンズをくもらせず，使用後は簡単に水で洗い流せる。 　▶麻酔成分を含まず，ショック症状を起こす心配がない。 ②オリーブ油：皮膚の保護 　▶アレルギーが少ない。 　▶安価である。 ③キシロカインゼリー2%：塩酸リドカイン20mg/1mlの局所麻酔薬であり表面麻酔の効果が得られる。 　▶アミド型局所麻酔薬B5に対し過敏症の既往歴のある患者に禁忌。
▶ 鎮痙薬 B6	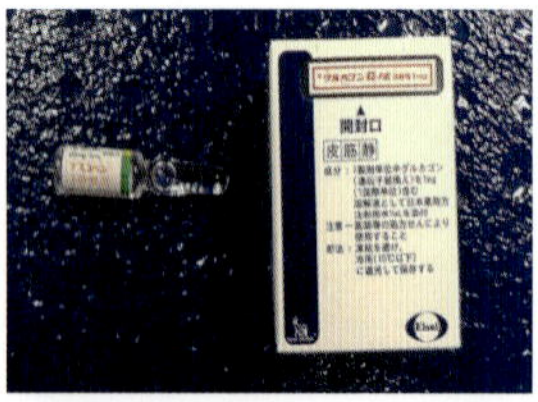	●臭化ブチルスコポラミン（ブスコパン）：禁忌に注意（緑内障・前立腺肥大・心疾患・麻痺性イレウス）。 ●グルカゴン（グルカゴンG・ノボ）：褐色細胞腫・糖尿病は禁忌。
▶ 鎮痛薬 B7	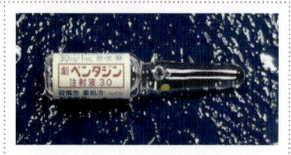	●ペンタゾシン（ペンタジン）：頭蓋内圧上昇患者，意識障害，重篤な呼吸抑制状態，全身状態の悪化している患者は禁忌。
▶ 鎮静薬 B8	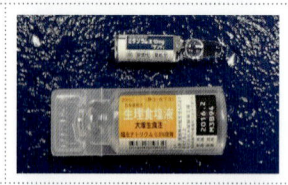	●ミダゾラム（ドルミカム）：依存症，舌根沈下，無呼吸に注意する。 　▶鎮痛作用はない。
▶ 拮抗薬 B9	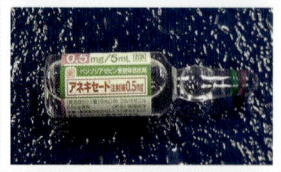	●フルマゼニル（アネキセート）：ベンゾジアゼピン系薬剤による覚醒遅延・呼吸抑制の改善に用いるが，覚醒後に再度ベンゾジアゼピン系薬剤の作用が出現することがある。
▶ 色素溶液 B10(→P.95)	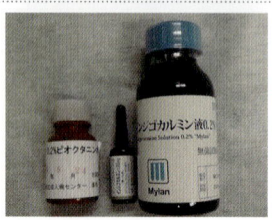	●インジゴカルミン希釈液 　▶注射用インジゴカルミン8筒に蒸留水100mlを加え調整。 　▶外用インジゴカルンミン0.2%液1本100mlに水100mlを加え調整。 ●0.05%クリスタルバイオレット（ピオクタニン）

memo B5　アミド型局所麻酔薬

- アミド型局所麻酔薬には

  塩酸リドカイン（キシロカイン，ベンレス）　　塩酸ジブカイン（ペルカミン，ペルカミンエス）
  塩酸ブピバカイン（マーカイン）　　　　　　　塩酸メピバカイン（カルボカイン）
  塩酸ロピバカイン（アナペイン）

  など多種の薬剤が含まれているので注意が必要。

memo B6　鎮痙薬

- 消化管の過剰な蠕動運動は正確な検査，治療の妨げとなることから，蠕動運動を抑制するために鎮痙薬を使用する。

よく用いられる鎮痙薬

薬剤	薬効	使用方法	禁忌
臭化ブチルスコポラミン（ブスコパン）	副交感神経の刺激を弱め（抗コリン作用）腸管蠕動を抑制する	通常成人には1回1/2～1管（ブチルスコポラミン臭化物として10～20 mg）を静脈内または皮下，筋肉内に注射する なお，年齢，症状により適宜増減する	出血性大腸炎 緑内障 排尿障害を呈する前立腺肥大 重篤な心疾患 麻痺性イレウス
グルカゴン（グルカゴンG・ノボ）	Oddi筋・胆嚢収縮抑制および胃・膵液の分泌を抑制する	通常，グルカゴン（遺伝子組換え）として1 mgを1 mlの注射用水に溶解し，0.5～1 mgを筋肉内または静脈内に注射する なお，年齢，症状により適宜増減する。ただし，本剤の作用持続時間については，筋肉内注射の場合約25分間，静脈内注射の場合15～20分間である	褐色細胞腫およびその疑いのある患者

memo B7　鎮痛薬・鎮静薬の使い方

- 鎮静の程度は意識レベルがやや低下し呼びかけの応答が軽度抑制される程度がよい（意識下鎮静）
- 鎮痛薬ペンタゾシン（ペンタジン）15 mg（30 mg × 1/2筒）とミダゾラム（ドルミカム）2～3 mg（10 mg × 約1/4筒）の静注で導入を行い，術中に覚醒があればミダゾラムを1～2 mg追加する。また不穏状態のときにはハロペリドール（セレネース）2.5 mgを1/2筒緩徐に投与し対応する。
- または塩酸ペチジン（オピスタン）15 mg＋ジアゼパム（セルシン）5 mgも用いられる。

⑧セデーション・モニタリングと救急処置体制　☞ P.167

memo B8　プロポフォール

- 新しい静脈麻酔薬で覚醒がよいとされており，最近内視鏡検査に用いたとする報告がある。しかし「内視鏡医が麻酔と検査を同時に担当するような状況では用いられない」とされている。

memo B9　拮抗薬の種類と使用上の注意

薬剤名	フルマゼニル（アネキセート）	塩酸ナロキソン（塩酸ナロキソン）
特徴	ベンゾジアゼピン系鎮静薬の拮抗薬 半減期が短いため鎮静作用が再び出現することがある ミダゾラム以外のベンゾジアゼピンで生じやすい	モルヒネ，ペンタゾシンなどの麻薬性あるいは拮抗性鎮痛薬に対する拮抗薬
使用法	0.2 mgを緩徐に静注 投与4分以内に覚醒が得られなければ1分間隔で0.1 mgずつ追加（総投与量1 mgまで）	0.2 mgを静注 効果がなければ2～3分間隔で0.2 mgを1～2回追加投与
禁忌	ベンゾジアゼピンを服用中のてんかん患者	非麻薬性中枢抑制薬または病的抑制による呼吸抑制
副作用	ショック，血圧低下，嘔気，痙攣	肺水腫，血圧上昇
血中濃度他	血中の半減期は49～52分 3～30分の拮抗が認められる	半減期：0.4 mg静注64分（作用時間90～120分）

処置具		
▶ フラッシュナイフ B11 （DK2618JN10, 15, 20, 25）	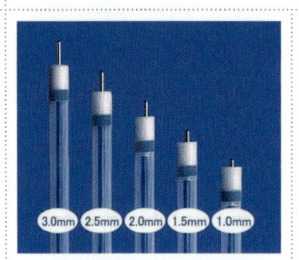	● 送水機能によりデバイスを差し替えることなく刃先の洗浄が可能。 ● 1本のナイフでマーキングから切開，剥離，止血までが行える。 （富士フイルムメディカル）
▶ SBナイフJr B11 （MD-47703）	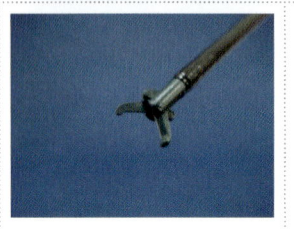	● 組織を適切に剥離し，大腸など狭い管腔でも使用可能とするため，ナイフの開口幅と長さの最適化を実施。 ● 電極はナイフの内側にのみ配置し，先端は電極を内側に包み込んでおり，電極で把持した組織のみを切離，剥離する機能。 （住友ベークライト）
▶ 止血鉗子 （コアグラスパー：FD-410LR）	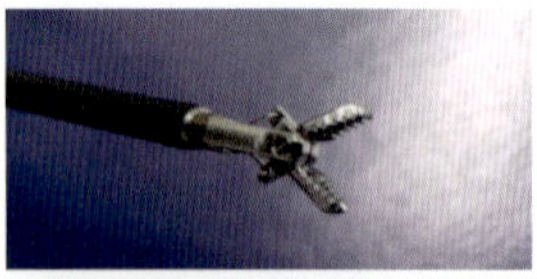	● 回転機能と小さなカップでピンポイントに止血が可能。 （オリンパスメディカルシステムズ）
▶ 止血鉗子（コアグラスパー：FD-411QR）	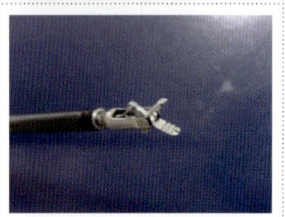	● 把持部表面の滑り止め構造により，効率的なピンポイント止血が可能。 ● 深部への侵襲を考慮し，把持部を小型化。 ● 把持部回転機能により，出血点に対してアプローチ性が向上。 （オリンパスメディカルシステムズ）
▶ 把持鉗子 V字鰐口型 （FG-47L-1）	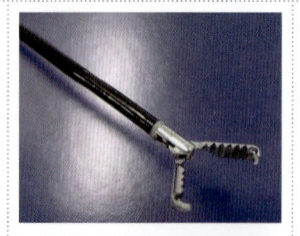	● 先端部分に爪があるために高い把持力を有する鉗子。 ● 消化器の組織の把持，あるいは消化器内の切除された組織を回収する。 （オリンパスメディカルシステムズ）
▶ 三脚 （FG-45U-1）	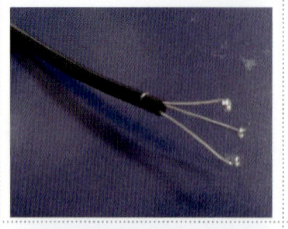	● 切除された組織に開いた把持部を押し付け把持部を閉じることにより切除された組織を回収できる。 （オリンパスメディカルシステムズ）
▶ バスケット型 （FG-16U-1）	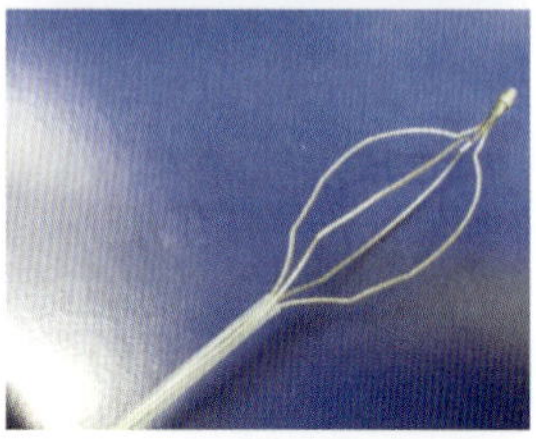	● ワイヤーの隙間から，回収したい組織を捕捉し体外に出す。 （オリンパスメディカルシステムズ）

memo B10　色素法

- 大腸の粘膜表面に色素液を噴霧または散布し，診断能向上を図る。
- 大腸にはインジゴカルミン（IC：コントラスト法），クリスタルバイオレット（CV：染色法）が主に用いられる。

①インジゴカルミン	・粘膜に吸収されない青色系のインジゴカルミンが粘膜の陥凹部にたまることによって，粘膜表面の微細な凹凸が強調される ・散布チューブを用いず鉗子口から直接散布することが多い
②クリスタルバイオレット（ピオクタニン）	・被蓋上皮が染色され染まらないピットの形態を観察 ・NTチューブ（オリンパスメディカルシステム）と 2.5 ml または 5 ml のディスポーザブルシリンを用い，病変部だけにゆっくりと慎重に色素を滴下させる。過剰に用いると視野が暗くなり，十分に観察できなくなる ・染色できたら同じチューブを用いガスコン溶液で余分なクリスタルバイオレットを洗浄し観察する

①画像強調観察 ☞ P.152 　 大腸④：ピオクタニン染色を施行した 0-Ⅱa 型早期大腸癌 ☞ P.101

memo B11　ナイフの種類と選択

- 先端系ナイフ（デュアルナイフ，フックナイフ，フラッシュナイフ，スプラッシュニードルナイフ，Bナイフなど）が使いやすい。
- 最近では大腸用ムコゼクトームやハサミ型クラッチカッターやSBナイフJRなども市販されている。
- どのナイフを用いるかは術者の経験によって大いに異なるためあらかじめ術者との打合せが必要。
- 通常は術者が最も得意とするナイフで開始し，切開困難に遭遇した場合に他のナイフを用いる。
- ESDでは内視鏡画面が正方形に近いものがよい。CF-240DI，CF-Q260DI（オリンパスメディカルシステムズ）
- 送水機能つきの内視鏡（PCF-Q260JI，オリンパスメディカルシステムズ）が出血の際には有利

ナイフの種類	特徴	注意点
フラッシュナイフ（BT）(flush knife)	先端系：送水機能つきで出血時の視野確保や局注をそのまま行うことが可能（BTは先端にボールチップつき）	先端系のため直視下の慎重な処置が必要
フレックスナイフ(flex knife)	先端系：細径シースとループワイヤ構造によりあらゆる方向へのスムーズな切開・剥離が可能	先端系のため直視下の慎重な処置が必要
Dualナイフ(Dual knife)	先端系：手元操作で2段階にナイフ長の調整が可能 ナイフ先端に突起を設け，切開の操作性が向上	先端系のため直視下の慎重な処置が必要
フックナイフ(hook knife)	フック型：L型フックに粘膜を引っ掛けて切開することで，深部方向への侵襲を抑えながら切開・剥離操作が可能	1回の切れ幅が小さく，処置に時間がかかることがある
Bナイフ（ボールチップ）(B-knife)	先端系：針状ナイフの欠点である高い穿孔の危険性を軽減するためにバイポーラ方式を採用	先端系のため直視下の処置が必要 バイポーラのため，電極を切開面にしっかり当てないと切れ味が悪い
ムコゼクトーム（大腸用）(mucosectom)	非先端系：ナイフの周囲を絶縁体で覆い安全性を高めた高周波ナイフ	全周切開は他のナイフを使用する必要がある
クラッチカッター	粘膜組織を把握しやすい鰐口形状の爪で，組織を少し引き上げて切開する	
SBナイフ（short type）(SB knife)	生検の用量で処置が行え高度のスキルは不要 安全性が高く，出血も少ない	切開に時間がかかる 切開面がシャープでない ナイフ先端の向きを調節する必要あり

▶ 回収ネット（00711187）	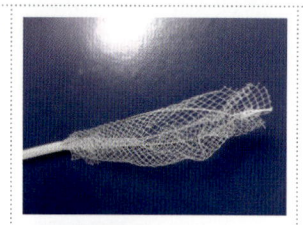	● 先端のネットを開閉させ，切除した組織の回収に用いる。 （オリンパスメディカルシステムズ）
▶ クリップ鉗子 　（HX-110LR） ▶ 止血用クリップ 　（HX-610-135）	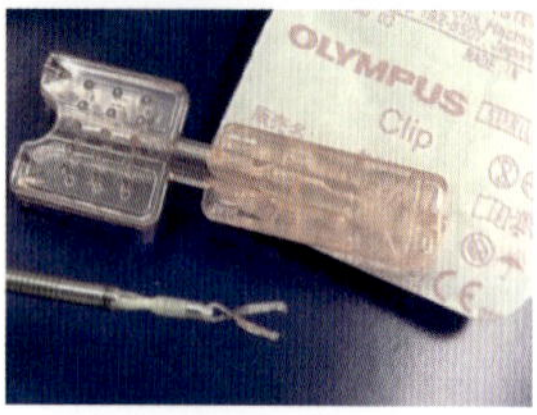	● 直接出血している血管や粘膜をクリップで摘んで圧迫し，止血する。 ● 高周波やレーザーなどの熱を使わずに，機械的な操作だけで止血するためより安全性が高い。 （オリンパスメディカルシステムズ）
▶ 内視鏡用穿刺針（インパクト・フローHタイプ）	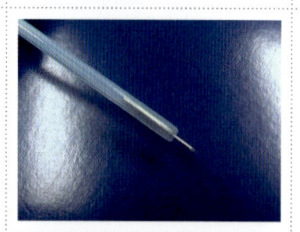	● 操作部のスライダーを手前に引くと針が挿入部内に収納され，押すと針が突き出る。 ● 操作部の送液口金にシリンジを取り付けて，血管あるいは粘膜下に各種薬剤を注入する。 （トップ）
▶ 先端アタッチメント B12, B13 　（D-201-11804）	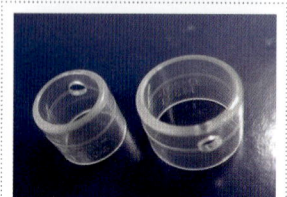	● フード内の流体（ガス，液体）の移動を促進し，良好な視野確保が可能。 （オリンパスメディカルシステムズ）

局注液 B14

▶ グリセリン・フルクトース（グリセオール）	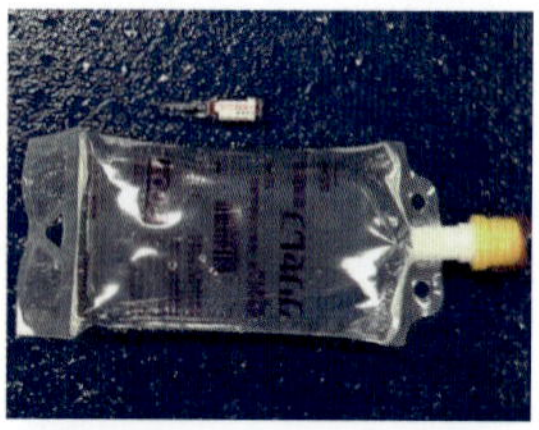	● 生理食塩液と比較し，隆起保持性が高い。 [使用方法] グリセレブ注 200ml にボスミン 2mg を加え調整する。
▶ ヒアルロン酸ナトリウム（ムコアップ）	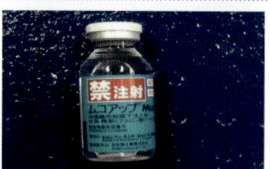	● グリセリンよりさらに隆起保持性が高いが，高価である。 ● 切除時の出血予防目的にエピネフリンを添加する。 [使用方法] ムコアップ1筒にボスミン 2mg を加え調整する。
▶ 生理食塩液	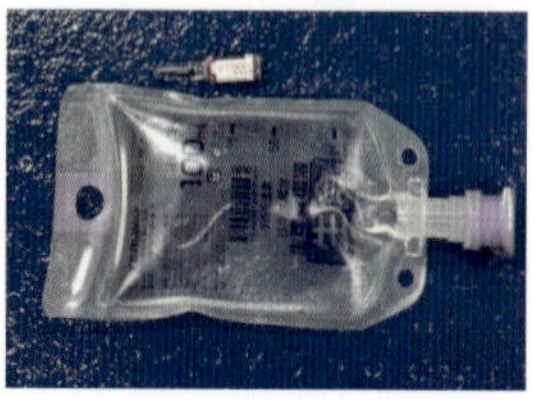	● 従来多用されていたが，短時間で周囲組織に拡散してしまうのがデメリット。 [使用方法] 生理食塩液 500ml にボスミン1筒を加え調整。

96　大腸 EMR/ESD の看護

memo B12　その他のデバイスの選択

①先端透明アタッチメント
- ESD には必須。
- 粘膜面をアタッチメントで固定すれば対象と一定の距離が確保できる。
- ESD では粘膜下層に入り込むのに有用。

②ST フード
- 先端が細くなっているので，線維化のある病変でも粘膜下層に確実に入り込める。

memo B13　透明フードの効用

- 剥離の際ある程度剥離がすすめば透明フードごと粘膜下層に潜り込むと良好な視野が得られ，さらに線維に適度なトラクションがかかり剥離が容易になる。

memo B14　局注液

- 大腸は壁が薄いので隆起保持性のよい局注液が必要。
- 大腸 ESD ではヒアルロン酸ナトリウム（ムコアップ）を使用する（よく膨隆しその維持時間が長く頻回の局注が不要なため）。
- インジゴカルミンの添加は必ずしも必要ではない。

市販されているヒアルロン酸ナトリウム

一般名	商品名	剤型・容量	希釈
ヒアルロン酸ナトリウム sodium hyaluronate	アルツ　Altz（生化学工業 - 科研）	注：25 mg/2.5 ml ディボ注：25 mg/2.5 ml	5%ブドウ糖もしくはグリセロールで 4 倍に希釈
	スベニール　Suvenyl（中外）	注：25 mg/2.5 ml ディボ注：25 mg/2.5 ml	5%ブドウ糖もしくはグリセロールで 8 倍に希釈
	ムコアップ　Muco Up（ジョンソン・エンド・ジョンソン）	1 バイアル 20 ml 中にヒアルロン酸ナトリウム 80 mg	原液，もしくはグリセオールで 2 倍に希釈

- エピネフリン（ボスミン）の添加
  - 切除時の出血予防目的でエピネフリンを添加することがある。
  - 高血圧症の場合，血圧が上昇することがあるので，注意する。
  - ムコアップ 1 筒（20 ml）にツベルクリン反応用の注射器を用いて 0.1 〜 0.2 ml を添加する。

[エピネフリン添加の実際]
- グリセオール 200 ml ＋エピネフリン（ボスミン）1 筒
- ヒアルロン酸ナトリウム（ムコアップ＊）20 ml ＋エピネフリン（ボスミン）0.1 筒を準備
  ＊胃の ESD には保険適用あり

[局注の実際]
- 局注針が刺さる直前から局注液の注入を開始すると，粘膜下層に入った瞬間に膨隆をつくるので針が深く入りすぎない。軽度膨隆ができたら膨隆のスピードに合わせて局注針を引き，内視鏡をわずかに up アングルにして膨隆の方向をコントロールする（図）。

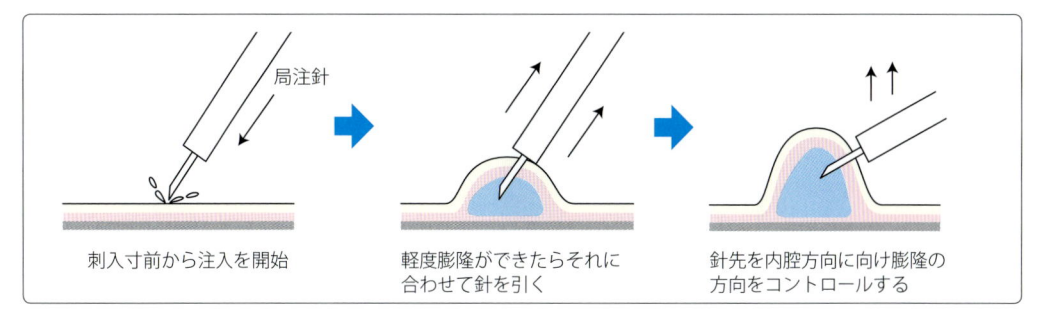

局注針

刺入寸前から注入を開始　→　軽度膨隆ができたらそれに合わせて針を引く　→　針先を内腔方向に向け膨隆の方向をコントロールする

（竜田正晴編：消化器内視鏡のコツとアドバイス．南江堂，2012 より引用）

炭酸ガス送気

経皮的炭酸ガスモニター装置	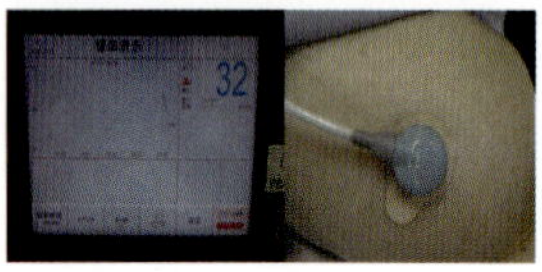	● 炭酸ガス送気使用時に使用。 ● 経皮的に体内の CO_2 を測定する。 ▶ 電極貼付部分は，アルコール綿花などで清拭し，皮脂を除去し電極の抵抗を下げ，正しい測定値を得られるようにする。 ▶ 呼吸状態をリアルタイムに見ることが重要である。 ▶ モニターだけでなく，患者が今どういう状態なのかを同時に把握する。
炭酸ガス送気装置	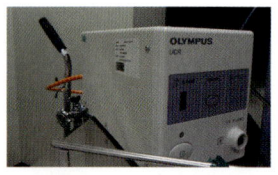	● 炭酸ガスボンベの残量に注意し，交換のタイミングを計る。
ネイザルアダプタ	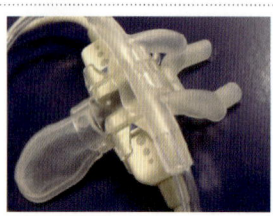	● 炭酸ガス送気使用のときに使用。 ▶ 呼気にて体内の CO_2 を測定する。 ● 鼻呼吸を促し測定する。

3 安全の確認

● 治療前に患者の年齢，既往歴，検査データを確認し，全身状態をアセスメントする。
● 偶発症のリスクを予測し看護を行う。
● 患者に名乗らせ誤認を防止する際には検査医自らが名乗って挨拶することも大切で実行すべきと考えられる。

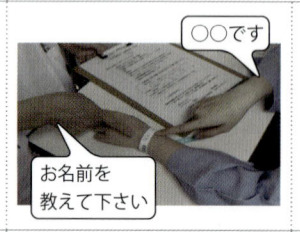

患者誤認防止		● 患者自身に名前（フルネームが必要）を呼称してもらう：「〜さんですね」という問いかけは間違いの元である。 ● ネームバンド確認（指差し呼称）
薬剤間違い防止	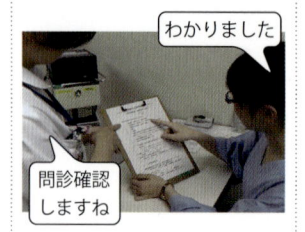	● 問診表を確認し，薬剤アレルギーや既往歴を事前に情報収集しておく（口頭のみならず電子カルテ上からも収集しておく）。
同意文書，説明文書のサイン確認	● 治療内容，偶発症に対する理解状況を確認。

memo B15 炭酸ガス送気
- 大腸 ESD ではほぼ必須。
- 炭酸ガスは粘膜より吸収されるので，過送気による腸管の過伸展を防ぐことができ，視野の確保と安全な処置が可能となる。
- 穿孔時に腸管外へ空気が多量に漏れても気腹の程度を軽減でき，重篤な有害事象の発生を抑えることができる。

memo B16 同意文書・説明文書のサインの確認
- サインは自筆署名（この場合は捺印は必ずしも必要でない）または記名捺印（記名がゴム印などの場合は必ず押印が必要）であることを確認。
- 同意文章・説明文書は一体として患者側，医療側が一通ずつ保管する。

知っておきたい内視鏡画像と知識：大腸③
NBI で癌と診断できた症例②

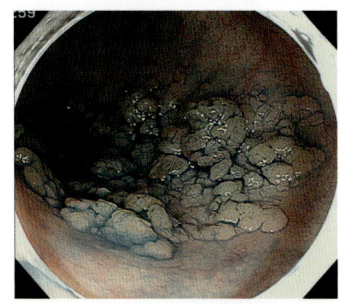

インジゴカルミンを散布した 0-Ⅱa 型早期大腸癌：水平方向へ発育進展したタイプで顆粒型側方発育型腫瘍（LST-G）という。

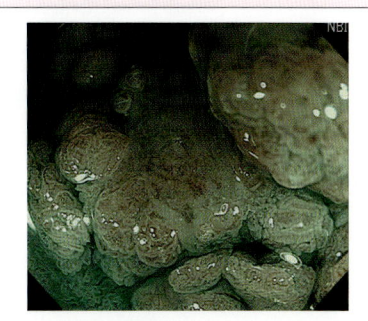

NBI で拡大観察すると一部に不整な血管と表面構造がみられ，同部が癌と判断できる。

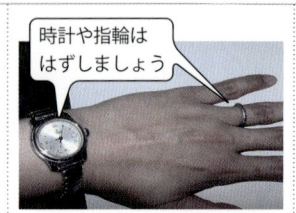

熱傷・損傷予防	時計や指輪ははずしましょう	●金属類の除去 B17 ▶ヘアピンやピアス，ブラジャーの金具なども注意が必要である。
対極板装着 B18	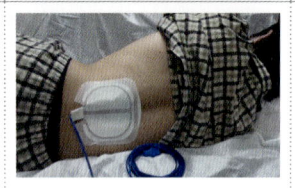	●皮膚に異常がない背部に貼付する。 ●骨突出部や体毛の多い部位は避ける。

4 前処置

便の性状の確認 B19	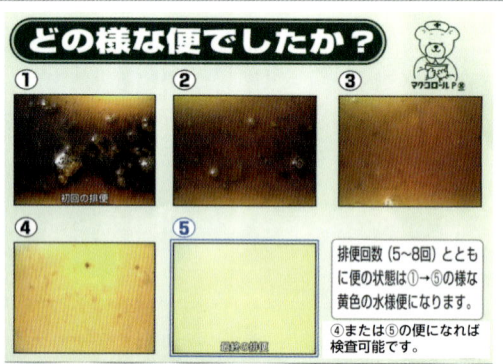 どの様な便でしたか？	●腸管穿孔時のリスクを軽減するために，前処置後の腸管の清浄度を確認して治療を開始する。 ●便の性状表を用い観便する。 ▶黄色水様便（④以上）になれば，治療可能 （堀井薬品工業：一部改変）
血管確保	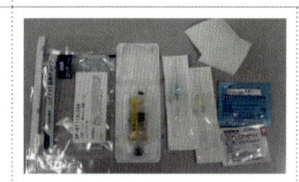	●生理食塩液 ●シュアプラグ：20〜22G 留置針 ●固定用テープ ●アルコール綿花 ▶アルコール綿花が使用できないときは，クロルヘキシジングルコン酸塩含浸綿（ヘキシジン）を選択する。
鎮痙薬	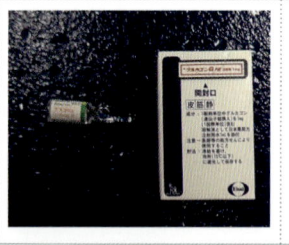	●消化管蠕動運動の抑制のため臭化ブチルスコポラミン（ブスコパン）またはグルカゴン（グルカゴン G・ノボ）を静注する。 ▶薬剤投与間違い防止のため，医師の指示と問診表を 2 名の看護師でダブルチェックする。

5 セデーションとモニタリング

セデーション B20	[セデーションの目的] 患者の体動による危険防止と苦痛除去のため。 [方法] 通常はミダゾラム（ドルミカム）2.5 mg・ペンタゾシン（ペンタジン）15 mg を静注する。 [追加投与のタイミング] 麻酔の深度に応じ追加する。 [体動時] 体動の激しい患者は，ハロペリドール（セレネース）を使用する。 [選択] ESD の場合は長時間にわたるためセデーションが必要。

memo B17　金属類の除去
- 治療中に高周波を通電すると金属接触部に火傷を生じるため必ず除去する。

ⓘ ⑩高周波発生装置 ☞ P.173

memo B18　対極板装着部位
- 血行が良好な筋肉で傷痕のない皮膚面に装着する。

ⓘ ⑩高周波発生装置 ☞ P.173

memo B19　完全な腸管洗浄の必要性
- 大腸ESDでは腸管穿孔が生じると重篤な腹膜炎を生じるため穿孔時の感染をできる限り低減させるため，より徹底した腸管洗浄が重要。
- 洗浄が不十分であると視野の確保が難しくなり穿孔のリスクが高まる。
- 感染予防のため治療前より抗生剤を投与する施設もある。

memo B20　ESD時のセデーション
- ESDではセデーションは必須であるが大腸ESDでは頻回の体位変換を余儀なくされることがあるので上部消化器ESDにくらべて浅めのセデーションにとどめる。
- 上部消化器ESDと異なり嘔吐反射が少ないため強い苦痛がなければ浅めの鎮静深度でよい。

🔍 知っておきたい内視鏡画像と知識：大腸④

ピオクタニン染色を施行した0-Ⅱa型早期大腸癌

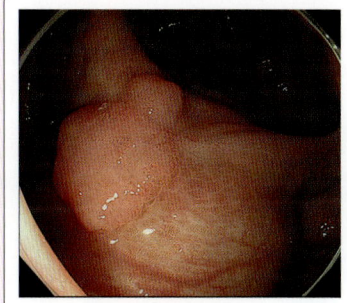

通常内視鏡でみた0-Ⅱa型早期大腸癌

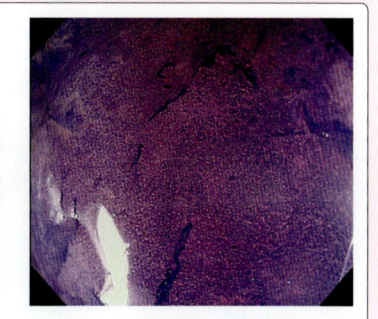

ピオクタニン染色により腺管開口部（ピット）がみられる。ピットは腺管の構造異型を反映しており腫瘍・非腫瘍の鑑別および癌の深達度診断に有用である。

麻酔時に必要なモニター

▶ パルスオキシメーター	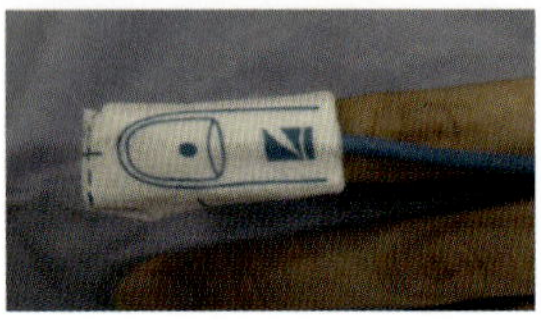	● ヘモグロビンの酸素飽和度から血液中酸素含有量を示す。 ● 通常は指先で測定する。 ● 血圧測定していない手指または足指に装着する。 ● プローブがずれていないか，マニキュアなどの装飾がないか，爪の変形がないか確認する。 ● SpO_2 の安全域は 95〜100％ ● SpO_2 には数秒のタイムラグが存在する。 　▶ SpO_2 の低下時にはすでに呼吸は止まっていることがあるので目視での呼吸状態の観察が重要である。
▶ 非観血的血圧測定器	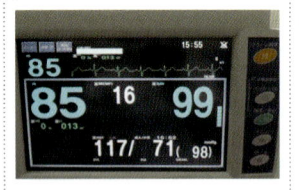	● 治療中は 5 分ごとに測定 　▶ 脳の不可逆的な虚血障害が生じる前に，脳の還流圧を間接的に保持できる時間が 5 分であるから。 ● 通常上腕で測定（上肢で測定できない場合は下肢で測定する）。 ● ルートを確保した上肢と反対の上肢にマンシェットを巻く。
▶ 心電図モニター	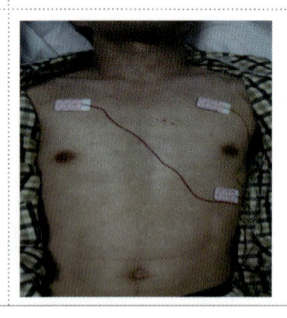	● 重症不整脈を検出・診断する。 ● Ⅱ誘導でモニタリングする（P 波が見やすく心室性不整脈を発見しやすい）。

治療中の看護

● 患者は鎮静下にあるため，自ら異常を訴えることができないので，サインを見逃さない。

1 全身状態の把握

□ SpO_2
□ 顔色
□ 血圧
□ 脈拍
□ 疼痛
□ 患者の緊張・不安・苦痛　などをチェックする。

memo B21　モニタリングの方法

- モニタリングの基本は患者観察。
- 患者の顔色や呼吸状態などの観察は内視鏡治療にたずさわっている者には困難で，それ以外の者に観察をしてもらう方が急変を早期に発見できる（消化器内視鏡ガイドライン第3版）。
- 日本消化器内視鏡学会リスクマネージメント委員会が推奨しているモニタリングの方法は以下の通りである。

1　血中酸素飽和度および脈拍数（A）
2　血圧測定（C）
3　心電図（C）
4　モニタリング装置（C）

（A）：行うことを強く推奨する。
（C）：行うことを考慮した方がよいが，推奨するに足る根拠に乏しい。または，将来に備えて行う準備をした方がよい。

⑧セデーション・モニタリングと救急処置体制　☞ P.167

memo B22　鎮静時の医療事故を防ぐためには

- 麻酔下の患者の状況観察は内視鏡治療に直接たずさわっている者以外が観察できる体制で，EMR/ESDを施行することが大切。
- あらかじめ救急体制を構築しておくことが大切。

④介助体制：EMR/ESDにおける医師・看護師・技師の役割　☞ P.158
⑧セデーション・モニタリングと救急処置体制　☞ P.167

memo B23　全身状態の把握

観察項目	症状	原因	対処方法
呼吸器系	SpO$_2$低下 顔色不良	・セデーション ・過度の送気により腸管が拡張され横隔膜が挙上する ・分泌物の貯留	・酸素吸入の増量 ・口腔内の吸引 ・左側臥位の保持
循環器系	血圧上昇	・長時間の処置，侵襲的操作などからくる心機能への負担 ・麻酔の深度が浅い	・降圧薬の使用：塩酸ニカルジピン（ペルジピン） 　▶ 血圧が高値になると止血に難渋する ・鎮静薬の追加投与
	疼痛		・鎮静薬・鎮痛薬の使用 　▶ ペンタゾシン（ペンタジン） 　▶ ミダゾラム（ドルミカム）
	血圧低下・徐脈	・迷走神経反射	・輸液の速度を上げる ・自律神経系作用薬の使用：硫酸アトロピン（硫酸アトロピン） ・操作の一時的中断
	患者の緊張・不安・苦痛		・声かけ，タッチング
	血圧低下・頻脈・ST変化・顔色蒼白・冷汗	・出血性ショック	・バイタルサイン，出血量の確認 ・輸血準備　輸液路の追加 ・緊急時の対応

バイタルサイン変動時の対処	血圧低下	平常時の 20%以内で保持する。 塩酸フェニレフリン（エホチール）1 筒に生理食塩液 9ml（計 10 ml）を調整し 1ml を静注
	血圧上昇	180 ～ 190mmHg 以上になれば塩酸ニカルジピン（ペルジピン）原液 0.5 ml を静注

2 偶発症と対策 B24

- □ 出血
  - ▸ 術中 B25
  - ▸ 術後（後出血）B26
- □ 穿孔
  - ▸ 術中 B27
  - ▸ 術後（遅発性）B28
- □ 誤嚥性肺炎
- □ 深部静脈血栓
- ● 軽微の症状をも見逃すことなく偶発性の発生を早期発見する。
- ● できれば偶発性の発生を予防することが大切。

3 体位の工夫

▸ 治療中の体位	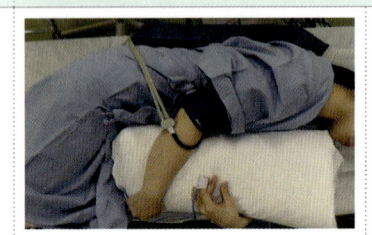	● 左側臥位，仰臥位など必要に応じて体位変換を実施。 ● 膝は軽く曲げる。 ● 背枕や抱き枕 B29 を活用すると体が安定する。 ● 仰臥位時は足枕を活用すると安定し，術者の邪魔にならない。 ● セデーションによる無意識の体動に備え，そばに付き添う。
▸ 除圧マット（ソフトナース）B30		素材：ポリウレタンフォーム 特徴： ● 反発力の異なるウレタンを組み合わせることで圧分散・支持力・安定力がよくなる。 ● 断熱性，耐薬品性，通気性がよい。 ● 必要な大きさに裁断できる。 ● 個人や部位に応じた体圧調整不可
▸ 患者の安心	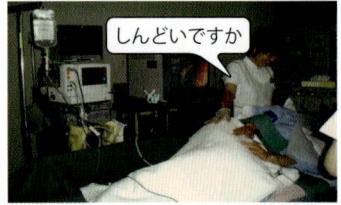 しんどいですか	● 側にいて声かけやタッチング B31(→P.107) を行う。

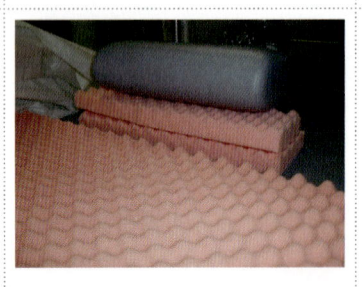

memo B24　偶発症と対策

		原因	対処方法	看護
出血	術中	切除時の血管損傷	・止血鉗子で凝固止血 ・クリップで止血	・バイタルサインの確認 ・吐血による誤嚥防止（口腔内吸引，体位の保持）
	術後 （後出血）	切除後の潰瘍出血	・予防的焼灼止血 ・クリップ	・バイタルサインの確認 ・術後の便の性状確認
穿孔	術中	切除時の消化管壁損傷	・クリップで穿孔部縫縮 ・緊急手術	・バイタルサインの確認 ・腹部の状態確認
	術後 （遅発性穿孔）	電気凝固による筋層ダメージ	・予防的に通電時間の短縮する	・術後発熱，腹痛の確認
深部静脈血栓		長時間の臥床		・下肢のマッサージ

memo B25　術中出血の止血のコツ

- 直腸下部病変，大きい隆起性病変，高異型度癌病変では栄養血管が豊富なため出血しやすい。
- 遅発穿孔を避けるためカップの小さな大腸専用止血鉗子を使用し血管を持ち上げるようにして通電する。
- 止血には，コアグラスパーを用いる。
- 出血を生じると術者の心理的ストレスになるので出血しないように処置をすすめることが大切。
- 出血した際はウォータージェット機能を用い追加局注することで圧迫止血が期待できる。
- 細い血管は凝固波の出血凝固を長めにし，ナイフをゆっくり動かし血管を処理する。
- 太めの血管は粘膜下層の組織を十分に剝離して血管を露出させソフト凝固でプレコアグレーションを行う。その後フォースド凝固で血管を切断すれば出血しない。

memo B26　後出血の予防

- 処理した血管に適切な凝固をしておけば後出血が予防できる。
- しかし胃 ESD の場合のように徹底的に処置すると，大腸では遅発性穿孔の原因となるので，切断された血管の断端のみの処置にとどめることが大切。

memo B27　術中穿孔

- 大腸壁は薄く筋層が疎であるので穿孔しやすい。
- 大腸では穿孔により細菌性腹膜炎を発症する可能性が大きい。
- したがって緊急手術を考慮の上，外科医との緊密な連絡が必要。
- 万が一のことを考え腸管洗浄を徹底しておく。
- CO_2 送気は腸管内圧上昇を抑制するとともに穿孔時に腸内容物の漏出防止にも有用。

memo B28　遅発穿孔

- ESD 終了時の血管処理をしすぎないことが穿孔の予防につながる。
- 穿孔すれば外科的処置が原則となる。

memo B29　抱き枕の効果

- 体位の安定感とともに自然に力が抜け不安が消える感じがすると好評。

memo B30　除圧マットの効果

- 左側臥位で治療時間 120 分以内の ESD 患者での内視鏡用体位マットの効果をみた報告（野城和彦，第 66・67 回日本消化器内視鏡技師学会）では，マットは左頬，左肩の褥瘡予防には有効であるが，左大転子部の除圧は十分ではなく体圧分散具の活用と治療開始 60 分を目安に除圧が必要。

4 治療中の介助

術前観察 B32	● 事前に予習した所見と実際とを照合し，イメージをふくらませる B33 ために必要。 ● 観察用内視鏡の準備 B34（ESD 時は送気ボタンを炭酸ガス用に変更）。 ● スコープ挿入がスムーズに行われるよう腹部圧迫 B35，体位変換 B36 や体位保持などの介助を実施する。 ● 患者状態の把握（バイタルサイン・顔色・発汗の有無・チアノーゼ・体動の有無・苦痛様顔貌）。 ● 色素溶液が必要なタイミングを把握し，速やかに手渡す。 ● 腸蠕動の状態の観察を行い，速やかに鎮痙薬を投与できるよう準備しておく。 ● 患者の麻酔深度の把握。 ● セデーションによる無意識の体動に備え，そばに付き添う。 ● CO_2 送気の稼動状況，CO_2 ボンベの残量確認。
局注 B37	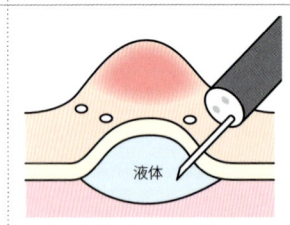 ● 介助医の手元をよく観察し，局注液の残量を把握し，速やかに必要な局注液が手渡せるようにしておく。 ● 局注針の針先に十分注意し，針刺し事故防止に努める。
粘膜切開	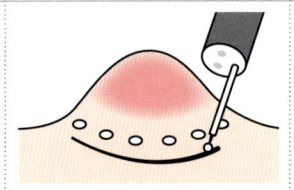 ● 処置具の受け渡し B38 を速やかに行う。
トリミング	● 処置具先端のこげつきはどうか，切開能低下はないかを確認する。 ● 処置具の受け渡しを速やかに行う。 ● 処置具先端の焦げ付きを確実に落とす。
粘膜下層剥離 B39	● 処置具先端のこげつきはどうか，切開能低下はないかをモニター画面を見て確認する。 ● 処置具の受け渡しを速やかに行う。 ● 処置具先端の焦げ付きを確実に落とす。 ● 送水装置の稼動状況を確認し，水が不足する前に準備する。 ● 患者の麻酔深度の把握。 ● 腸蠕動の状態の観察を行い，速やかに鎮痙薬を投与できるよう準備しておく ● 体位変換や体位保持などの介助を実施する。

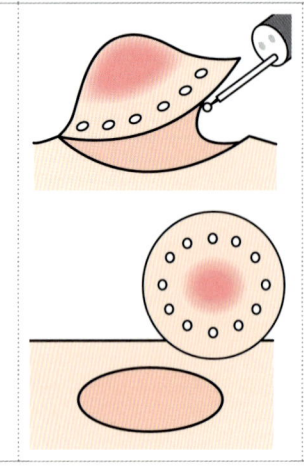

🔍 大腸⑤：ESD 施行例 ☞ P.111
　大腸⑥：ESD 施行例 ☞ P.117

memo B31 声かけ・タッチングの効果

- タッチング＋声かけ説明により「終わるまで見通しがもてた」「次に何をするのかがわかり安心した」「優しい声かけや説明でがんばれた」などの声がよせられている。
- 声かけとタッチングは「言葉の麻酔」と言われている。

memo B32 術前内視鏡検査の必要性

- できる限り術者が術前に内視鏡検査を行うべきである。病変への近接のしやすさや病変へのアプローチの仕方などの情報を直接得ることによって確実な治療戦略が立てられる。
- 他院よりの紹介症例では，多発病変が見落とされていたり，予想以上に広い病変や深部浸潤が疑われる病変，適応外病変だったりすることがあるので，自施設での再検査は必要。

memo B33 イメージトレーニングの実施

- ESDはチーム医療であるから術前の内視鏡所見を十分に把握した上で治療方法や偶発性の危険性を術者，助手，看護師などと討議しておくことが大切。

memo B34 内視鏡の選択

- ESDでは送水機能つきの内視鏡がよく用いられる（⇨ memo B11 95頁参照）。

memo B35 腹部圧迫の介助

- 固定されていないS状結腸や横行結腸が伸展するときに行う。
  ①右下腹部を圧迫しS字状結腸のたわみを防止する。
  ②臍部を圧迫し横行結腸のたわみを防止する。
  ③肝弯曲に届かないときに右上腹部を圧迫すると届くことがある。

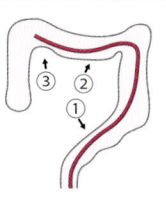

memo B36 体位変換

- 挿入時にはS状結腸の途中で左側臥位から背臥位にすることが多い。
- 適切な体位変換により腸管の空気の移動や内蔵の重みを利用すれば無理な力を加えず挿入できる。
- 腸管に管腔がないときには観察部に空気が溜まるよう体位変換をする。
- ESD施行中は病変を重力の上位に位置させるようにする（消化器内視鏡ハンドブック）。これにより切開創が開いて剥離しやすくなるうえ，剥離した腫瘍がめくれて十分な視野が確保できる。

memo B37 局注時の介助

- 局注時に局注針によりスコープの吸引鉗子チャンネルを傷つける可能性が高いため，突針と納針のタイミングが大切。即座に針を収納できるように心掛ける必要がある。
- 確実に粘膜下層に局注液が注入されていることを確認するためには，注入量の割にはあまり膨隆しない場合や抵抗を感じる場合には術者に伝える。
- 大腸ではマーキングは行わない（病変の境界が明瞭なため）。
  ⇨ memo B14 97頁参照

memo B38 処置具の受け渡し

- 切開や剥離の際には，術者の意図を先読みし，指示が出るまえに処置具を交換するなどの先手の介助が大切。
- 処置具を渡すときには鉗子口に挿入しやすい角度で渡す。

memo B39 高周波発生装置使用時の注意

- 高周波発生装置の出力設定を常に意識し，モードを切り替える際には必ず確認する。
  ⑩高周波発生装置 ☞ P.173

107

止血 B40, B41	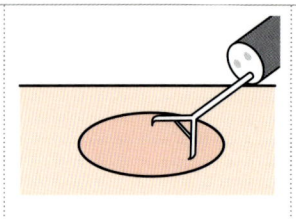	●患者状態の把握（バイタルサイン・顔色・発汗の有無・チアノーゼ・体動の有無・苦痛様顔貌） ●出血量のカウント ●適切な止血用処置具の選択 ●処置具の受け渡しを速やかに行う。 ●処置具先端の焦げ付きを確実に落とす。 ●十分洗浄できるよう送水装置やガスコン水の残量を確認し，無くなる前に補充する。 ●適切な止血用処置具の選択
予防止血 B42		●治療画面の把握 ●適切な止血用処置具の選択
切離病変の回収 B43	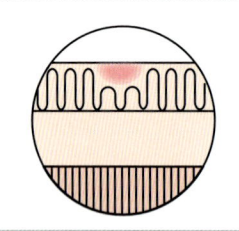	●必要な回収用具の選択 ●必要時には患者に努責などの協力を得る。 ●検体の乾燥を予防する。 ●検体間違い防止対策

5 内視鏡の洗浄・消毒

- 抜去したスコープは水道水で濡らしたガーゼで外表面をぬぐう。
- ベッドサイドで一次洗浄を行う B44。
  ▶ 検査台の足元に酵素洗浄薬を入れたピッチャーをあらかじめ準備しておき，スコープ先端を付け吸引，送気を行う。
- 一次洗浄したスコープを洗浄・消毒室へ運ぶ。
  ▶ スコープは左手で操作部と接続コネクター，右手にスコープ先端を持って運ぶ。
  ▶ スコープ先端から水や唾液などをたらしながら運ばないように！

治療後の看護

1 全身状態の把握

- 治療終了後，全身状態を把握する B45。
  □ バイタルサイン，循環動態の変動の有無
  □ セデーションに使用した薬剤の使用量
  □ 拮抗薬の使用の有無と使用量，覚醒状況
  □ 腹痛・腹部膨満の有無
  □ 表情・意識・呼吸状態
  □ 迷走神経反射の有無
  □ 排ガスの有無
  □ 出血量の確認
  □ 対極板装着部位の皮膚の状態
  □ 検体の大きさ，部位

memo B40　止血の重要性
- 出血による視野の不良により手技が困難となり，穿孔などのリスクを高めるため小さな出血でもそのつど丁寧に止血することが大切である。
- ESDでは止血のテクニックは切除以上に重要。

memo B41　止血鉗子の使用時の注意
- 出血時には介助者は常に術野をよく観察し，出血が確認できたら素早く止血鉗子を準備する。
- 止血鉗子を使用する際には鉗子の閉じる速さと強さに注意が必要。

memo B42　後出血の予防
- 後出血の切断された血管を適切に処理することによって予防できる。
- しかし胃ESDのように徹底的に行うと，遅発性穿孔の原因となるので注意が必要。

memo B43　切離病変の回収
- 切離終了後，把握鉗子，三脚，バスケットカテーテルなどにより病変を回収する。
- 病変は薄い上，脆いので傷つけないように扱う。
- 回収後，実体顕微鏡観察を行う場合には病変表面はできるだけ触らないようにする。病変は裏返して剥離面を把持する。
- 肛門部で病変が引っかかりそうになるときには患者に怒責させることがある。しかしshort typeのスライディングチューブを挿入すると無傷のまま確実に回収できる。
- コルク板または発泡スチロールなどの上で軽く引き伸し虫ピンで留めてから希釈ホルマリン液で固定する。

memo B44　内視鏡の洗浄・消毒
- 患者に使用した内視鏡はすべて，検査終了後，一患者ごとに自動洗浄機を用い洗浄・消毒する。
- 微生物の量を減らすため，ベッドサイドや洗浄機での一次洗浄が重要。一に洗浄，二に洗浄！

感染管理の原則	①スタンダードプリコーション（標準予防策）	すべての血液，粘膜，創傷皮膚などには感染リスクのある微生物が含まれていると考え取り扱う（CDCガイドラインより）。具体的には手袋，ガウン，マスク，ゴーグルなどの個人用防護具を着用する。特に鉗子口からの体液の飛散に備えた眼の防御が重要
	②高水準消毒	使用後のすべての内視鏡には感染があるものと考え検査ごとの洗浄と高水準消毒が求められる。医療従事者への飛散による感染を防止するため検査前に感染症をチェックし，その情報をスタッフで共有し院内感染防止に努める
洗浄・消毒の手順	①消化器内視鏡	スタンダードプリコーションの考え方のもとに一患者の検査終了ごとに自動洗浄機を用い洗浄・消毒する。消化器内視鏡の洗浄・消毒の具体的な手順は⑫に示した
	②生検鉗子などの処置具	ディスポーザブル製品を用い，使用後は破棄する。ディスポーザブル製品は消毒し再使用してはいけない。リユースの処置具は超音波洗浄を行ないオートクレーブ滅菌をする

⑫内視鏡の洗浄・消毒　☞ P.176

memo B45　全身状態の記録
- EMR/ESDの開始時間や患者のバイタルなどの記録は専用の記録用紙に記載する。

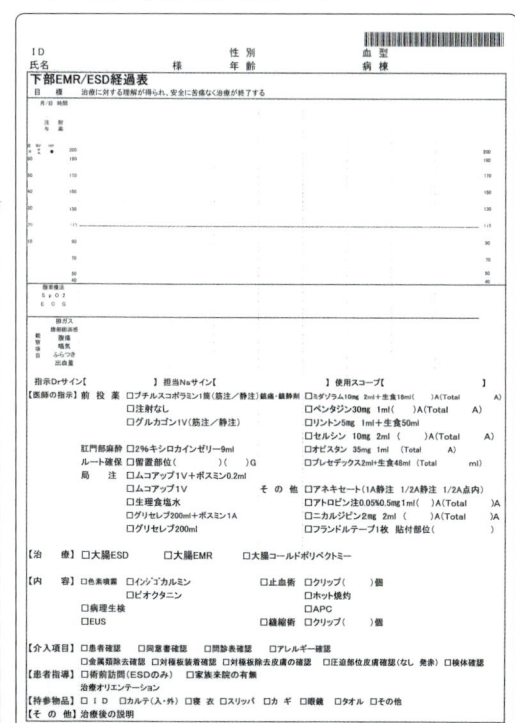

2	拮抗薬の投与	●治療終了後，覚醒状況により拮抗薬 フルマゼニル（アネキセート）を投与 ▶アネキセートは半減期が短く再鎮静が起こる可能性があるので，点滴ボトル内への注入とワンショット静注を行うと長時間の覚醒が維持できる。
3	安全の確保	①高周波焼灼装置の電源をオフにし，対極板を除去する。皮膚に悪影響を与えないようゆっくりはがす。 ②病棟看護師が来るまでは転落防止のためベッドを低くし，患者のそばを離れない。 ③モニタリングは患者が退室するまで継続する。

memo B46　拮抗薬の種類と使用上の注意

薬剤名	フルマゼニル（アネキセート）	塩酸ナロキソン（塩酸ナロキソン）
特徴	ベンゾジアゼピン系鎮静薬の拮抗薬 半減期が短いため鎮静作用が再び出現することがある ミダゾラム以外のベンゾジアゼピンで生じやすい	モルヒネ，ペンタゾシンなどの麻薬性あるいは拮抗性鎮痛薬に対する拮抗薬
使用法	0.2 mg を緩徐に静注 投与 4 分以内に覚醒が得られなければ 1 分間隔で 0.1 mg ずつ追加（総投与量 1 mg まで）	0.2 mg を静注 効果がなければ 2 〜 3 分間隔で 0.2 mg を 1 〜 2 回追加投与
禁忌	ベンゾジアゼピンを服用中のてんかん患者	非麻薬性中枢抑制薬または病的抑制による呼吸抑制
副作用	ショック，血圧低下，嘔気，痙攣	肺水腫，血圧上昇
血中濃度・他	血中の半減期は 49 〜 52 分 3 〜 30 分の拮抗が認められる	半減期：0.4 mg 静注 64 分（作用時間 90 〜 120 分）

memo B47　内視鏡室を退出する基準

目標	基準
意識が回復する	呼名にて返答がある
血圧が安定する	収縮期圧 90 〜 180mmHg
SpO_2 が安定する	酸素投与なしで SpO_2 91％以上（90％以下なら酸素投与）

以上を目安とし最終的には主治医が判断する。

知っておきたい内視鏡画像と知識：大腸⑤
ESD 施行例①

①腸管のほぼ全周を占拠する隆起型腫瘍がみられる。

② ESD 施行中。

③ ESD 終了後。ほぼ全周にわたる腫瘍を摘除した。

④回収した病変をピンで伸展・固定する。

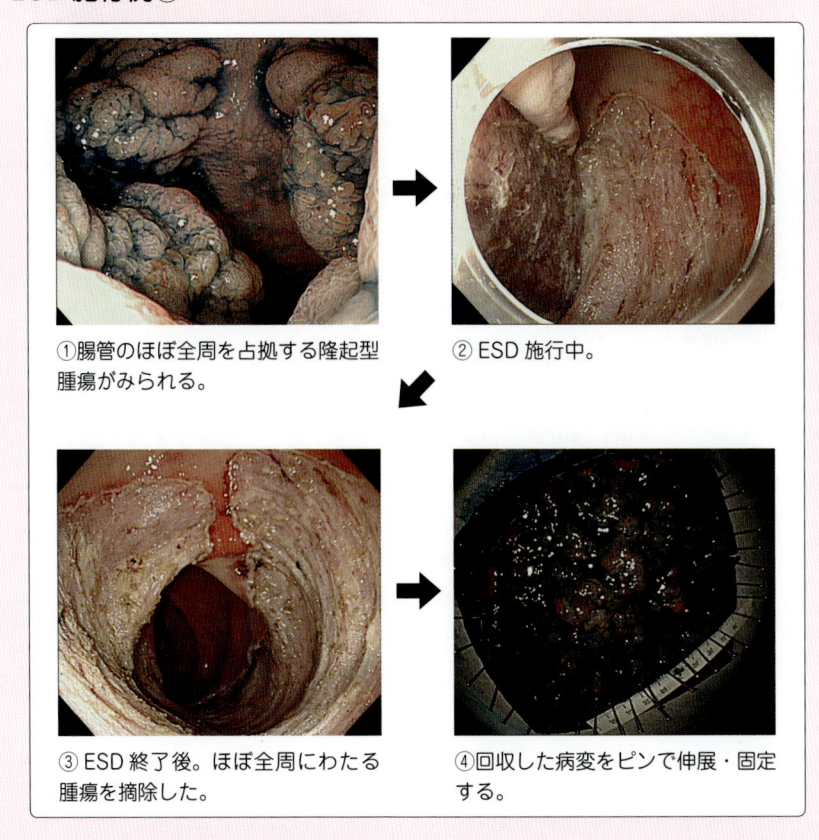

大腸 EMR/ESD

C 治療直後から食事開始前までの看護

看護の目標・ポイント
☐ 重篤な偶発症（出血・穿孔・腹膜炎）の早期発見に努める

▶▶▶ **看護の流れ** ❶患者の受け入れ準備 ▶ ❷全身状態の把握 ▶ ❸主な偶発症と観察・予防ケア ▶ ❹患者の安全 ▶ ❺治療後の安静度

❶ 患者の受け入れ準備

病室の準備 C1
- 体温計，血圧計，パルスオキシメーター，心電図モニター（必要時），支柱台を準備し，ベッドはストレッチャーが横付けできるように配置する。
- 出血など排泄物による汚染を予防するために，ベッドの頭部から腰部にかけて防水シーツを入れる。
- 事前の情報から治療後に不穏状態が予測されるときは，離床センサーを準備する。

ワンポイントアドバイス
高齢者や過去の治療時に不穏症状を起こしたことがある患者は特に注意が必要。
- 治療前に事前情報から不穏症状が予測される場合は，監視用TVモニターが使用できる病室に転室する。
- 離床センサー，監視用TVモニターを使用する場合は，本人，家族の同意を得ておく。

病室への移送
- ストレッチャー C2 で病室に移送。

ワンポイントアドバイス
治療時に使用している鎮静剤の影響で呼吸状態は変化しやすいため，治療室からの移送には細心の注意が必要。

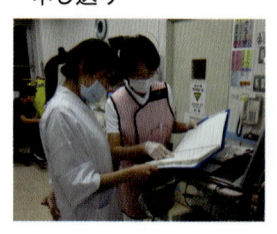

❷ 全身状態の把握

申し送り
- 内視鏡看護師から，患者の状態について申し送りを受ける。
  ☐ 治療時間
  ☐ 使用薬剤：鎮痛薬・鎮静薬・鎮静拮抗薬 C3
  ☐ 治療部位，病変の大きさ
  ☐ 治療中の問題点（治療中の出血量，穿孔の有無，クリップの使用の有無）
  ☐ バイタルサインの変化など
  ☐ 抗凝固薬，抗血小板薬の再開 C4 の指示
  ☐ その他：治療後の医師指示

帰室後の観察のポイント C5(→P.115)
- 申し送り内容から問題点を把握し継続してケアする。
  ☐ 覚醒状態
  ☐ バイタルサイン，顔色，口唇色，四肢冷感
  ☐ チアノーゼの有無
  ☐ 嘔気・嘔吐・下血の有無，量，性状
  ☐ 腹痛，腹部膨満，腹部不快感の有無・程度
  ☐ 指示された安静が守られているか

memo C1　病室の準備

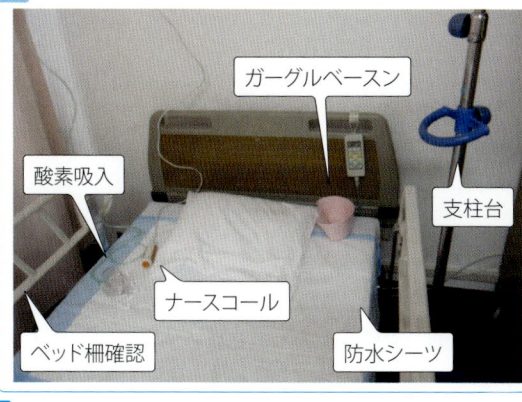

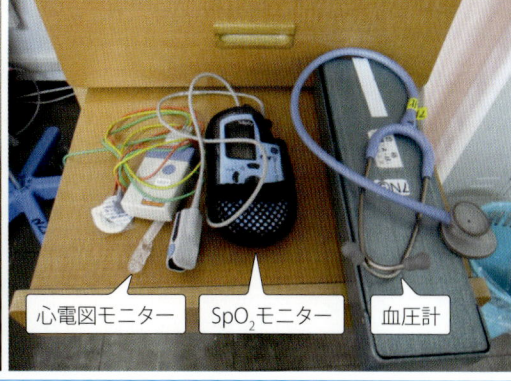

（写真：病室の準備物品）
- 酸素吸入
- ガーグルベースン
- 支柱台
- ナースコール
- ベッド柵確認
- 防水シーツ
- 心電図モニター
- SpO₂モニター
- 血圧計

memo C2　ストレッチャー

- 鎮静・鎮痛薬を用いているので移動中に転倒する危険性がある。
- ストレッチャーによる検査室から病室への移動により移動時の安全性が確保できる。

memo C3　成人病センターで使用される主な鎮静薬・鎮痛薬と拮抗薬

	薬剤	特徴
ベンゾジアゼピン系鎮静薬	ドルミカム（ミダゾラム）	半減期 1.8〜6.4 時間
非麻薬性鎮痛薬	ペンタジン（ペンタゾシン）	半減期 0.73 時間
拮抗薬	アネキセート（フルマゼニル）	ベンゾジアゼピン系による鎮静の解除・呼吸抑制の改善　半減期 49〜52 分

ワンポイントアドバイス
- 治療中は鎮静剤（ミダゾラム）で鎮静をかけている。治療終了時に鎮静薬が効きすぎている場合は，拮抗薬（アネキセート）を使用し覚醒を促す。アネキセートは，半減期が短いため，再び意識レベルが低下することがある。
- アネキセートを使用している場合は，病棟への帰室直後だけでなく，帰室後も継続して覚醒状態，呼吸状態の観察が必要。

memo C4　抗凝固薬・抗血小板薬の再開

- 止血が確認できれば抗凝固薬・抗血小板薬の服用を再開する。
- ヘパリン置換されている症例ではヘパリンを再開する。

⑦抗凝固薬・抗血小板薬の内服中断と再開　☞ P.161

3 主な偶発症と観察・予防ケア

出血（下血）

ワンポイントレクチャー
- EMR で出血が起こる頻度は治療対象病変の大きさ，局在，組織型によって異なるが，約 1〜2％
- ESD の後出血は 1.5％程度生じる。

▶ 出現時期	処置直後，治療後 4〜5 日目，7〜10 日目
▶ 観察のポイント	● 出血の有無 ● 腹痛の有無，腹部膨満感，腹壁の緊張 ● ショック症状，血圧の低下，頻脈，心悸亢進，息切れ，ふらつき
▶ 看護	● 治療後の出血を確認するために，排便時は流さずにトイレの中のナースコールを押してもらうように説明（治療後 2 回は観便）。 ● 観便の際は，患者といっしょに観察し，退院後も観便が必要になるため自己での観便ができるように働きかける。 ● 便の中に少量の血液の混入している場合は，スコープによる刺激，内視鏡切除時によるものが考えられるため患者に安心感を与えるように説明する。 ● 術後は痛みや長時間による治療の侵襲で血圧が上昇しやすい。血圧の上昇は，出血の危険因子であり，最高血圧が 180mmHg 以上であれば医師の指示により降圧剤を使用する。術前から血圧降下剤を使用していた患者の場合は，特に留意し，術後医師の指示により降圧剤の投与を開始する。

ワンポイントアドバイス

下血時の対応
- 下血の場合は，その量，出血の程度を観察し，腹部症状や血圧の変化など随伴症状と関連させ観察を行い，医師に報告する。
- 大腸 ESD の場合は，鮮血便が出る。患者の中には腹部不快感があり，トイレなどの排泄時に多量に鮮血便を排泄し，ショック状態となりトイレで転倒するケースもある。患者のベッドサイドだけでなく，トイレの環境整備にも留意が必要。

穿孔

ワンポイントレクチャー
穿孔の発生は EMR では 0.1％未満，ESD では約 6％

▶ 出現時期	● 術直後〜数日後（遅発性穿孔）
▶ 原因	● 大腸は長い管腔臓器で多くの屈曲やひだがあり，深部に貯留した空気が肛門から脱気することが難しいため，治療部位の減圧を図りにくい。 ● 大腸壁は食道や胃と比べて薄く穿孔しやすい。 ● 大腸には不潔な便汁が存在するため，便汁の漏出による腹膜炎を生じやすい。
▶ 観察のポイント	● 腹膜炎症状： 　□ 腹痛（圧痛・自発痛）の強さ（鎮痛薬を使用しても効果がない）と範囲 　□ 腹満の程度 　□ 腹壁の緊張の有無 ● 炎症所見 　□ 白血球，CRP の上昇 　□ 発熱の持続 ● 胸部レントゲン検査 　□ 穿孔によるフリーエアーの有無

memo C5　帰室時の観察のポイント

観察項目	看護
● 意識レベル 　（覚醒状態） ● 不穏状態の有無	● 安全な環境の提供（⇨ memo C1　113頁参照） 　▸ ベッド柵設置，ベッドの配置を工夫する 　▸ ベッドの高さを低くする 　▸ 必要に応じて離床センサー（ウーゴ君・まった君）を設置する 　▸ ナースコールを患者の手元に設置する ● 覚醒状態が十分でない場合は心電図モニターを装着し継続的に観察する ● 覚醒状態を確認しながら治療が終了したことを説明する ● 鎮静薬の影響が残っているので，1回目の歩行は看護師が付き添うことを伝える ● 家族にも鎮静薬の影響について説明する
● 呼吸状態 　▸ S_pO_2 　▸ 喘鳴の有無 　▸ 舌根沈下の有無	● 舌根沈下がある場合は，枕を外し肩枕を挿入する ● S_pO_2　95％以下であれば，医師の指示により酸素吸入を開始する ● 呼吸状態が不安定な場合は，医師に報告する
● 腹部症状 　▸ 腹痛・腹壁の緊張 　▸ 腹部膨満 　▸ 嘔気・嘔吐 　▸ 排ガスの有無	● 治療時に腸に空気を送り込んでいるために腹満感，それによる痛みが生じることを説明する ● 排ガスは我慢しないように説明する ● トイレ歩行が可能であれば，トイレに座ることで腹満感が軽減することがあることを伝える ● 腹壁の緊張の持続，腹痛が緩和されない場合は医師に報告する（排ガス後も強い痛みが持続する場合は穿孔を疑う）

memo C6　後出血の対処

- 後出血の定義：「内視鏡治療後に Hb 値 2 g/dl 以上の低下あるいは下血をきたしたもの」（Tajiri H, Kitano S. Dig Endosc 2004: 16: s134-s136）
- 大腸では術中出血に比しその発生頻度は低いが，凝固過剰により深層の血管が露出されることにより生じる。
- クリップでピンポイントで出血血管を止血するか，創面全体を縫縮する。凝固しすぎると穿孔をきたすことがあるので要注意。

memo C7　遅発性穿孔

- 遅発性穿孔はまれではあるが生じると重篤な状態となる。
- 穿孔により腸内容物が漏出し，汎発性腹膜炎を併発しており原則として外科的処置が必要。
- クリッピングによる縫縮と絶飲食，抗生物質の投与で保存的処置が可能な場合もある。
- 腹膜刺激症状などの自覚症状が強い場合は手術の適応となる。

	▶看護	●治療中に穿孔が起きた場合は，クリップによる縫縮が行われる。穿孔の程度により，術後の安静度の変更と絶食期間の延長が必要となる。治療後の腹膜炎症状を注意して観察する。 ●医師の指示により治療直前から1日2回3日間抗生剤の点滴を開始する。腹痛など患者の自覚症状がない場合もCRPなどの検査所見を合わせて患者を観察する。 ●治療後から治療翌日の朝まではベッド上安静が必要であることを説明する。尿器をベッドサイドに準備する。 ●腸管内圧を高めないために治療後2日目から食事が開始となることを説明する。穿孔の疑いがなければ，水やお茶は医師の指示があれば飲用できる。多量の飲水や冷たい飲水は腸管蠕動を誘発するため避ける。 ●治療直後の腹部膨満感，腹痛は内視鏡治療中の送気によるものが多い。安静度の指示内容を確認し，トイレまたはポータブル便器を設置し，排ガスを試みてもらう。便座に座ることで排ガスが促されることを説明する。 ●強い腹痛や発熱があれば穿孔，腹膜炎を疑い，胸腹部レントゲン検査やCT検査などの検査が必要となるため早めに医師に報告する。 ●排泄時の怒責 C8 など腹圧を加える動作は，腸管内圧を高めるため，避けるように説明する。
	💡 ワンポイントレクチャー	穿孔が起こったら 穿孔部からの便汁漏出による腹膜刺激症状が増悪する傾向があるかを観察し，医師に報告。緊急手術になることもある。手術時期を逸すると敗血症性ショックとなり生命の危険性がある。
4	**患者の安全**	
	転倒・転落の防止	●十分に覚醒するまでは家族に付き添いを依頼するか離床センサーを用いるなどして危険防止に努める。 ●点滴ルートには十分注意するよう説明し，トイレなどの第一歩行は看護師が付き添い，ふらつきがないか確認する。
	誤嚥の防止	●治療後約1時間は咽頭麻酔の影響が残るため，絶飲・絶食であることを説明する。 ●水分開始時は，誤嚥予防として水分を少量飲んで，むせないことを確認する。
	ベッド周囲の環境整備	●ベッド上安静が必要なため，ベッド周囲の環境整理を行い，ナースコールが手元にあることを確認する。 ●腹痛や気分不良があればナースコールを押して看護師を呼ぶように説明する。
5	**治療後の安静度**	
	安静 C9	●意識が清明になれば治療後の安静度について説明する。 　▶治療当日はベッド上安静とし，排泄は尿器またはポータブル便器を使用する。翌日から点滴に注意して病棟内を歩行できることを説明する。 　▶治療当日・翌日は絶食とする。セデーションから十分に覚醒すれば治療後1時間後から水分は摂取できる。初めての飲水は誤嚥がないかを確認する。

memo C8　遅発性穿孔の誘因

- 遅発性穿孔を生じるきっかけとして術後の排便時のいきみ，飲酒，運動などが考えられることを患者にあらかじめ説明しておくことが大切（消化器内視鏡ハンドブック）。

memo C9　安静度の目安

		治療当日	1日目	2日目	3日目	4日目
大腸ESD	安静度	トイレ以外は安静	病棟内フリー	病棟内フリー	院内フリー	→
	清潔	入浴禁止	清拭	シャワー	入浴	→
大腸EMR	安静度	トイレ以外は安静	院内フリー	→	→	→
	清潔	入浴禁止	シャワー	入浴	→	→

知っておきたい内視鏡画像と知識：大腸⑥

ESD 施行例②

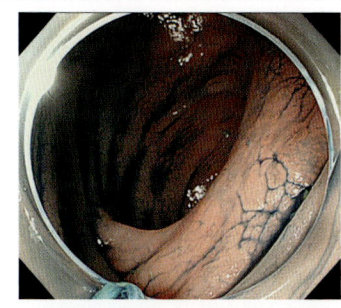

①大腸の非顆粒型側方発育型腫瘍（LST-NG），インジゴカルミン散布後観察像。

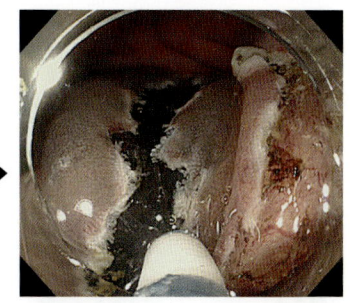

②粘膜下に局注液を注入し切開を開始した。前医における点墨の影響で，粘膜下層が黒色であった。

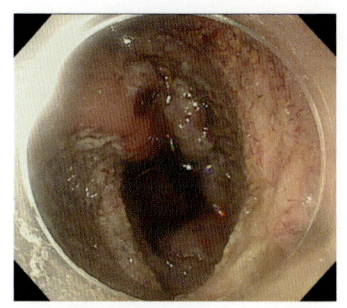

③ESD 終了後。ほぼ全周の病変を切除した。

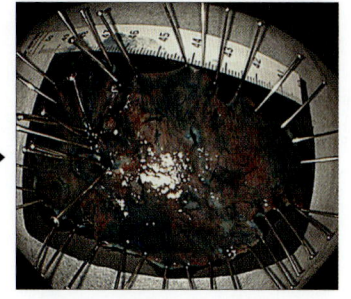

④回収した病変はピンで伸展・固定する。

大腸 EMR/ESD

D 食事開始から治療後3日目までの看護

看護の目標・ポイント
☐ 食事摂取開始後も腹痛の増強や下血・発熱が出現せず経過するように努める

▶▶▶ **看護の流れ** ❶食事開始時のケア

1 食事開始時のケア

食事の形態	● 大腸 EMR と大腸 ESD の治療後の食事形態の指示。 ● 出血・腹痛がなければ，食事を開始する。 ▶ 大腸 EMR では治療翌日から，大腸 ESD では治療後2日目から7分粥を開始する。 ● 食事開始後，腹痛などの症状がなければ点滴を終了する。

治療日数	治療後1日目	治療後2日目	治療後3日目	治療後4日〜
大腸 EMR	7分粥	全粥	常食	
大腸 ESD	絶食・飲水可	7分粥	全粥	常食

食事開始時の患者の指導	● 食事はよく咀嚼し，ゆっくりと摂取するように説明する。 ● 食事開始後，腹部不快感や腹満感が強く現れるときは看護師に伝えるように説明する。 ● 観便の必要性について説明する。

📢 **ワンポイントアドバイス**
- 食事開始後，刺激により治療部位から出血することがある。
- 食事後腹痛などの症状がないか十分に観察し，出血の兆候があれば医師に報告する。

知っておきたい内視鏡画像と知識：大腸⑦
ESD が可能だった症例

いずれも ESD を施行し治療効果判定基準により「完全摘除」と判定された。

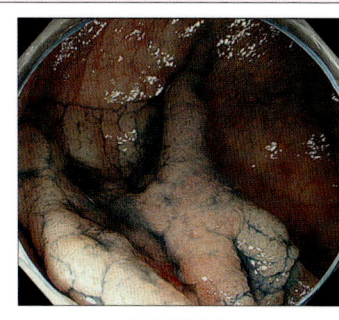

平坦型病変 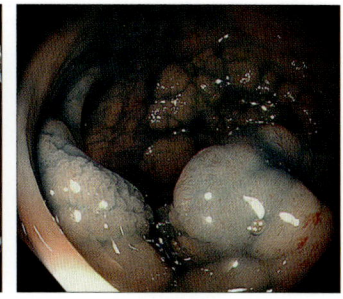　　　隆起型病変

知っておきたい内視鏡画像と知識：大腸⑧
ESD の適応ではない症例

いずれも ESD の適応とは判断せず，外科手術を行った。

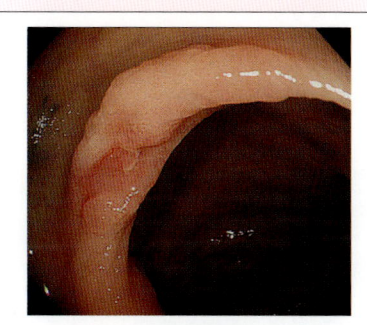

平坦型病変 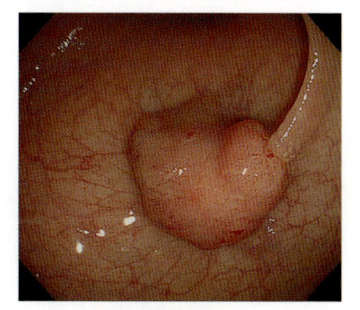　　　隆起型病変

知っておきたい内視鏡画像と知識：大腸⑨
遺残再発例

他院で EMR が施行されたが，切除部にひだのひきつれを伴う隆起型病変を認める。遺残再発！再度 ESD により摘除できた。

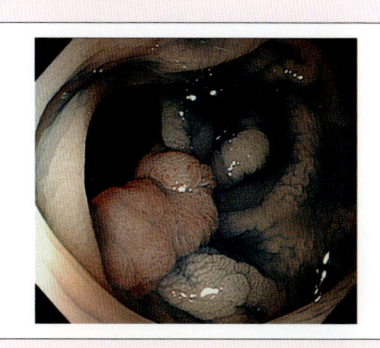

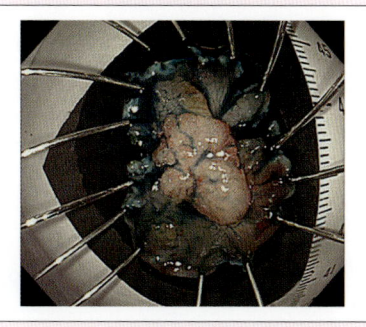

治療後3日目〜退院までの看護：退院準備

> **看護の目標・ポイント**
> ☐ 退院後の自己観便ができ，退院後の生活について理解できるよう支援する

▶▶▶ **看護の流れ** ❶ 退院指導 ▶ ❷ 外来への継続看護

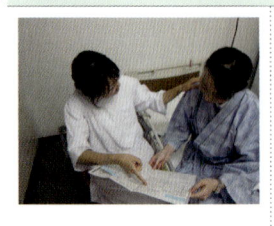

❶ 退院指導

	● 退院の目安：大腸 EMR では治療後 2 日目から 3 日目，ESD では 5 日目〜6 日目に退院可となる。 ● 治療後 2 日目に退院指導パンフレット📎(E1)に沿って家族も含め退院指導を行う。 ● 後出血を予防するための生活指導を行う（治療後の創部は潰瘍となり治癒するのに約 2 ヶ月かかる）。
運動と仕事	● 日常の家事やデスクワークは可能であるが，腹圧のかかる，重いものを持つなどの重労働は避ける。 ● どんな運動も少なからず腹圧がかかる。スポーツについては，退院後の初回外来受診時に主治医に確認するように説明する。自転車も避けるように説明する。
自己観便の継続	● 退院すれば活動量が増えるため，治療後 1 週間ごろに後出血が起こることがある。継続して観便が必要であることを説明する。 ● 気分不良から突然，下血が起こることを説明する。
食事	● 退院後 1〜2 週間は消化の良いものをとるように説明する。 ● 極端に熱いもの，冷たいものは避ける。
飲酒，喫煙	● アルコールは血行が良くなるため創部からの出血の原因になる。最低 2 週間は禁酒する。 ● 煙草も同様に 2 週間の禁煙が必要である。
異常時の対応	● 黒い便や出血が疑われたり，我慢できない腹痛や嘔吐などがあれば，病院に連絡し指示を受けるように説明する。

❷ 外来への継続看護

継続看護のポイント	● 切除した組織の病理検査の結果の説明は，退院日または，退院後の初回外来受診時に医師から説明があることを伝える。 　▶ 腫瘍が粘膜下層に 1000 μmm 以上進展している場合には外科手術が必要となり，病理結果が出るまでは，患者にとって気がかりが続くこととなり，継続的に精神的サポートが必要となる。 ● 術後のフォローアップ📎(E2)が必要なことを説明しておく。 　▶ 局所遺残再発と異時性多発癌の早期発見が重要。 ● 喫煙歴やアルコール歴なども踏まえ，退院後の継続看護のポイントを看護サマリーに記載し外来看護師へ情報を伝える。

memo E1　退院指導時のパンフレット

大腸の内視鏡切除術を受けられた患者様へ

退院後はいつもの生活に戻りますが，傷口が完全に治るまでには最長で2か月近くかかる場合もあります。
以下のことに気をつけてお過ごしください。

飲食について
食事に関しては特に制限はありませんが，治療後2週間は消化が良いものをよく噛んで食べるように注意しましょう。

飲酒・喫煙について
傷口からの出血の原因となる可能性があります。
治療後2週間は飲酒・喫煙を控えてください。

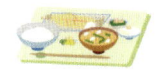

運動・仕事について
治療後2週間は激しい運動・重労働・泊りがけの旅行，重い物を持つなどの行為は控えてください。
2週間目以降は通常どおりの運動・仕事をしていただいてかまいません。

入浴について
出血の危険があるため治療後2週間は長時間の入浴、熱めのお風呂は控えてください。

内服について
処方された薬を指示どおり正確に内服してください。

その他の注意事項
★治療後2週間は便を観察して下さい。
★激しい腹痛，下血（真っ黒な便，赤黒い便）など異常がみられた時は下記連絡先へ電話連絡して下さい。
平日は外来主治医，土・日・祝日・夜間は内科当直医につないでもらってください。次回受診日には必ず受診してください。
★便秘のひどい方は退院前に下剤使用について主治医にご相談ください

```
＜連絡先＞
独立行政法人大阪府立病院機構
大阪府立成人病センター
ＴＥＬ：06-6972-1181（代表）
```

memo E2　術後のフォローアップと再発の取り扱い

フォローアップ

①粘膜内癌（m癌）
- 完全一括切除できた場合：見落とした多発病変の確認のため1年後に内視鏡検査を施行する。
- 切除断端の評価が困難な場合：
  - 6ヶ月から1年後に内視鏡検査を行い局所再発の有無を調べる。
  - 異時性多発病変に関してはその後も定期的に内視鏡による経過観察を行う。

②粘膜下層癌
- 経過観察する場合は局所再発のみならず，リンパ節再発や遠隔転移再発の検索も必要であるが，現時点では明確なサーベイランスの方法や期間についてもコンセンサスは得られていない（粘膜下層癌内視鏡治療後の再発は1～3年以内のことが多い）。

再発の取り扱い
- 遺残・再発症例に対する追加治療の第一選択は再ESDである。
- 初回の治療による繊維化のため手技は極めて困難で，穿孔の危険性が極めて高いことをよく理解した上で実施することが大切である。

⑬治療効果判定　☞ P.178　　大腸⑨：遺残再発例　☞ P.119

下咽頭 EMR/ESD

A 治療前（入院から治療まで）の看護

看護の目標・ポイント
- ☐ 治療・麻酔 🔖A1, A2 侵襲が最小限となり，安全に治療を受けるための準備を整える
- ☐ 自身の意思で治療を受けることを決定し，できる限り安心して治療に臨むことができる

ワンポイントアドバイス
- 医師から患者への治療説明は，入院前に外来で説明されている。
- 病棟看護師は，患者の治療に対する理解度を確認するとともに，癌と告知された 🔖A3 患者の心理状況に寄り添いながら治療前の準備をすすめていくことが大切。

▶▶▶ **治療と看護の流れ** ❶全身状態の把握 ▶ ❷治療前検査の実施 ▶ ❸治療内容の理解・同意の確認 ▶ ❹オリエンテーション ▶ ❺内服薬の管理 ▶ ❻患者の安全 ▶ ❼手術室看護師による術前訪問 ▶ ❽下剤の投与

1 全身状態の把握

● クリニカルパスのケア項目に沿って情報を確認する。

身体面の把握	☐ 嗄声の有無 ☐ 嚥下障害の有無 ☐ 咽頭痛の有無
精神面の把握	☐ 治療についての理解度 ☐ 治療についての質問内容 ☐ 治療についての不安の訴え

2 治療前検査の実施

● 治療前検査を施行し，耐術能を評価する。
  - ☐ 感染症（HBsAg，HBcAb，HCVAb，梅毒血清反応，HIV）
    ▶ 内視鏡検査ごとに洗浄・高水準消毒 🔖A4 を行うことになっているので，スクリーニング内視鏡検査に際しては感染症のチェック 🔖A5 は必要ではない。しかし，術前に感染症をチェックしその情報をスタッフで共有することは院内感染防止に有用である。
  - ☐ 一般血液検査（出血時間，凝固時間，検血）
  - ☐ 血液生化学検査：肝機能，腎機能，糖代謝機能
  - ☐ 血液型・不規則抗体検査
  - ☐ 胸部レントゲン検査
  - ☐ 呼吸機能（スパイロメーター）または動脈血ガス分析
  - ☐ 心機能検査
    ▶ 心電図（安静時・負荷）
    ▶ 心臓超音波検査（必要時）
  - ☐ 気管支鏡検査（嚥下障害がある場合）
● 必要な検査の種類と時期（治療までの期間）は各施設のルールを確認する。
● 異常データがある場合は治療後の偶発症を予測しておく。

3 治療内容の理解・同意の確認

● 治療の内容についてどのように理解されているか，治療説明文書の内容は理解されているか確認する。
  ▶ カルテの記載内容とずれがないか？ 医師の説明内容について理解できなかったことはないか？ などを確認し，必要があれば，看護師が補足説明を行うとともに医師と連携をとり，医師からの説明の場を設定する。
  ▶ 同意書を確認する 🔖A6, A7（→P.125）。
    ☐ 治療説明書・同意書

memo A1　麻酔とは…？

- 麻酔とは，手術に伴う身体的・精神的苦痛や手術侵襲を除外もしくは最小限にするためのもので，その方法は局所麻酔と全身麻酔に分けられる。
- 局所麻酔法には，脊髄くも膜下麻酔・硬膜外麻酔・浸潤麻酔・表面麻酔・伝達麻酔・局所静脈麻酔がある。浸潤麻酔や表面麻酔は，末梢神経の周囲に局所麻酔薬を浸潤させ，痛み刺激の伝達を遮断し，鎮痛効果を得る。
- 全身麻酔とは，麻酔薬を中枢神経に作用させ，一時的かつ可逆的に意識を消失させることである。全身麻酔に求められる効果は，①意識の消失，②痛みの消失，③筋緊張の消失による不動性，④有害反射（自律神経活動）の抑制の4つである。

memo A2　なぜ気道確保・全身麻酔が必要か…？

- 意識下では咽頭の触知により咽頭反射が生じるため，安静状態を保つことができない。
- 咽頭は解剖学的には狭く複雑なため，微細で正確な操作が必要とされる内視鏡的切除を行う視野を確保する。
- 咽頭ESD中の出血は窒息のリスクがある。

memo A3　癌の告知

- EMR/ESDに際しては，癌の告知は不可欠。
- 癌を告知しなければ代替可能な治療ができない。また，ESDが不成功に終わったり，重篤な偶発症が生じたときにトラブルの原因となる。
- どうしても告知できない場合はEMR/ESDは断念し，他の標準治療にとどめる。

⑥インフォームドコンセント ☞ P.160

memo A4　高水準消毒

- 内視鏡の消毒は，清潔度レベル（Spaulding分類）の「やや危険」に分類され，高水準消毒が必要。

⑫内視鏡の洗浄・消毒 ☞ P.176

求められる清潔度のレベル（Spaulding分類）

区分	具体的な実例	対策
危険 （Critical）	血管内や通常無菌の組織に接触するもの （生検鉗子，局注針，スネア，ナイフ，把持鉗子など）	滅菌
やや危険 （Semicritical）	健常粘膜・通常無菌の組織を貫通しない機器 （内視鏡スコープ，超音波プローブ，造影力ヌラなど）	高水準消毒
危険でない （Non-critical）	患者に接触しないか，健常皮膚との接触に限られるもの（検査ベッド，床，吸引ボトルなど）	中ないし 低水準消毒

（日本消化器内視鏡学会（監）：消化器内視鏡ハンドブック．日本メディカルセンター 2012 より引用）

memo A5　内視鏡スクリーニングの際の感染症のチェック

- 現在では検査ごとに洗浄・高水準消毒が行われているので，患者間の交差感染予防を目的とした感染症チェックは不要。長時間のESDでは出血や体液の飛散による医療従事者への感染予防が必要で，このためには感染症に関する情報をスタッフで共有することが大切。

⑫内視鏡の洗浄・消毒 ☞ P.176

memo A6　同意書の確認

- 時折，同意書が提出されていないことがあるため注意が必要。
  - 署名は自筆署名（この場合には捺印は必ずしも必要ではないとされている）または，記名捺印を確認する。
  - 同意書は医療側，患者側双方が一通ずつ保管していることを確認。
  - 口頭で説明しカルテに記載するのみでは無効と判断されることが多いので要注意。
  - 電子カルテの場合は署名入りのものをスキャナで取り込み保存する。

⑥インフォームドコンセント ☞ P.160

□ 麻酔説明・同意書
□ 輸血説明・同意書
□ 血液製剤使用説明・同意書

> **ワンポイントアドバイス**
> 治療説明文書は，患者によっては十分に読まれていない場合もある。患者の反応を見ながら，一緒に説明文書のポイントを確認することが大切。

> **ワンポイントレクチャー**
> ESDはEMRに比べて病変の一括切除が可能になり，完全に切除できているか正確に判断できる。内視鏡治療後の組織学的検査（悪性度，進行度，転移の危険率など）の結果で，追加治療が必要性か治療方針が明らかになる。

> **ワンポイントレクチャー**
> 下咽頭は解剖学的に複雑な構造が入り組んでおりEMR・Cでは切除困難で分割切除とならざるを得ないことが多い。一括完全切除を目指してESDが選択される。

4 オリエンテーション

● 診療計画書を用いて，治療までの準備，治療後の経過について説明する。

説明内容

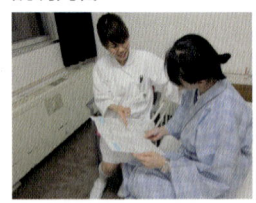

① 手術室の場所と出診時間，出診方法を説明する。

② 食事，飲水制限
 ▶ 治療前日の夕食後から絶食とする。
 ▶ 飲水：入眠前（午後9時）まで可（ただし飲水のみ）。

③ 点滴の開始時間
 ▶ 脱水予防のため，治療が午後から始まる場合は治療当日の朝10時から点滴を開始する。
 ▶ 点滴は治療後2日目まで続く。

④ 禁煙指導
 ▶ 喫煙者には禁煙の必要性を説明する。

⑤ 出診時
 ▶ 義歯や金属類，マニュキュアなどの装着物やメイクを除去し，前開きの寝衣を着用する。

⑥ 家族の待機の必要性と待合室の場所を説明する。

⑦ 治療後の経過
 ▶ 食事・飲水：治療1時間後から飲水が可能になる（水，お茶のみ）。食事は治療後2日目から5分粥を開始する。
 ▶ 安静度の目安：治療直後は，トイレ以外はベッド上安静とする。治療後1日目から病棟内歩行が可能になる。

⑧ 治療後の痛みなどの症状への対応
 ▶ 治療中は全身麻酔により意識がなく痛みはない。治療後は痛みの状況に応じて鎮痛薬を使用する。痛みや不快な症状がある場合は我慢をせずに看護師に伝えるように説明する。

> **ワンポイントアドバイス**
> オリエンテーションは，患者からこれまでにあった質問を参考にしながら，患者の気がかりになっていることが解決できるようにすすめていく。

> **memo A7　ICの際の注意点**
> - 頭頸部表在癌についてはリンパ節転移との関係がまだ不明なことが多くESDの明確な適応基準は確立されていない。
> - 内視鏡治療は標準治療ではなく臨床研究的な治療という位置づけであることを説明し理解をしてもらうことが必要である。
>
> ICの内容
> ①中下咽頭領域に表在癌があり，治療が必要であること。
> ②標準的な治療は，外科手術（咽頭喉頭全摘術，部分切除術）または（化学）放射線療法である。それぞれの偶発症について。
> ③内視鏡治療は，臓器温存が可能な局所治療であり，治療後のQOLが保たれる可能性が高いこと。
> ④全身麻酔が必要であること。
> ⑤頭頸科・耳鼻科とチームを組んで治療にあたること。
> ⑥具体的な治療方法
> ⑦偶発症（喉頭浮腫，後出血，穿孔，誤嚥性肺炎，疼痛など）について。治療後喉頭浮腫が高度で窒息が懸念される場合，一時的に気管切開を行う可能性があること。
> ⑧中下咽頭領域は，治療前内視鏡検査では十分に見えていない領域もあること。そのため，喉頭展開してみると，病変がより広範であったり，深部浸潤が疑われることが判明し中止になる可能性があること。別病変が見つかる可能性があること。
> ⑨病理検査の結果で追加治療が必要になる可能性があること。
> ⑩長期的な成績は，まだ明らかになっていないこと。また，異時多発病変が多いため，治療後の経過観察が重要であること。（日本消化器内視鏡学会（監）：消化器内視鏡ハンドブック．日本メディカルセンター 2012 より引用）

> **memo A8　診療計画書**
>
> 中・下咽頭癌内視鏡下粘膜切除術(EMR)・粘膜下層剥離術(ESD)　入院診療計画書（病院用）

> **memo A9　金属類の除去**
> - 高周波電流の通電により金属接触部に熱傷を生じることがあり，術前に必ず除去してあることを確認。
>
> ⑩高周波発生装置　P.173

5 内服薬の管理

抗凝固薬, 抗血小板薬等の内服状況の確認

- 抗凝固薬, 抗血小板薬等については, 外来であらかじめ中断（休薬）もしくは継続が指示されているので, 入院時にその指示が守られているか否かを確認する（血栓塞栓症の発症と術中および術後の出血を予防するため）。

> **ワンポイントアドバイス**
> - 抗凝固薬・抗血小板薬を内服していることを理解されていない患者もいる。薬歴を外来カルテで必ず確認し, お薬手帳を持参されている場合には見せてもらう。
> - 薬の確認は,「血をさらさらにする薬」「血が固まらなくなる薬」「脳梗塞の予防の薬」など表現を変えて確認する。
> - 心疾患, 脳血管疾患の既往歴がある場合は, 特に注意して確認することが必要である。
> - 抗凝固薬・抗血小板薬を中止する場合は, 医師は中止により起こるデメリットを説明することが必要。

休薬期間の設定

- 当院（大阪府立成人病センター）の「術前休止薬の休止期間・休止方法に関するコンセンサス」に基づき休薬期間を指示📎(A10)。
- 抗凝固薬や抗血小板薬を休止する場合は, 休止期間や方法について説明し,「抗血栓薬服用中止に関する説明・同意書」への署名をいただく。

絶食時の内服薬

- 全身麻酔の場合, 原則すべての内服薬を中止する。
- 必要な場合は, 麻酔科医と外科医が相談の上, 指示を出す。

6 患者の安全

リストバンドの装着

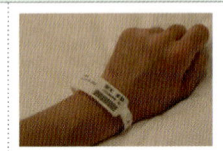

- 患者誤認防止の目的で入院時にリストバンドを装着してもらう。
  - 手術室への出診時, 患者本人とリストバンドで名前とIDナンバーを再確認する。

術前検査の完了と結果の確認

- 術前検査が施行済みか確認する（必要な検査と時期は院内のルールに基づき確認する）。

生活面への準備

- 治療前日：夕食後は絶食
- 飲水：入眠前（午後9時）まで可（ただし飲水のみ）
  - 全身麻酔では, 嚥下や咳嗽反射は抑制されるので, 気管挿管が完了するまでに, 胃内容物が逆流すると, 強酸性の胃内容物による誤嚥性肺炎を起こすことがある。
- 午後開始手術の場合：午前10時より点滴を開始する。

> **ワンポイントアドバイス**
> 術前の脱水を予防するために, 午後開始の治療の場合は, 午前より補液する。

手術室出診時の確認

- 義歯, 時計, 指輪, 湿布, コンタクトレンズなどを外していることを確認する📎(A11)。

7 手術室看護師による術前訪問

目的

- 手術室の担当看護師が治療前に患者と会いコミュニケーションを図ることで, 患者との面識をもち患者の手術室での不安を軽減することができる。
- 手術室の担当看護師が治療中のオリエンテーションを実施することで, 患者は手術室での治療を受ける状態がイメージできる。
- 手術室看護師と病棟看護師が, 情報を共有することで, 治療前から継続した看護を実施できる。

memo A10　術前休止薬の休止期間・休止方法に関するコンセンサス
（大阪府立成人病センター中央手術室，2014.11.21）

①作用持続期間が3日以内の薬剤については，休薬期間＝作用持続期間とし，プレタール，ワーファリン以外の記載は省略した。

②作用持続期間が4日以上の薬剤については，下記に示す休薬期間とする。
- これらの薬剤を服用中の患者は，休薬期間のうち，手術4日前まではプレタールの服用による代替療法を行う。
- 例）プラビックスを服用中の患者：手術15日前までプラビックス服用，14日前〜4日前までプレタール服用し，手術3日前は休薬

薬剤名	一般名	主な後発薬剤名	作用持続時間の目安	当センターでの術前休止期間
ワーファリン錠	ワルファリンカリウム	ワーリン錠，他	3日	3日
プレタール錠，散	シロスタゾール	プレラジン，他	3日	3日
バイアスピリン錠	アスピリン	バファリン，他	7日	3日
エパデール	イコサペント酸エチル	アテロパン，他	7〜10日	7日
ロトリガ	イコサペント酸エチルドコサヘキサン塩		7〜10日	7日
パナルジン	チクロピジン塩酸塩	チクピロン，他	10〜14日	10日
プラビックス錠	クロピドグレル硫酸塩		14日	14日
コンプラビン配合錠	クロピドグレル硫酸塩　アスピリン		14日	14日

③抗血栓薬の中断が望ましくないと思われる患者については，手術3日前からは入院した上でヘパリン持続静注を行う。
- ③の要否は主診療科（関係診療科の協議も含めて）の判断とするが，複数の抗凝固薬を服用している患者は血栓塞栓症の発症リスクが高い患者と判断されるので，術前3日間のヘパリン置換は必要と思われる。

④患者の病態や手術内容に応じて，関係科による協議により，休薬期間や休薬方法を変更する場合もある。

⑤ビグアナイド系糖尿病薬は，周術期5日間（術前48時間）の休薬を行い，必要に応じインシュリン等で代替する。

⑥経口低用量ピルを含む女性ホルモン製剤には，術前服用が禁忌と記載されているものがあり，これらについては禁忌期間を順守する。

⑦上記の術前休止対象薬剤については，原則として薬剤部による持参薬チェック時に休止期間を含めたアラート表示をお願いする。

memo A11　義歯・金属類・湿布などの除去

- 義歯
  - 全身麻酔による意識レベルの低下および嚥下・咳嗽反射による誤嚥の可能性があるため。
- 金属類，湿布
  - 電気メスの使用等による熱傷，指輪による血流障害の危険があるため。

⑩高周波発生装置　☞ P.173

- コンタクトレンズ・睫毛のエクステンション
  - 睫毛反射の消失による角膜損傷の可能性があるため，エクステンションは入院前に除去するように指導する。

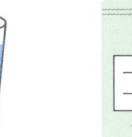

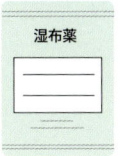

	オリエンテーションの方法	● 笑顔で挨拶・自己紹介の上,患者氏名を確認後,目的を説明する。 ● プライバシーに配慮し,患者の希望を踏まえ場所を選択する。 ● 手術室入室～退室までの様子や患者に協力してもらうべきことを説明する。 ● 説明中は,患者の反応を見ながら,不明な点や気になる点がないか,確認する。 ● 安全のために必要な情報を患者本人より収集する(電子カルテ上,情報を収集し,不足する情報や詳細について確認する)。
	情報収集と確認	☐ 氏名・年齢・性別 ☐ 病名・術式 ☐ 血液型:不規則抗体スクリーニング結果 ☐ 感染症の有無 ☐ 主治医 ☐ アレルギーの有無とその詳細 ☐ テープかぶれの有無とその詳細 ☐ 薬歴 ☐ 現病歴 ☐ 既往歴 ☐ 日常生活動作(ADL) ☐ 聴力・視力障害の有無と程度 ☐ 関節可動域(ROM) ☐ 疼痛の有無と部位 ☐ しびれなどの末梢神経症状の有無と部位 ☐ 看護上の問題 ☐ 確認 　▶ 治療日の特別な指示の有無と内容 　▶ 治療に関する説明書,同意書,問診表
	病棟看護師と情報を共有	● 収集した情報から看護上の問題点と目標を明らかにし介入・ケアを検討する。 ● 病棟看護師・麻酔医・外科医と情報を共有し,必要に応じて対策を検討する。 ● 患者が不安や心配に思うことに回答し,要望があれば可能な限り沿えるよう検討する。 ● 患者の状態や麻酔・治療計画を踏まえ,調整し準備を整える。

> **ワンポイントアドバイス**
> 内視鏡室・病棟看護師・手術室看護師間および麻酔科医や各診療科の医師との情報共有は,治療前の不安の軽減や治療中の安全,安楽を検討するために重要。
> ・日常生活動作の困難さ:治療中の安楽な体位や移動時の注意点などを検討する。
> ・患者の全身状態の把握:麻酔・治療による侵襲を最小限とするために重要。

8 下剤の投与

● 全身麻酔により腸蠕動が抑制されるため,術前の便秘は,術後の腸管麻痺を遷延させる一因となる。
　▶ 治療前日:眠前にセンナ(センナエキス)2錠投与
　▶ 治療当日:午前7時までに,排便がなければグリセリン浣腸を実施する。
　▶ 午後治療の場合:午前10時までに排便がなければグリセリン浣腸を実施する。

知っておきたい内視鏡画像と知識：下咽頭①

中・下咽頭の内視鏡観察法に慣れよう！

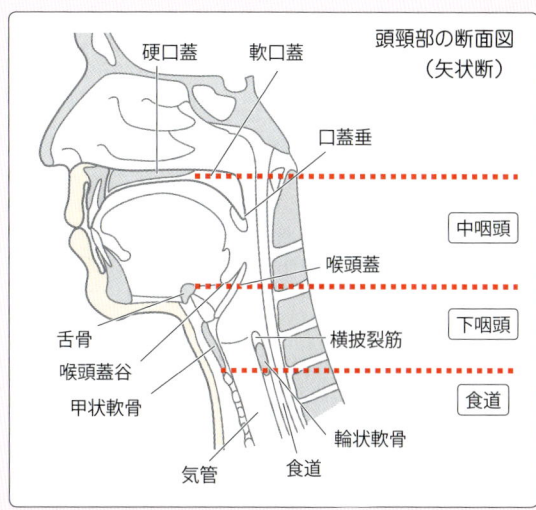

[解剖]
- 咽頭を内視鏡で観察する場合，咽頭の解剖を理解する必要がある．特に下咽頭の亜部位は複雑で，亜部位の境界を理解するには周囲の軟骨や骨の解剖を頭に入れる必要がある．
①中咽頭：硬口蓋，軟口蓋の移行部から舌骨上縁（または喉頭蓋谷底部）の高さまでの範囲をいう．
②下咽頭：舌骨上縁（または喉頭蓋谷底部）から輪状軟骨下縁の高さまでの範囲をいい，輪状後部，梨状陥凹，後壁の3つの亜部位に分類される．
　ⓐ咽頭食道接合部（輪状後部）：披裂軟骨と披裂間部の高さから輪状軟骨下縁までで，下咽頭の前壁を形成する．
　ⓑ梨状陥凹：咽頭喉頭蓋ヒダから食道上端まで．外側は甲状軟骨，内側は披裂喉頭蓋ヒダの下咽頭面と披裂軟骨および輪状軟骨を境界としている．
　ⓒ咽頭後壁：舌骨上縁（喉頭蓋谷の底部）の高さから輪状軟骨の下縁まで，ならびに一方の梨状陥凹尖端から他方の尖端まで．

[観察]
①中咽頭の観察
- 上壁（軟口蓋，口蓋垂）と左右の扁桃，後壁を観察する．
- この際，「アー」と発声してもらうと軟口蓋と口蓋垂が挙上し，観察しやすくなる．
- 軟口蓋，右扁桃，口蓋垂，左扁桃，後壁の順に観察するとスムーズに行える．

②下咽頭の観察
- 通常，検査は左側臥位で行われるため，食道への挿入は左の梨状窩を通ることが多い．そのため，左梨状窩を最後に観察するように短時間で効率的に観察できるルートが望まれる．
- まず，中咽頭後壁を観察しながら肛門側へ移動する．
- 次に喉頭蓋谷を左から観察し，舌根，右の喉頭蓋谷を観察する．
- その後，右梨状窩，喉頭，左梨状窩を観察して食道に移る．
- 梨状窩の観察の際，被検者に「イー」や「エー」と発声してもらうと披裂喉頭蓋ヒダが喉頭側に挙上するため，観察しやすくなる．
- この方法で観察が不十分であれば，経鼻内視鏡検査を行うとよい．経鼻内視鏡検査では，被験者は口を完全に閉じ，バルサルバ法を行うことができる．しばらく息こらえをすると喉頭が前方に移動し，輪状後部や下咽頭後壁が見えてくるようになる．

咽頭の観察
ⓐ 内視鏡検査時（発声時）の咽頭の状態
ⓑ 梨状窩の観察（非発声時）
ⓒ 発声時の梨状陥凹：「イー」や「エー」と発声してもらうと披裂喉頭蓋ヒダが喉頭側に挙上し，観察しやすくなる．

経鼻内視鏡検査による観察
ⓓ 経鼻内視鏡を挿入後，喉頭の手前で口を閉じて頬を膨らませ，息こらえをしてもらう．
ⓔ しばらくすると喉頭が挙上し，輪状後部，下咽頭後壁が視認できるようになる． 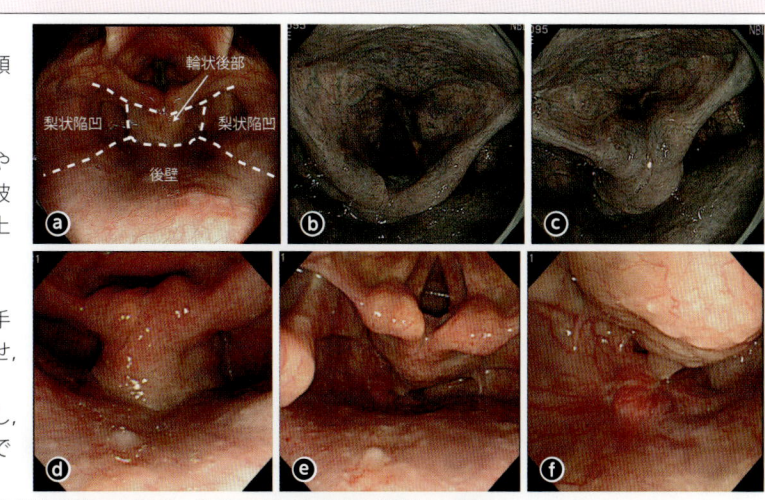
ⓕ 下咽頭後壁に粘膜下腫瘍様の多結節性隆起を認め，生検で扁平上皮癌と診断された．

下咽頭 EMR/ESD

B 手術室での看護

看護の目標・ポイント
- ☐ 安全に手術室に入室する
- ☐ 安心して治療に臨むことができる
- ☐ 目的とする治療が安全・円滑に進行し，麻酔・治療侵襲が最小限となるようにする
- ☐ 褥瘡や末梢神経麻痺などの二次的な合併症を起こさない

▶▶▶ **治療と看護の流れ**

治療当日：治療開始までの看護	❶入室前準備 ▶ ❷環境整備と機器，器具の配置確認
入室～治療開始までの看護	❶安全確認 ▶ ❷申し送り ▶ ❸モニター装着 ▶ ❹末梢ルートの確保
全身麻酔の導入から気管挿管時までの看護	❶純酸素（100％）の投与 ▶ ❷静脈麻酔薬の投与 ▶ ❸意識・自発呼吸の消失の確認 ▶ ❹マスク換気 ▶ ❺筋弛緩薬の投与 ▶ ❻気管挿管 ▶ ❼バルンカテーテル留置 ▶ ❽直腸温挿入 ▶ ❾間欠的空気圧迫装置の装着 ▶ ❿対極板の装着 ▶ ⓫治療体位の固定
治療開始から治療終了までの看護	❶術野設定 ▶ ❷内視鏡治療中の介助 ▶ ❸全身麻酔中の偶発症
治療終了から麻酔覚醒時の看護	❶リバースの投与 ▶ ❷抜管 ▶ ❸ベッドへの移乗 ▶ ❹申し送り ▶ ❺内視鏡の洗浄・消毒

治療当日：治療開始までの看護

❶ 入室前準備

手術台・体位固定具・体圧分散寝具の準備 B1		● 患者の身長・体重（BMI）に合わせ体圧分散寝具を選択する。 ● 両上肢固定用シーツ ● フリーシーツ（体幹に添わせる。両上肢に使用する）
全身麻酔に必要な機器と生体監視装置（モニター）の準備	☐ 全身麻酔器 ☐ 生体監視装置 　▶ パルスオキシメーター 　▶ 非観血的血圧測定器 　▶ 心電図モニター ☐ 体温計（直腸温），カプノメーター，BIS モニターなど ☐ 膀胱留置バルンカテーテル（治療時間が短い場合は不要） ☐ 吸引器 ☐ 間欠的空気圧迫装置 　▶ 肺血栓塞栓症／深部静脈血栓症の予防のため ☐ 温風式加温器 B2	
気管挿管の準備 B3	● （麻酔科医が準備した）挿管に必要な物品を確認する。 ● 気道確保困難が予測される場合はどのような方法で挿管するのか麻酔科医に事前に確認し準備を整えておく。	
		● 気管チューブ ● スタイレット ● カフ用注射器
		● リドカインスプレー ● 水溶性潤滑ゼリー ● リドカインゼリー B4

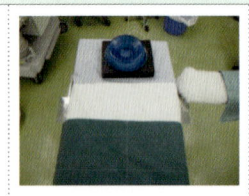

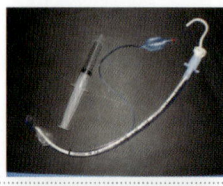

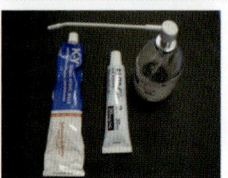

130　下咽頭 EMR/ESD の看護

memo B1　全身麻酔と手術体位が患者に与える影響

- 全身麻酔では意識消失，無痛，筋弛緩状態となるため，患者は苦痛やニードを表出することが困難である。
- 手術体位は手術操作を容易にするための体位であるため，良肢位や脊椎の生理的弯曲が保ちにくい。手術室看護師は正しい知識と技術を用いて患者の苦痛を想定し，関節可動域を超えない他動運動により，局所の圧迫を避け，脊椎の生理的弯曲・手術上の良肢位の保持に努める。

memo B2　温風式加温器を必要とする理由

- 全身麻酔中は，①体温調節中枢の抑制，②熱産生の抑制，③血管拡張と熱放射による熱の喪失により，低体温傾向になる。
- 麻酔導入前よりあらかじめ皮膚表面を温め，低体温の予防に努める。

memo B3　気管挿管の準備・点検のポイント

- 患者の体格に応じた気管チューブが準備されているか？
- 気管チューブのカフのリークテストが行われているか？
- スタイレットが挿入されている場合は，気管チューブの先端からスタイレットの先が出ていないことを確認する。

memo B4　リドカインスプレー，水溶性潤滑ゼリー，リドカインゼリーの準備・点検のポイント

- 気管チューブの先端に潤滑ゼリー（水溶性潤滑ゼリーまたはリドカインゼリー）を塗布する。スタイレットを使用する場合は，気管チューブ内にリドカインスプレーを噴霧する。

知っておきたい内視鏡画像と知識：下咽頭②

中・下咽頭癌の高リスク群には必ず内視鏡検査を！

- 中・下咽頭の内視鏡観察は容易に嚥下反射を誘発し被検者の苦痛を伴うため，上部消化器内視鏡検査を受けるすべての患者に中・下咽頭の精査をすることは実際的ではない。
- 中・下咽頭癌発生のリスクがある場合は積極的に観察すべきである。

中・下咽頭癌発生の高リスク群　（表）

- アルコール摂取，喫煙，頭頸部癌，食道癌の治療歴，HPV（human papilloma virus）感染，メラノーシスの存在などが咽頭癌発生の高リスク群として考えられ，既往歴の聴取が重要である。
- 食道にヨードを散布したときに多発ヨード不染が認められるような場合も咽頭癌発生の高リスク群と考えられ定期的なフォローが必要である。

中・下咽頭癌発生の高リスク群

患者背景・生活習慣	55歳以上，男性
	フラッシャー
	アルコール多飲（1.5合/日以上）
	喫煙（30 pack-years以上）
	緑黄色野菜・果物の摂取不足
内視鏡所見	多発ヨード不染
	口腔・咽頭・食道・メラノーシス
血液検査	MCV > 106 fl
遺伝子多型	ALDH2ヘテロ欠損
	低活性型ADH1B

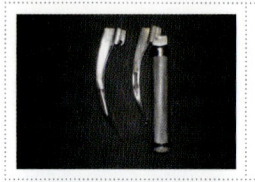

		● 喉頭鏡 B5 ▶ ブレードとハンドル
		● 吸引チューブ B6
内視鏡治療に必要な機器と器具の準備 B7	□ 内視鏡光源装置 □ 内視鏡モニター □ 内視鏡 B8：Q260J, H260Z, XP260N □ 散布チューブ □ 生検鉗子 □ 細径半月スネア □ 止血鉗子 □ ホットバイオプシー鉗子 □ ナイフ B9：フラッシュナイフ 1.5 mm □ 局注針 □ ソフトキャップ B10(→P.135)：拡大斜径式，D-206-04 □ アタッチメント B10(→P.135)：先端透明，D-201-11804 □ 高周波発生装置 B11(→P.135)：VAIO2 □ 対極板 B12(→P.135) ● 以下は注射器に入れた状態で用意する。 　□ チオ硫酸ナトリウム B13(→P.135)：デトキソール 1 筒 　□ ヨード B13(→P.135)：60 ml（20 ml × 3） 　　▶ ヨードアレルギーの疑いがある場合は注意し，医師の指示を確認する。 　□ 局注液 B14(→P.135)：ヒアルロン酸ナトリウム（ムコアップ）	
治療に必要な機器と器具の準備		● アングルワイダー 使用目的 開口を維持し，術野・視野を確保する。 使用方法 口腔内に先部を挿入し，機器のバネの力にて口腔を開く。
		● 咽頭喉頭直達鏡
		● 咽頭喉頭鏡ホルダー

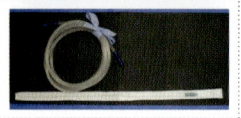

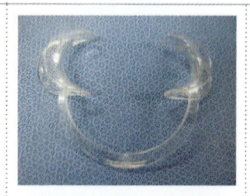

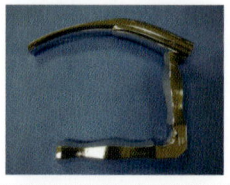

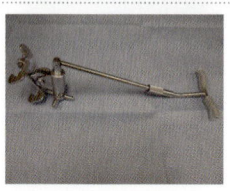

memo B5　喉頭鏡の準備・点検のポイント
- 事前に患者の体格に応じた喉頭鏡を準備する（麻酔科にて）。
- 喉頭鏡のライトが点灯するか，明るさは十分であるかを確認する。

memo B6　吸引チューブの準備・点検のポイント
- いつでも吸引できるように，吸引チューブをセッティングしておく。

memo B7　内視鏡治療に必要な機器と器具の準備
- 内視鏡治療に必要な機器と機具は，通常内視鏡室より手術室に移動させるため，必要物品チェックリストを作り用いるとよい。

全麻下・下咽頭 EMR/ESD　必要物品チェックリスト

患者 ID＿＿＿＿＿＿＿　名前＿＿＿＿＿＿＿

施行日　　月　　日　医師名（　　　　）

- □ 内視鏡光源装置
- □ 内視鏡（Q260J, H260Z, XP260N）
- □ 散布チューブ
- □ 生検鉗子（
- □ 細径半月スネア　　本
- □ 止血鉗子
- □ Hot biopsy 鉗子
- □ Flush　Knife　1.5mm
- □ 局注針
- □ 拡大斜径ソフトキャップ（D-206-04）
- □ 先端透明アタッチメント（D-201-11804）
- □ VAIO2
- □ 対極板
- □ ガスコンドロップ原液瓶

以下は注射器に入れた状態で用意する
- □ デトキソール 1 A
- □ ヨード 60ml（20ml×3）
- □ 局注：ムコアップ＋ボスミン 0.2ml（5ml の注射器に分注）
　　　　生理食塩水 20ml×3 本（未開封で）

---

memo B8　内視鏡の選択
- ウォータージェット付きスコープを用い先端に透明フードを装着する。

スコープの名称の意味（オリンパス）

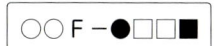

○○F－●□□■

- ○○：検査対象臓器略号（C：大腸）
- F－●：特殊記号
- □□：系列数字（2桁：ファイバースコープ，3桁：ビデオスコープ）
- ■：挿入部有効長（L：1680 cm，I：1330 cm）

memo B9　ナイフの種類と選択
- 下咽頭 ESD に用いるナイフ
  - 先端系ナイフ：フラッシュナイフ，フックナイフなど
  - 先端が絶縁されたナイフ：IT ナイフなど
  - ハサミ型ナイフ：SB ナイフ，クラッチカッターなど

ナイフの種類	特徴	注意点
IT ナイフ (IT knife)	1 回の切開剥離できる距離が長く，処置時間が短縮できる	ナイフの刃が立ってしまうと剥離が進まない
IT ナイフ 2 (IT knife 2)	従来の IT ナイフに比べてナイフが立った状況でも切開操作が可能に	切れ味が鋭く，穿孔に注意した慎重な操作が必要
フラッシュナイフ (BT) (flush knife)	先端系：送水機能つきで出血時の視野確保や局注をそのまま行うことが可能（BT は先端にボールチップつき）	先端系のため直視下の慎重な処置が必要
フレックスナイフ (flex knife)	先端系：細径シースとループワイヤ構造によりあらゆる方向へのスムーズな切開・剥離が可能	先端系のため直視下の慎重な処置が必要
Dual ナイフ (Dual knife)	先端系：手元操作で 2 段階にナイフ長の調整が可能　ナイフ先端に突起を設け，切開の操作性が向上	先端系のため直視下の慎重な処置が必要
B ナイフ（ボールチップ） (B-knife)	先端系：針状ナイフの欠点である高い穿孔の危険性を軽減するためにバイポーラ方式を採用	先端系のため直視下の処置が必要　バイポーラのため，電極を切除面にしっかり当てないと切れ味が悪い
ムコゼクトーム (mucosectom)	非先端系：ナイフの周囲を絶縁体で覆い安全性を高めた高周波ナイフ	全周切開は他のナイフを使用する必要がある
クラッチカッター	粘膜組織を把握しやすい鰐口形状の爪で，組織を少し引き上げて切開する	
SB ナイフ (short type) (SB knife)	生検の用量で処置が行え高度のスキルは不要　安全性が高く，出血も少ない	切開に時間がかかる　切開面がシャープでない　ナイフ先端の向きを調節する必要あり

- どのナイフを用いるかは術者の経験によって大いに異なるためあらかじめ術者との打合せが必要。
- 通常は術者が最も得意とするナイフで開始し，切開困難に遭遇した場合に他のナイフを用いる。

- 喉頭鏡支持台

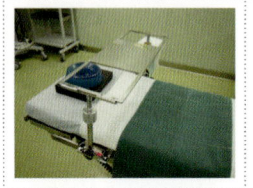

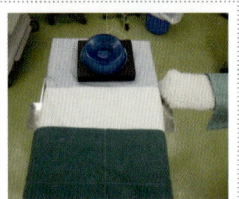

- マットレス下用台
  - 胸部下のマットレス下に入れる。

- 吸引器：麻酔用と内視鏡用

2 環境整備と機器，器具の配置確認

- 室温を上げる。
- ベッド上にタオルケットと温風器を準備してベッドを温めておく。
- 患者の緊張が和らぐ BGM（Back Ground Music）を準備する。

入室〜治療開始までの看護

1 安全確認

- WHO の安全チェックリストに準拠した方法で実施する。

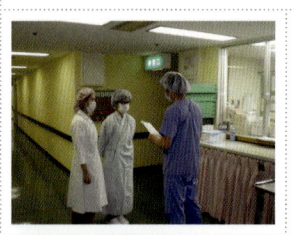

- 手術室入り口で病棟看護師より患者の紹介を受ける。
- 患者自身に氏名を名乗ってもらい，リストバンドと手術室で準備した名札を照合し氏名を確認する。

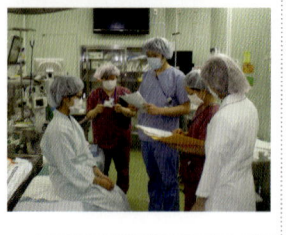

- 主治医・手術室看護師・病棟看護師が，患者を当該手術室へ案内し，患者に手術台に座ってもらう。
- 主治医が，患者に氏名と手術部位を尋ね，担当麻酔科医と手術室看護師は患者の返答が手術一覧表（手術オーダー）と相違がないか確認する。

- 手術室看護師が，義歯・金属・湿布などの装着物の除去 B15 とアレルギーの有無を尋ね，患者の返答を麻酔科医と主治医が確認する。
  - 麻酔科医は気道確保困難の有無を述べる。
  - 主治医に 500 ml 以上の出血の有無と静脈血栓塞栓症の予防策について述べる。
- 確認が終了したら，患者に臥床してもらいモニターを装着する。

2 申し送り

- 病棟看護師より
  - □ 説明書 B16
  - □ 同意文書 B16
    - 治療説明・同意書
    - 麻酔説明・同意書

memo B10　透明フードの効用

①ディスポーザブル先端アタッチメント（オリンパス）
- ソフトタイプ，無色透明の素材のため，スコープ先端部と観察部との距離が保てるので，良好な視野を確保できる。
- 剥離に際しては，粘膜下に潜り込み，先端透明フードでカウンタートラクションをかけ粘膜下層および筋層を十分に確認する。
- スコープ外径に合わせた豊富なラインナップ。
- 止血術時，内視鏡治療時に主に使用する。

②黒色ソフトキャップ
- 主に拡大観察時に使用する。病変と内視鏡との距離を保ちながら拡大観察ができ，有用。

③エラスティックタッチ（トップ社）
- フード内側のスリット（溝）とホール（側孔）で視野の妨げとなる液体を自然排出する。

memo B11　高周波発生装置
- VAIO 300D（エルベ），ICC200, 300（エルベ），ESG-100（オリンパス）なども用いられる。
- 推奨設定の出力で用いる。
- 出力設定の変更が確実に実施されているかを確認する

memo B12　対極板の装着
- 血行が良好な筋肉で傷痕のない皮膚面に装着する。

⑩高周波発生装置　☞ P.173

memo B13　色素法
- 下咽頭癌の最終診断にはヨード液が有用であるが，使用に際しては注意が必要。
- 炎症を抑えるため食道で使用するものより半分の濃度（0.75％）がよい。
- 噴霧チューブを用い，できる限り使用量を減らす。

[ヨード法]
- 市販の3％複方ヨードグリセリン液を0.2 M酢酸緩衝液（pH4）で4倍に希釈した酢酸混合ルゴール液を用いる。
- スプレーチューブを用い内視鏡直視下に食道全体に噴霧。
- 正常扁平上皮の形成が低下する状態では上皮は淡黄色を呈す。
- 癌～高異型度上皮内病変ではヨード染色2～3分後に病変部がピンク色に変色する（ピンクカラーサイン）。
- ヨードアレルギーに注意。
- 終了後にチオ硫酸ナトリウム（デトキソール）を散布し不快感を軽減させる。

①画像強調観察　☞ P.152

memo B14　局注液
- グリセリン（グルセオール）またはヒアルロン酸ナトリウム（ムコアップ）を用いる。
- 止血効果を期待してエピネフリンを添加する。
  - 心血管系の重篤な合併症を有する症例には使用しない方がよい。

⑨局注　☞ P.172

memo B15　義歯・金属類の除去
- 義歯
  - 治療時のセデーションによる意識レベルの低下により誤嚥や，気管挿管や内視鏡挿入時に破損や落下を防止するため。
- 金属類，湿布
  - 高周波治療装置使用による熱傷等の危険があるため。

⑩高周波発生装置　☞ P.173

memo B16　説明・同意書の確認
⇨ memo A6　123頁参照

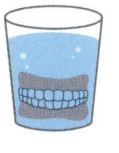

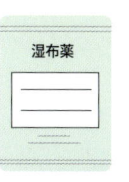

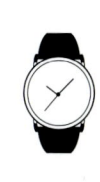

　　　　　　▶特定生物由来製品使用説明・同意書
　　　　　　▶輸血説明・同意書
　　　　□患者ファイル
　　　　□IDカード
　　　などの持参物品の氏名を確認する。
　●一般状態の申し送り
　　　□バイタルサイン
　　　□点滴の有無と内容
　　　□内服薬の有無と内容

3 モニター装着

●以下のモニターを装着する。
　□SpO₂モニター
　□心電図モニター
　□血圧マンシェット

4 末梢ルートの確保

●麻酔科医が全身麻酔のルートを確保する際の介助を行う（午後の症例の場合は病棟で確保する）。
●手術室看護師は留置針のサイズと術前輸液の内容と量を確認する。

全身麻酔の導入から気管挿管時までの看護

1 純酸素（100％）の投与

●肺内に大量の窒素が存在すると，麻酔ガスや酸素を希釈する。
●挿管前に高濃度の酸素を十分投与し，肺内の窒素を追い出すことで，挿管時の無呼吸の時間的猶予を得ることができる。

2 静脈麻酔薬の投与

●投与される静脈麻酔の薬品名や量を確認する。
　□プロポフォール（デイプリバン）
　□チオペンタールナトリウム（ラボナール）
●穿刺部位の漏れ，滴下状況を確認する。
●血管痛の伴う薬品は投与前に説明する。
●静脈麻酔薬に先行して麻薬性鎮痛薬フェンタニル（デュロテップ）を用いるときは，咳嗽を誘発することがあるので注意。
●声掛けやタッチング，BGMなどを使用して患者の不安軽減に努める。

3 意識・自発呼吸の消失の確認

●声掛けや睫毛反射の消失で意識状態を確認をする。
●意識が消失したら，掛け物などをずらし胸郭の動きが見えるようにする。

4 マスク換気

●自発呼吸が不安定になればマスク換気を開始。
●マスク換気ができなければ酸素が十分に投与できず，低酸素症となるため，迅速な対応が必要となる。

- **memo B17　安全な麻酔の指針**（日本麻酔科学会，2009）
  - 指針に従い麻酔中の患者の安全を維持確保するために，原則として5分間隔で測定し，必要ならば頻回に測定する。
  - 全身麻酔を施行する際には「指針」を熟読し，詳細を必ず確認すること。

- **memo B18　不用意な言動に注意！**
  - 意識が不安定な時期であるため，患者の返答がなくなっても，掛け物を取ることなども説明しながら行う。

- **memo B19　マスク換気が困難になった場合は？**
  - マスク換気困難となった場合は以下の対応を迅速に行う。
    - 用手的気道確保の再実施
    - 経口・経鼻エアウェイの挿入
    - 助手によるマスク・頬部・下顎の保持
    - さらに困難なときは，経皮的気道確保や，気管切開が必要となる。

知っておきたい内視鏡画像と知識：下咽頭③
中・下咽頭癌の高リスク群の発見にはフラッシャーの判定を！

- アルコールはアルコール脱水素酵素（ADH：alcohol dehydrogenase）により分解され，発癌性のあるアルデヒドとなる。さらにアルデヒドはアルデヒド脱水素酵素（ALDH：aldehyde dehydrogenase）により分解され酢酸となる。
- ALDHのうちの1つであるALDH2が欠損しているとアルデヒドが体内に蓄積しやすく発癌を誘発する。
- 日本人のおよそ30%に見られるALDH2のヘテロ欠損者は，飲酒後の血中アルデヒド濃度が健常者の6倍程度に高くなり，少量飲酒で顔が赤くなるフラッシング反応を起こす。
- ALDH2ヘテロ欠損者の同定はビールコップ1杯程度の飲酒で顔がすぐに赤くなるかどうかなどの簡易的な質問を行うことで同定することができる。
- フラッシング反応陽性者は飲酒後の不快感により，当初は飲酒を控える傾向にあるが，長年飲んでいると耐性が発生して不快にならずに飲酒できるようになるため，過去の飲酒歴の聴取も重要である（下図）。

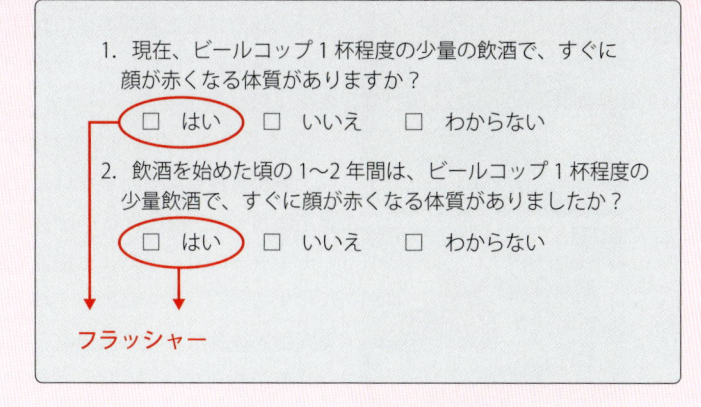

1. 現在、ビールコップ1杯程度の少量の飲酒で、すぐに顔が赤くなる体質がありますか？
   ☐ **はい**　☐ いいえ　☐ わからない
2. 飲酒を始めた頃の1〜2年間は、ビールコップ1杯程度の少量飲酒で、すぐに顔が赤くなる体質がありましたか？
   ☐ **はい**　☐ いいえ　☐ わからない

→ フラッシャー

5	筋弛緩薬の投与	
		● 筋弛緩薬B20はマスク換気ができることを確認してから投与する。
6	気管挿管 B21, B22	
		● 喉頭展開
		● 喉頭鏡を麻酔科医の左手に渡す。
		● 気管チューブが挿入できるように麻酔科医の右手に渡し，患者の右口角を拡げる。
		● 気管チューブが声門を通過し，麻酔科医の指示でスタイレットを抜去する。
		● 気管チューブと麻酔回路を接続する。
		● カフにエアを注入する。
		● 麻酔科医が聴診器で呼吸音を確認する。
7	バルンカテーテル留置	
		● 治療時間が短時間の場合はバルンカテーテルを留置しないこともある。主治医と麻酔科医に確認する。
8	直腸温挿入	
		● 直腸温または鼓膜温で体温を測定する。
9	間欠的空気圧迫装置の装着	
		● 静脈血栓塞栓症の予防のため，弾性ストッキングと間欠的空気圧迫装置を使用する。
		● 弾性ストッキングは事前に病棟でサイズを測定し，着用して入室する。
10	対極板の装着	
		● 血行が良好な筋肉がある部位に十分な接触面が得られるよう装着する。
		● 骨の突出部や体毛の多い部分は避ける。
11	治療体位の固定	
		● 両上肢の外側と胸部の上に支持台を設置するため，両上肢は体幹に沿った体位固定を行う。
		● 両上肢体幹固定用シーツとフリーシーシーツ（スミスメディカル・ジャパン）を使用して，両上肢が支持台に当たらないように保護する。
		● 点滴ルート，血圧マンシェットのコード，SpO$_2$モニターのコードによる圧迫や屈曲がないようにする。
		● 大腿部後面に体圧分散寝具を挿入し，膝関節を軽度屈曲（10～30度）させる。
		● 下肢が落下しないように大腿部を固定帯で固定する。

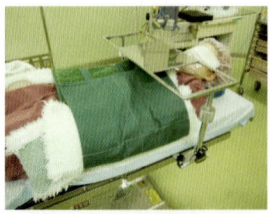

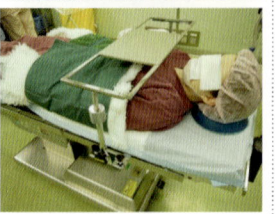

memo B20 　筋弛緩薬と静脈麻酔薬の違い

- 静脈麻酔薬は全身麻酔に必要な鎮静を目的として投与されるため，自発呼吸が不安定になる。
- 筋弛緩薬は呼吸筋も麻痺するので，必ず鎮静・鎮痛下で意識消失後に投与し人工呼吸する。
- したがって，必ず静脈麻酔が投与され，マスク換気が可能であることを確認してから筋弛緩剤を投与する。

memo B21 　気管挿管時のチューブトラブルを予防するためには

- ESD では術中の喉頭展開や内視鏡の入れ替え操作による気管チューブのずれや屈曲，閉塞などのチューブトラブルが起こりやすいため，スパイラルチューブを選択することが多い。

memo B22 　スパイラルチューブとは？

- らせん入り気管チューブとも言われる。
- 気管チューブの壁内にステンレスの線がらせん状に埋め込まれているため，折れ曲がったり，ねじれにくい。しかし，極度にチューブが折れ曲がると，壁内のステンレスがつぶれ気管チューブが閉塞することがある。
- 一度閉塞すると元の形状には戻らないため，バイトブロックを使用して歯牙の咬合によるチューブの閉塞を防止する必要がある。

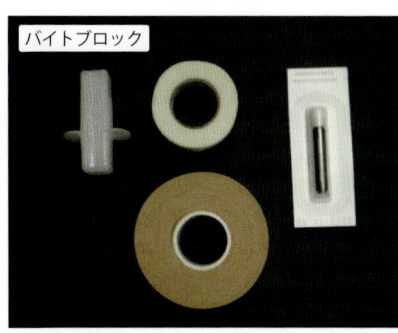

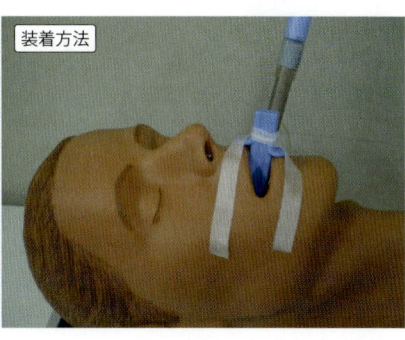

治療開始から治療終了までの看護

1 術野設定

麻酔器の移動	● 麻酔器を患者の右頭側から少しだけ右尾側へ移動し耳鼻科医，消化器内科医（内視鏡医師）が治療を行なえるように頭部のスペースを確保する。
喉頭展開	● 耳鼻科医がアングルワイダーを装着し，咽喉頭直達鏡と喉頭鏡ホルダーを用いて喉頭展開を行う。
器具，吸引の設定	● 咽頭内にたまる唾液や洗浄液を吸引するため，鼻腔から中咽頭にかけて14frの吸引チューブを留置し間歇的に吸引する。

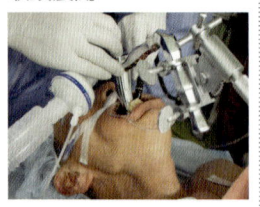

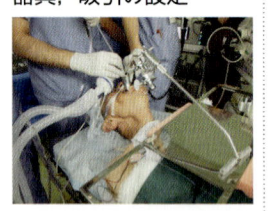

ワンポイントアドバイス

- 術野操作，喉頭展開に伴いチューブが屈曲・閉塞されるおそれがある。
- 麻酔科医は，術中の換気トラブルがないか確認する。
- 口唇周囲の操作によって，気管チューブを固定したテープがはがれやすい。

2 内視鏡治療中の介助

病変の切除範囲の同定	● 喉頭展開し，通常光，NBIで観察し病変を確認した後，ヨード染色を行い，最終的に範囲診断する。 ▶ 咽頭および喉頭の炎症をなるべく抑えるために食道で使用する半分の濃度（0.75%）のヨードを用いる。 ▶ 必要最小限の量で済ませるように散布チューブを用いる。 ● 術者がモニターを見えやすくするため，室内の照明を一部消灯して室内を暗くする。
マーキング	● ヨード染色で病変を確認後，マーキングを行う。 ● ヨード染色にて癌の範囲を確認後，病変より2mm程度離し，5mm間隔で行う。
ヨード剤の中和	● マーキング後は，チオ硫酸ナトリウム（デトキソール）でヨードを中和する。
局注	● 病変直下の粘膜下層に局注液（生理食塩液，またはヒアルロン酸ナトリウム）を注入する。
粘膜切開・粘膜下層剥離	● プレカットを行いその周辺から病変部位の粘膜切開を行う。 ● 周囲切開と並行し，適宜粘膜下層剥離を行う。 ▶ 耳鼻科医が鉗子を把持・拳上し，カウンタークラックを掛けることにより，剥離がスムーズに行える。 ▶ 粘膜下層に太い血管を認めた場合は，凝固鉗子を用いて十分に凝固止血する。 〔以下は内視鏡介助医が行う〕 ● 処置具先端のこげつきはどうか，切開能低下はないかを確認する。 ● 処置具の受け渡しを速やかに行う。 ● 処置具先端の焦げ付きを確実に落とす。

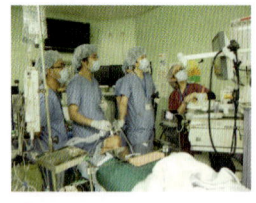

🔍 中・下咽頭④：下咽頭表在癌のESD施行例 ☞ P.147
中・下咽頭⑤：下咽頭癌のESD施行例 ☞ P.151

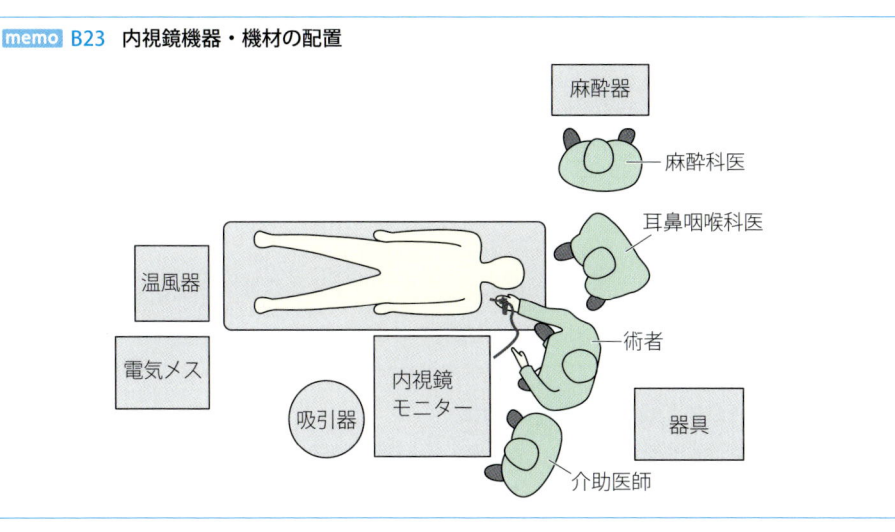

memo B23　内視鏡機器・機材の配置

（図：手術室内の配置。麻酔器、麻酔科医、耳鼻咽喉科医、術者、器具、介助医師、内視鏡モニター、吸引器、電気メス、温風器）

memo B24　喉頭展開
- 弯曲型喉頭鏡を用いて耳鼻科医が行うが，その際，喉頭を損傷させないために消化器内科医が内視鏡で観察し，視野を確保しながら行う．喉頭鏡の先端は声門上に置き，喉頭を持ち上げる際に喉頭鏡が声帯に当たらないように注意する．
- 喉頭展開により下咽頭のみならず食道入口部付近がよく観察できる．これらの部分は通常内視鏡では見えない．

memo B25　ヨード染色
- 市販の3％ヨード液を 0.2 M 酢酸緩衝液（pH4）で4倍に希釈して酢酸混合ルゴール液を用いる．
- スプレーチューブを用い内視鏡直視下に食道全体に噴霧．
- 正常扁平上皮の形成が低下する状態では上皮は淡黄色を呈す．
- 癌に高異型変上皮内病変ではヨード染色2〜3分，後に病変部がピンク色に変色する（ピンクカラーサイン）．
- ヨードアレルギーに注意．
- 終了後にデトキソールを散布し不快感を軽減させる．

memo B26　局注時の介助
- 局注時に局注針によりスコープの吸引鉗子チャンネルを傷つける可能性が高いため，突針と納針のタイミングが大切．即座に針を収納できるように心掛ける必要がある．
- 確実に粘膜下層に局注液が注入されていることを確認するためには，注入量の割にはあまり膨隆しない場合や抵抗を感じる場合には術者に伝える．

⑨局注　☞ P.172

memo B27　処置具の受け渡し
- 切開や剥離の際には，術者の意図を先読みし，指示が出るまえに処置具の交換などの手先の介助が大切．
- 処置具を渡すときには鉗子口に挿入しやすい角度で渡す．

memo B28　高周波発生装置使用時の注意
- 高周波発生装置の設定を常に意識し，モードを切り替える際には必ず確認．

⑩高周波発生装置　☞ P.173

止血 B29, B30		●患者状態の把握（呼吸・循環動態など） ●出血量カウント 〔以下は内視鏡介助医が行う〕 ●処置具の受け渡しを速やかに行う。 ●処置具先端の焦げ付きを確実に落とす。 ●吸引のタイミングを考えながら介助を行う。 ●十分洗浄できるよう送水装置やガスコン水の残量を確認しなくなる前に補充する。 ●アタッチメントで出血点付近を圧迫し出血点の確認が行える。
切離標本の回収 B31		●必要な回収用具 B32 の選択 ●アタッチメント内に吸引もしくは把持鉗子で把持する。 ●病変部の損傷を防止するため，粘膜下層側の剥離面を把持するとよい。 ●回収された標本は内視鏡医が処理する。紛失しないよう注意する。 ●検体間違い防止対策（検体と報告用紙の名前が一致しているか確認する）
止血確認 B33		●吸引出血量を報告する。 ●必要時，切除面の止血を行う。
治療終了		●内視鏡・咽喉頭直達鏡抜去，喉頭鏡支持台などの除去。 ●治療が終了後，使用していた器械を取り除き，頸部伸展を元の状態へ戻す。

3 全身麻酔中の偶発症

●挿管操作に伴うものや循環器系，呼吸器系などの偶発症 B34 がある。

治療終了から麻酔覚醒時の看護

看護の目標・ポイント		●治療終了が近づいたら，筋弛緩薬・鎮痛薬の投与を中止し，麻酔覚醒を促す。 ●固定帯や両上肢固定用シーツで体を固定し，転落や自己抜管などの危険を防止する。 ●対極板を外し，皮膚トラブルがないか確認する。

1 リバースの投与

●自発呼吸が現れたら，筋弛緩薬のリバース（拮抗薬） B35 を投与する。

2 抜管

抜管の介助		●抜管の条件が整えば，気管チューブを抜管する。 B36 ●麻酔科医の合図で気管チューブのカフのエアを抜き，麻酔科医がバックを加圧しながら口腔内のカーブに沿い気管チューブを抜去する。 ●抜管後，口腔内を吸引する。 ●純酸素を投与し，呼吸のパターン・回数・SpO_2の値を確認する。
抜管前後の観察項目		□意識状態（呼名反応，従命動作） □筋力の回復（離握手，舌の突出） □循環動態の安定 □呼吸状態（自発呼吸の安定，SpO_2，1回換気量，$ETCO_2$値，呼吸回数，咽頭反射，咳嗽反射）

memo B29　止血鉗子の使用時の注意
- 出血時には介助者は常に術野をよく観察し，出血が確認できたら素早く鉗子を準備する。
- 止血鉗子を使用する際には鉗子の閉じる速さと強さに注意が必要。

memo B30　術中止血のコツ
- 切開の際には，デバイスはゆっくり動かし，十分焼灼し出血させないことがコツ。
- 切開の際には血管を確認し，確実に予防的止血を行なっていくことが大切。
- 出血したらウォータージェット機能を用い出血部位をよく洗浄して出血部位を確認し，止血鉗子にて凝固止血する。
- APCが用いられることもある。

memo B31　切除標本の取り扱い方
- 標本は直ちにコルク板や発泡スチロール上に伸展固定して十分量のホルマリンで半日ほど固定。

memo B32　回収用具
① 把持鉗子（V字鰐口型）：先端部分に爪があるために高い把持力を有する鉗子である。消化器の組織の把持，あるいは消化器内の切除された組織を回収する。
② 回収ネット：先端のネットを開閉させ，切除した組織の回収に用いる。
③ 三脚：切除された組織に開いた把持部を押し付け把持部を閉じることにより切除された組織を回収できる。

memo B33　後出血の対応と予防
[対応]
- 凝血塊による窒息に注意
  ▸ 出血量が多く，予防的気管切開がされていない場合には再挿管または気管切開を行った後に止血を行う。

[予防]
- 下咽頭では少ないので潰瘍底に突出した血管の処理のみでよい。

memo B34　全身麻酔中の偶発症

挿管操作に伴う偶発症	循環器系	呼吸器系	その他
・歯牙，口腔内，咽頭・喉頭の損傷 ・口唇裂傷 ・片肺挿管 ・食道挿管 ・誤嚥	・血圧低下 ・血圧上昇 ・頻脈 ・徐脈 ・不整脈 ・心筋虚血　など	・気道分泌物による気道閉塞 ・舌根沈下 ・声帯麻痺 ・気道浮腫　など ・換気困難 ・気胸 ・無気肺 ・肺塞栓症　など	・覚醒遅延 ・興奮 ・不穏 ・低体温 ・悪心 ・嘔吐 ・シバリング ・アナフィラキシーショック ・末梢神経麻痺　など

memo B35　リバースの投与
- リバースとは，筋弛緩薬投与前の状態に戻すことであり，拮抗薬を投与することを意味する。リバースを投与することで筋力や咳嗽反射や呼吸状態の回復を促す。

memo B36　抜管後の注意点
- 抜管の条件が十分に整っていなければ，気道内分泌物が喀出できず，気道閉塞や舌根沈下状態・呼吸抑制が起こり，換気障害や低酸素血症などの合併症を起こす可能性がある。患者の呼吸状態を観察し，気道トラブルが起きた際は迅速な対応ができるようにする。

143

	抜管の観察	●患者に深呼吸を促しながら意識レベル・筋弛緩の回復・呼吸状態（胸郭の動き，呼吸パターン，呼吸回数，SpO$_2$）を確認する。 ●バイタルサイン（心拍数，血圧）を確認する。 ●声かけに対して反応があることを確認する。 ●著しい興奮状態でないことを確認する。
3	ベッドへの移乗	
		●ベッドへ移乗する前に，不要なモニターを外し，点滴ボトル，尿バッグを安全な場所へ移動し，麻酔科医，主治医，看護師で協力し，患者をベッドへ移乗する。 ●ベッド移乗時，仙骨部，背部を確認し，皮膚トラブルがないか確認する。
4	申し送り	
		●術後診断名，術後術式，点滴ルートのサイズ，部位，バルンカテーテルの有無を申し送る。 ●入室時〜麻酔導入時，術中，術後，抜管後の経過・状態を申し送る。 ●最終バイタル ●その他継続する看護上の問題など特記事項について
5	内視鏡の洗浄・消毒	
		●抜去したスコープは水道水で濡らしたガーゼで外表面をぬぐう。 ●ベッドサイドで一次洗浄を行う。 　▶手術台の足元に酵素洗浄薬を入れたピッチャーをあらかじめ準備しておき，スコープ先端を漬け送気，吸引を行う。 ●一次洗浄したスコープを洗浄・消毒室へ運ぶ。 　▶スコープは左手で操作部と接続コネクター，右手にスコープ先端を持って運ぶ。 　▶スコープ先端から水や唾液などをたらしながら運ばないように！

memo B37　内視鏡の洗浄・消毒

- 患者に使用した内視鏡はすべて，検査終了後，一患者ごとに自動洗浄機を用い洗浄・消毒する。
- 微生物の量を減らすため，ベッドサイドや洗浄機での一次洗浄が重要。一に洗浄，二に洗浄！

感染管理の原則	①スタンダードプリコーション（標準予防策） ● すべての血液，粘膜，創傷皮膚などには感染リスクのある微生物が含まれていると考え取り扱う（CDC ガイドラインより） ● 具体的には手袋，ガウン，マスク，ゴーグルなどの個人用防護具を着用する。特に鉗子口からの体液の飛散に備えた眼の防御が重要 ②高水準消毒 ● 使用後のすべての内視鏡には感染があるものと考え検査ごとの洗浄と高水準消毒が求められる ● 医療従事者への飛散による感染を防止するため検査前に感染症をチェックし，その情報をスタッフで共有し院内感染防止に努める
洗浄・消毒の手順	①消化器内視鏡 ● スタンダードプリコーションの考え方のもとに一患者の検査終了ごとに自動洗浄機を用い洗浄・消毒する ● 消化器内視鏡の洗浄・消毒の具体的な手順を⑫に示した ②生検鉗子などの処置具 ● ディスポーザブル製品を用い，使用後は破棄する ● ディスポーザブル製品は消毒し再使用してはいけない ● リユースの処置具は超音波洗浄を行いオートクレーブ滅菌をする

⑫内視鏡の洗浄・消毒　☞ P.176

C 治療直後から食事開始前までの看護

看護の目標・ポイント
- □ 重篤な偶発症（出血・血栓症・気道閉塞・無気肺・誤嚥性肺炎）の早期発見に努める

▶▶▶ **看護の流れ** ❶患者の受け入れ準備 ▶ ❷全身状態の把握 ▶ ❸内視鏡による術後観察 ▶ ❹主な偶発症と観察・予防ケア ▶ ❺患者の安全 ▶ ❻治療後の安静度

❶ 患者の受け入れ準備

病室の準備
- 体温計，血圧計，パルスオキシメーター，心電図モニター（必要時），聴診器，支柱台を準備する。
- すぐに酵素が投与できるよう準備する。
- 気道内分泌物が自己喀出できない場合にそなえ吸引を準備する。
- 出血など排泄物による汚染を予防するために，ベッドに横シーツを入れる。
- 嘔吐，吐血の可能性もあるため膿盆を準備する。
- 事前の情報から治療後に不穏状態が予測されるときは，離床センサーを準備する。

ワンポイントアドバイス
高齢者や過去の治療時に不穏症状を起こしたことがある患者は特に注意が必要。
- 治療前に事前情報から不穏症状が予測される場合は，監視用TVモニターが使用できる病室に転室する。
- 離床センサー，監視用TVモニターを使用する場合は，本人，家族の同意を得ておく。

病室への移送
- 移乗ベッドで病室に移送
  ▶ 鎮静・鎮痛薬を用いているので移動中に転倒する危険性がある。
  ▶ SpO₂モニターなど必要なモニターを装着し医師と看護師で搬送する。搬送中の呼吸状態の悪化などを想定し，残量が十分ある酸素ボンベやアンビューバッグなどを準備し搬送する。

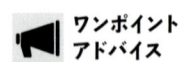

ワンポイントアドバイス
全身麻酔後の覚醒状態や呼吸状態・術操作による咽頭・喉頭の浮腫・けいれんなどに注意する。

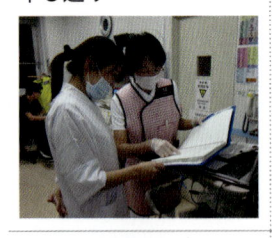

❷ 全身状態の把握

申し送り
- 術後診断名，術後術式，点滴ルートのサイズ，部位，尿道バルンカテーテルの有無を申し送る。
- 入室時〜麻酔導入時，術中，術後，抜管後の経過・状態を申し送る。
- 最終バイタル
- その他継続する看護上の問題など特記事項について

帰室後の観察のポイント
- 申し送り内容から問題点を把握し継続してケアする。
  - □ 覚醒状態
  - □ バイタルサイン，顔色，口唇色，四肢冷感・チアノーゼの有無
  - □ 呼吸状態，SpO₂
  - □ 咳嗽の有無，程度
  - □ 嘔気・嘔吐，吐血の有無，量，性状
  - □ 指示された安静が守られているか

memo C1　病室の準備

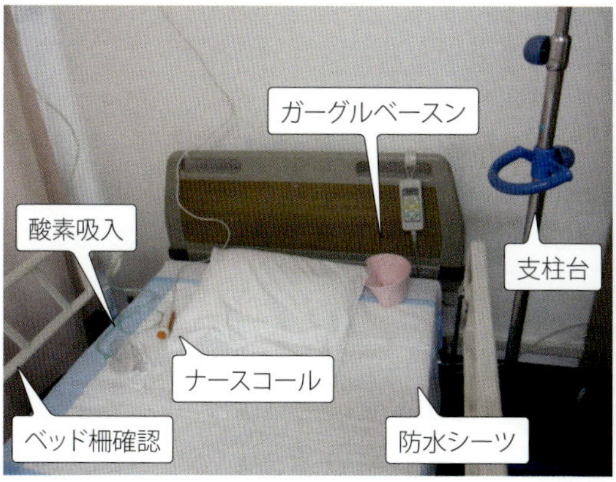

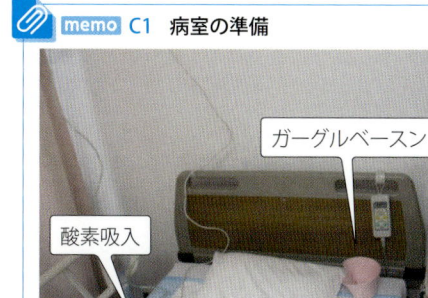

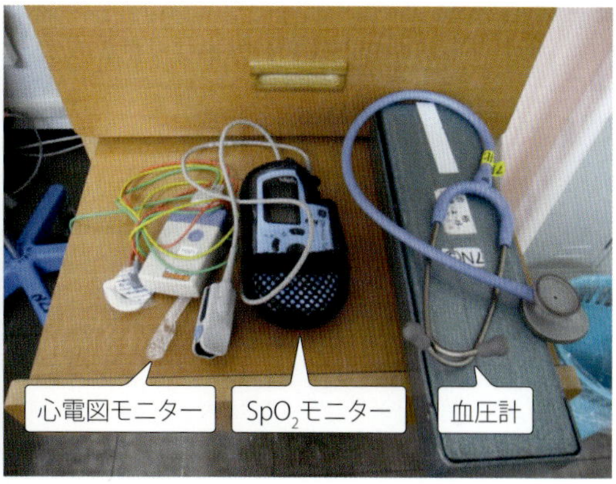

写真ラベル：酸素吸入／ガーグルベースン／支柱台／ナースコール／ベッド柵確認／防水シーツ／心電図モニター／SpO₂モニター／血圧計

memo C2　帰室時の観察のポイント

観察項目	看護
・意識レベル（覚醒状態） ・不穏状態の有無	・安全な環境の提供 　▶ ベッド柵設置，ベッドの配置の工夫 　▶ ベッドの高さを低くする 　▶ 必要に応じて離床センサーを設置 　▶ ナースコールを患者の手元に設置 ・覚醒状態が十分でない場合は心電図モニターを装着し継続的に観察する ・覚醒状態を確認しながら治療が終了したことを説明する ・全身麻酔の影響が残っているので，1回目の歩行は看護師が付き添うことを伝える ・家族にも鎮静薬の影響について説明する
・呼吸状態 ・SpO₂ ・喘鳴の有無 ・舌根沈下の有無	・舌根沈下がある場合は，枕を外し肩枕を挿入する ・SpO₂ 95%以下であれば，医師の指示により酸素吸入を開始する ・呼吸状態が不安定な場合は，医師に報告する

知っておきたい内視鏡画像と知識：下咽頭④

下咽頭表在癌の ESD 施行例

ⓐ ヨード染色により癌が不染領域として観察できる。
ⓑⓒ 経鼻的にスコープをもう1本挿入し（左側のスコープ）切除粘膜をつり上げ（カウンタートラクション）剥離をすすめる。
ⓓ ESD 終了時。

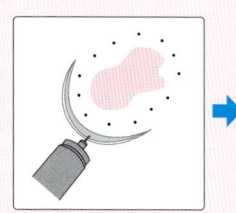

マーキング施行後周囲切開を開始 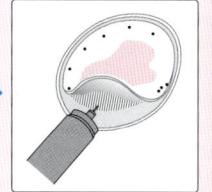 → 全周切開後，適切な深さを保ちながら剥離をすすめる

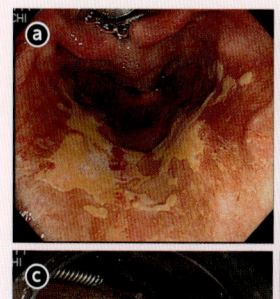

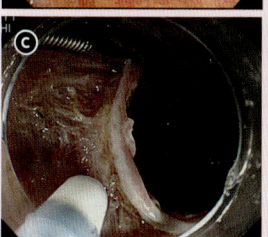

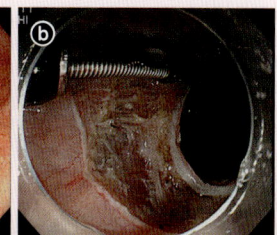

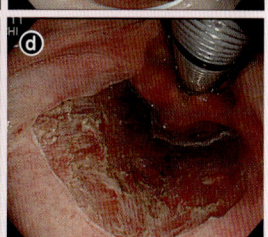

147

3	内視鏡による術後観察	
		●治療当日：絶飲食とし，再度，耳鼻咽喉科医により喉頭浮腫の程度や出血の有無を経鼻ファイバーで確認する。
		●治療翌日：翌日も同様に耳鼻咽喉科医による経鼻内視鏡検査を施行し，潰瘍や，喉頭周囲の確認を行う。
		●治療後2日目：食事を開始し，治療後4日目には退院可能としている。
4	主な偶発症と観察・予防ケア	
	出血（後出血）	
	▶ 観察のポイント	●気道内分泌物・嘔吐物に血液の混入がないか，吐血の有無，下血の有無。
		●バイタルサインの測定，ショック症状の有無。
	▶ 看護	●出血時はバイタルサインの測定や量や性状の観察・ショック症状の有無の観察など迅速に対応する。
		●吐血時は誤嚥に注意し，吸引を準備する。
	▶ 対策	●鎮静の上APC止血鉗子による止血やボスミンガーゼによる圧迫止血。
		●後出血で最も注意しなければならないのは凝血塊による窒息！この場合には再挿管や気管支切開を行った上，止血処置をする。
		●咽頭の処置は内視鏡室では困難で，気管挿管が必要となるため手術室などの麻酔管理のできる場所で処置を行うべきである。
	呼吸困難	●下咽頭ESD後，梨状陥凹損傷により，披裂部の浮腫や胃液の逆流刺激による浮腫の増悪で呼吸困難が生じることがある。
	▶ 観察のポイント	●咽頭部の激しい痛みと喘鳴や呼吸苦や狭窄感を訴えることがある。
	▶ 看護	●喘鳴や嗄声が生じているかを観察する。
		●息苦しさや狭窄感の有無を確認する。
		●咽頭部の痛みの程度を観察する。
5	患者の安全	
	転倒・転落の防止	●十分に覚醒するまでは家族に付き添いを依頼するか離床センサーを用いるなどして危険防止に努める。
		●点滴ルートには十分注意するよう説明し，トイレなどの第一歩行は看護師が付き添い，ふらつきがないか確認する。
	誤嚥の防止	●治療後は全身麻酔の影響が残るため，絶飲・絶食であることを説明する。
		●水分開始時は，誤嚥予防として水分を少量飲んで，むせないことを確認する。
	ベッド周囲の環境整備	●ベッド上安静が必要なため，ベッド周囲の環境整理を行い，ナースコールが手元にあることを確認する。
		●呼吸困難感や気分不良があればナースコールを押して看護師を呼ぶように説明する。
6	治療後の安静度	
	安静	●意識が清明になれば治療後の安静度について説明する。
		▶ 治療当日はベッド上安静とし，バルン抜去後はトイレ歩行可。翌日から点滴に注意して病棟内を歩行できることを説明する。
		▶ 治療当日・翌日は治療部位の安静のため絶食とする。水分摂取の許可が出れば，第一飲水時，看護師見守りで行い，誤嚥しないように注意する。
	清潔	●症状がなければ翌日より入浴が可能になる。

memo C3　主な偶発症

偶発症	病態・原因	対策
後出血	・ESDによる潰瘍からの出血	・内視鏡的止血術 ・鉗子による圧迫止血
気道閉塞 C4	・喉頭浮腫，出血の誤嚥による気道閉塞，胃液逆流刺激による浮腫	・酸素投与 ・緊急回避的気管挿管 ・気管切開
誤嚥性肺炎	・気道内分泌物の誤嚥による	・抗生物質の投与
術後せん妄	・ストレス，不眠など	・身体の抑制（本人の同意による） 　▸ チューブ抜去などにより他の合併症を誘発する可能性のある場合のみ
静脈血栓塞栓症	・治療に関連したもの 　▸ 術中術後の安静臥床 　▸ 凝固亢進	・周術期の血圧コントロール ・血栓予防 C5
皮下気腫	・下咽頭梨状陥凹に及ぶ病変で深く切開し，激しい咳嗽反射をした場合	・抗生剤投与，絶飲食

memo C4　気道閉塞の危険

- 終了時に気道浮腫がある症例は注意が必要である。
- 抜管できたとしても数時間は呼吸状態のチェックが必要であり，再挿管や気管切開などの対応が遅れないよう注意する。
- ステロイドの投与が必要な場合がある。

memo C5　静脈血栓塞栓症の予防

- 弾性ストッキングと間欠的空気圧迫装置を用いて発症を予防することが大切。

memo C6　安静度の目安

	治療当日	1日目	2日目	3日目	4日目
安静度	床上安静 バルン抜去後トイレ歩行可	病棟内フリー	院内フリー	→	→
清潔	入浴禁止	入浴可	→	→	→

D 治療2日目から退院までの看護

> **看護の目標・ポイント**
> ☐ 食事摂取開始後も咽頭部痛の増強や吐下血・発熱が出現せず経過するように努める
> ☐ 退院後の自己観便ができ，退院後の生活について理解できるように支援する

▶▶▶ **看護の流れ**　❶食事開始時のケア ▶ ❷退院指導 ▶ ❸外来への継続看護

1 食事開始時のケア

食事時の形

治療当日	1日目	2日目	3日目	4日目
絶飲食	絶食	朝から全粥．適宜変更可	→	→

- 出血・咽頭部痛の増大がなければ，治療後2日目の朝から全粥を開始する。
- 食事開始後，誤嚥や発熱，咽頭部痛の増大などの症状がなければ点滴を終了する。
- 病院食以外は摂取しないように説明する。

ワンポイントアドバイス
- 食事開始後，刺激により治療部位から出血することがある。
- 食事開始後，刺激により治療部位痛が出現することがある。

食事開始時の患者の指導
- 食事時はよく咀嚼し，ゆっくりと摂取するように説明する。
- 食事摂取時に痛みが伴う場合も多い。
  ▶ 患者と相談し，食事形態の工夫や食前に鎮痛薬の投与を行う。

2 退院指導

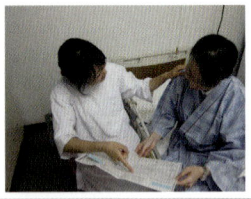

- 退院の目安：通常治療後4日目
- 退院基準：経口摂取開始後も偶発症（咽頭部痛の増大・発熱・出血）の徴候が見られない。
  ▶ 治療後2日目に家族も含め退院指導を行う。

運動と仕事
- 日常の家事やデスクワークは可能であるが，喉を過度に使うようなことは避ける。

食事
- 退院後1～2週間は消化の良いものをとるように心がけるように説明する。
- 極端に熱いもの，冷たいものや，刺激性の強いものは避ける。

飲酒，喫煙
- アルコールは血行を良くするため創部からの出血や感染・咽頭部痛の増大の原因になる。禁酒・禁煙を続ける。

異常時の対応
- 血痰の増強や咽頭部痛の増大が続くようであれば，病院に連絡し指示を受けるように説明する。

3 外来への継続看護

継続看護のポイント
- 切除した組織の病理検査の結果の説明は，退院日または，初回外来受診時に医師から説明があることを伝えておく。
  ▶ 腫瘍が粘膜下層まで進展している場合は外科手術が必要となるため，治療が終了しても結果が出るまでは，気がかりが続くこととなり，継続的に精神的サポートが必要となる。
- 術後のフォローアップが必要なことを説明する。
- 喫煙歴やアルコール歴なども踏まえ，退院後の継続看護のポイントを看護サマリーに記載し外来看護師へ情報を伝える。

memo D1 根治性の評価

- 下咽頭には粘膜筋板がないため食道癌と同一の基準では根治性の評価はできない。
- 組織学的に EPL と確認することができ組織学的に水平および垂直切離断端に癌浸潤を認めない（pHM0，pHVo）ものを「治癒切除」と判定する。

⑬治療効果判定 ☞ P.178

memo D2 術後のフォローアップと再発の取り扱い

[フォローアップ]

- 上皮内癌であれば転移のリスクは極めて低いので，局所再発や異時性多発病変を早期に診断する目的で NBI を用いた頭頸部内視鏡を6ヶ月に1回程度行う。
- 上皮下浸潤癌については，浸潤距離 500～1000μm までは転移のリスクは低いと考えられて経過観察する場合は，6ヶ月に1回程度，NBI 内視鏡に加えて，頸部CT検査，頸部エコー検査や耳鼻科医による頸部触診を含めた慎重な経過観察が推奨される。

[再発の取り扱い]

- 異時性多発や扁平上皮癌（食道癌，肺癌など）による他病死が多いので全身の経過観察が必要。
- 再発咽頭癌の取り扱いに関しては明確なコンセンサスはない。再度内視鏡治療をするのか，他の手術や化学放射線療法を行うかは患者の状況に応じて選択する。

知っておきたい内視鏡画像と知識：下咽頭⑤

下咽頭癌の ESD 施行例

ⓐ 通常光による観察では右梨状窩に 15 mm 大の発赤する平坦な領域を認識できる。
ⓑ NBI 観察では brownish area として認識される。
ⓒ 拡大観察を行うと微小血管の一つ一つを確認でき、ループ構造を持った IPCL 様の血管を認識できた。
ⓓ ヨード染色後，病変は不染領域として描出された。
ⓔ 切除後標本の組織像。上皮下にわずかに浸潤する扁平上皮癌を認めた。

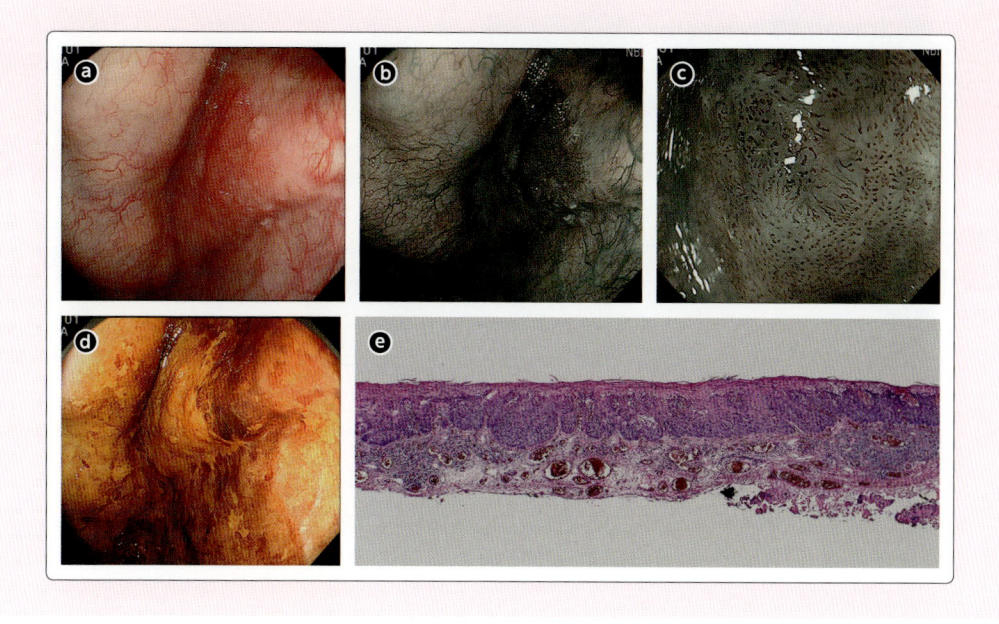

i 内視鏡治療の基礎知識
内視鏡治療の理解を深めよう！

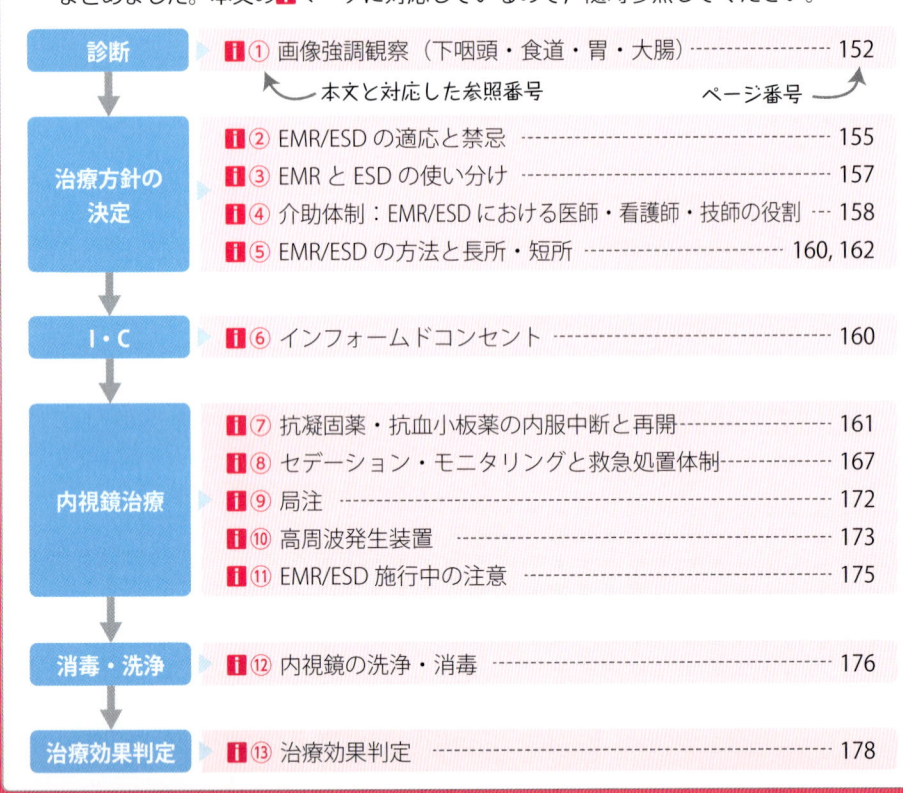

▼ 看護の実践のうえでおさえておきたい内視鏡治療の基礎知識を，治療の流れに沿ってまとめました．本文の **i** マークに対応しているので，随時参照してください．

段階	項目	ページ
診断	**i**① 画像強調観察（下咽頭・食道・胃・大腸）	152
治療方針の決定	**i**② EMR/ESD の適応と禁忌	155
	i③ EMR と ESD の使い分け	157
	i④ 介助体制：EMR/ESD における医師・看護師・技師の役割	158
	i⑤ EMR/ESD の方法と長所・短所	160, 162
I・C	**i**⑥ インフォームドコンセント	160
内視鏡治療	**i**⑦ 抗凝固薬・抗血小板薬の内服中断と再開	161
	i⑧ セデーション・モニタリングと救急処置体制	167
	i⑨ 局注	172
	i⑩ 高周波発生装置	173
	i⑪ EMR/ESD 施行中の注意	175
消毒・洗浄	**i**⑫ 内視鏡の洗浄・消毒	176
治療効果判定	**i**⑬ 治療効果判定	178

矢印：本文と対応した参照番号／ページ番号

i ① 画像強調観察（下咽頭・食道・胃・大腸）

1.1 原理

ⓐ **NBI 狭帯域フィルター内視鏡（NBI：narrow band imaging）〈オリンパスメディカルシステムズ〉**

- 生体組織内において光は多重散乱により拡散的に伝播するため，拡散しやすい波長を含む広帯域光で観察すると，粘膜表層の微細血管像がぼやけるが，拡散しにくい狭帯域光にすると，シャープな画像になる．
- ヘモグロビン（Hb）は 415 nm（青）と 540 nm（緑）の短波長の光に大きな吸光ピークが存在する．血液が赤く見えるのは白色光の青と緑の光が吸収され，赤色光が透過し散乱され，再び血液表面から出てきた赤い光として観察されるためである．
- ヘモグロビンで吸収されやすい青色光と緑色光を使って映像化すると，血液の有無，つまりは血管の有無を高いコントラストで表すことができる．NBI はこの狭帯光と短波光という 2 つの特徴を有する光を照射することにより，粘膜表層の微細血管像のコントラストをつけている．
- 短波長の光は，粘膜深層まで届かず表面で反射してくるので，表面構造も強調されている．

ⓑ **FICE（ファイス：flexible spectral imaging color enhancement）〈フジフィルム〉**

- 通常の内視鏡画像から被写体の分光情報を推定し，粘膜病変部の微細な色変化を強調する機能

をもつ内視鏡システム。
- NBI と同じような波長設定もできるので，血管像の強調も可能とされている。さらに画像が明るいのが特徴である。

c 色素法
- ヨード染色法：下咽頭，食道で主に使用される。ヨードが，扁平上皮内のグリコーゲンとヨードグリコーゲン反応を起こし，褐色に染まる。癌の部分ではグリコーゲンが存在しないため，不染域となる。癌〜高異型度上皮内腫瘍では，ヨード噴霧 2〜3 分後に病変部がピンク色に変色するピンクカラーサイン（pink color sign）を呈する。ヨード過敏の症例には禁忌である。
- インジゴカルミン法：胃，大腸で主に使用される。インジゴカルミンを散布する事で，周囲粘膜や病変の凹凸を強調し，形態や色調のコントラストを強調させる。インジゴカルミンの原液は濃度が濃いため，検査の目的に応じて適宜調整する。スクリーニング時：0.05％，胃癌の精査：0.1〜0.2％。
- クリスタルバイオレット法：上皮が染色され，腺管開口部（pit）は染色されない。pit の形態を観察する。クリスタルバイオレットは 0.05％ を使用している。NT チューブ（オリンパスメディカルシステムズ）を使用し，病変部のみ染色する様に少量ずつ滴下する。
- 酢酸法：食道，胃で主に使用される。食道では，酢酸散布により Barrett 粘膜を蛋白凝固させて pit pattern を強調させ，明瞭になった pit pattern を拡大観察にて観察する。胃では白色化した背景粘膜の中の発赤部として観察されることが多く，範囲診断困難例に有用である。

d 蛍光内視鏡（AFI：autofluorescence imaging videoendoscopy system）
- 通常光ではわかりにくい，正常組織と腫瘍性組織の微妙な光を映像化する技術である。
- 腫瘍による蛍光の減弱と血液によるそれとを区別する目的で，自家蛍光画像（励起波長 395〜475mm，検出波長 490〜625nm）に加えて，Hb に強く吸光される緑色光（550nm）の反射光画像を面順次方式で合成している。
- 腫瘍などにより蛍光のみが減弱した領域は赤紫色に，血液などによって蛍光と緑色光の減弱した領域は深緑色に描出される。

1.2 下咽頭

a NBI
- 腫瘍性病変は，領域性のある茶色の上皮の変化（brownish area）として見える。病変部では，IPCL（上皮乳頭内毛細血管ループ：intra-epithelial papillary capillary loop）の拡張，蛇行，口径不同，形状不均一が観察される。

b FICE（BLI）
- 腫瘍性病変は，多くが血管増生を伴い，IPCL の拡張，増生，境界明瞭な茶色調領域（brownish area），周囲血管の途絶所見などを認める。

c AFI
- NBI と異なり拡大観察はできないが，主に病変の発見（detection）に有用である。

d 色素法：ヨード染色法
- 癌の部分では，グリコーゲンが存在しないため，不染域となる。

図 1-1 下咽頭
a NBI, b FICE, c AFI, d 色素法.

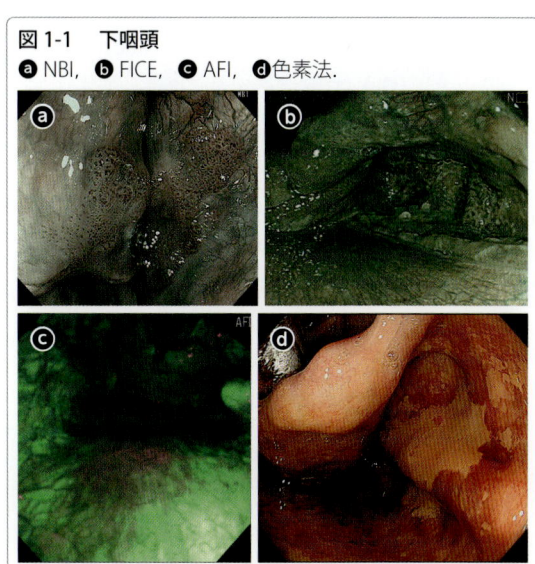

1.3 食道

[a] NBI
- 上皮下の微細な血管構造を詳細に観察することができる。
- IPCL のパターン変化と上皮の茶色の変化が，存在診断および質的診断に有用である。
- IPCL に拡張，蛇行，口径不同，形状不均一などの変化があれば腫瘍性変化を疑う。
- IPCL は癌の浸潤に伴い変化し，癌の深達度の診断に有用（井上分類，有馬分類）。

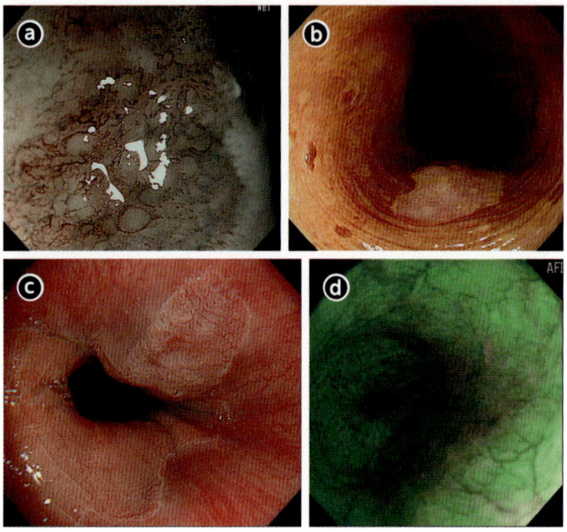

[b] 色素法：ヨード法
- 癌の部分では，グリコーゲンが存在しないため，不染域となる。

[c] 酢酸法
- Barrett 食道腺癌では酢酸散布を使用する。
- 酢酸により白色化し鮮明になった粘膜模様を拡大観察する。癌部の白色化が非癌部よりも早期に消失するため，癌部と非癌部の赤と白のコントラストがより鮮明になる（「画像強調観察による内視鏡診断」から一部引用）。

[d] AFI
- 食道表在癌は，緑色の背景粘膜内の赤紫色から深緑色の領域として描出される。
- 進行癌では，通常観察でその存在を指摘することは容易で，広がりに関してはルゴール色素内視鏡を行えばよいため，通常観察での描出が困難な表在癌が AFI の最もよい対象となる。

図 1-2 食道
[a] NBI, [b] 色素法, [c] 酢酸法, [d] AFI.

1.4 胃

[a] NBI
- NBI を併用することで，癌の診断に加え，その範囲，ならびに組織型の推定が可能である。
- 癌の診断には ① Demarcation line (DL)，②粘膜微細表面構造，③微小血管構造，の要素を観察している。

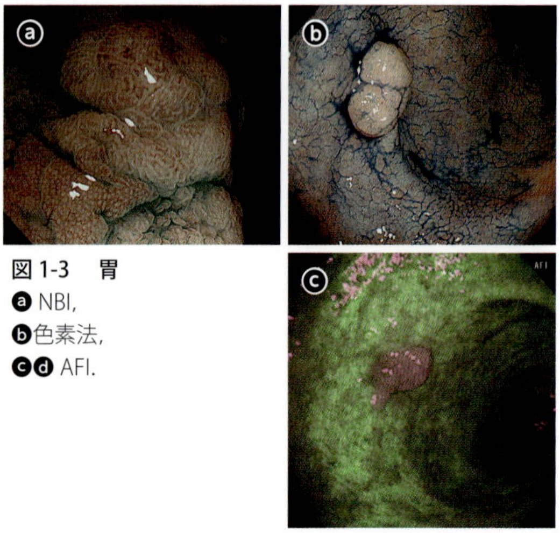

[b] 色素法：インジゴカルミン法
- 胃の観察に最も頻用されている色素はインジゴカルミンである。
- 周囲粘膜や病変の凹凸を強調し，癌の所見をより明瞭にする。

[c] AFI
- 背景粘膜が緑色で癌は紫色にみえる。

図 1-3 胃
[a] NBI, [b] 色素法, [c][d] AFI.

1.5 大腸

[a] NBI
- 拡大観察を併用し，微小血管構築所見，表面微細構造を観察し，腫瘍，非腫瘍の鑑別に有用である。

ⓑ 色素法
①インジゴカルミン法
- 本法ではクリスタルバイオレット法とは異なり pit に色素がたまる。

②クリスタルバイオレット法
- クリスタルバイオレットで染色されない pit の形態が観察できる。
- pit pattern を分類することで腫瘍，非腫瘍の鑑別ができる。

ⓒ AFI
- 背景粘膜がグリーン調に，腫瘍性病変（癌，腺腫）はマゼンダ調の色調で示される。
- 拾い上げ診断に有用である。

図 1-4　大腸
ⓐ NBI，ⓑ 色素法（インジゴカルミン法），
ⓒ：色素法（クリスタルバイオレット法），ⓓ AFI.

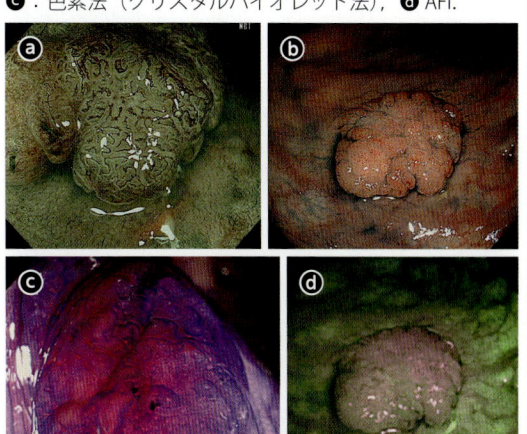

② EMR/ESD の適応と禁忌

- 癌が sm 層（粘膜下層）にまで浸潤すると，脈管侵襲のリスクが高くなり，リンパ節，それに従い遠隔転移のリスクも高くなる。したがってリンパ節転移のない早期の癌であれば，内視鏡による局所治療（内視鏡治療）により根治が期待できる。

2.1　下咽頭

- 咽頭・喉頭では，食道と異なり粘膜筋板が存在せず，粘膜を上皮（EP）と上皮下層（SEP）に分けている。
- 癌が上皮下層（SEP）にとどまり固有筋層（MP）に及んでいないものを「表在癌」と定義している。リンパ節の有無は問わない。
- 内視鏡的に切除した表在癌の検討では，腫瘍の厚さが 1000 μm を超えると脈管侵襲が高頻度にみられるようになる（頭頸部癌取扱い規約 2012．日本頭頸部癌学会編，金原出版）。

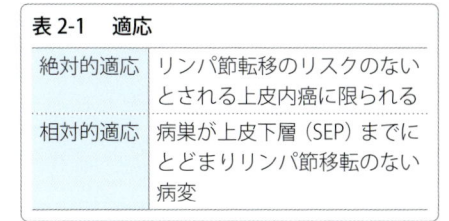

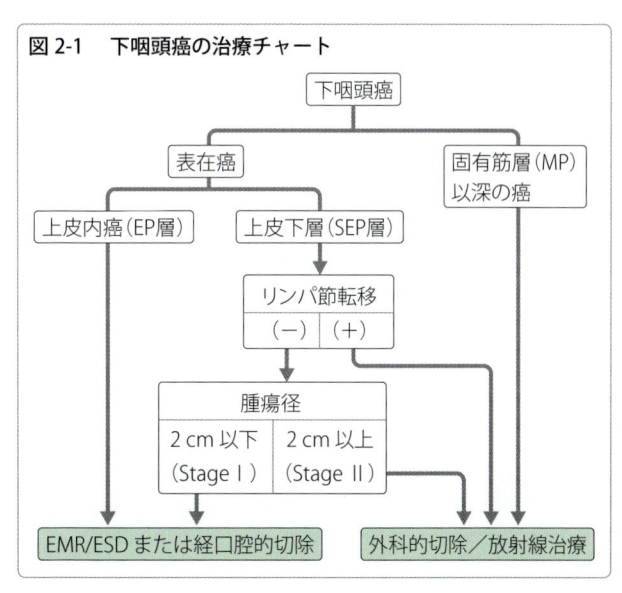

表 2-1　適応

絶対的適応	リンパ節転移のリスクのないとされる上皮内癌に限られる
相対的適応	病巣が上皮下層（SEP）までにとどまりリンパ節移転のない病変

図 2-1　下咽頭癌の治療チャート

155

2.2 食道

- 内視鏡治療の絶対的適応は深達度が EP（M1），LPM（M2）までの癌（**表 2-2**）。
- EP/LPM までの癌はリンパ節転移がまれであり，癌を切除するだけで根治が望める。

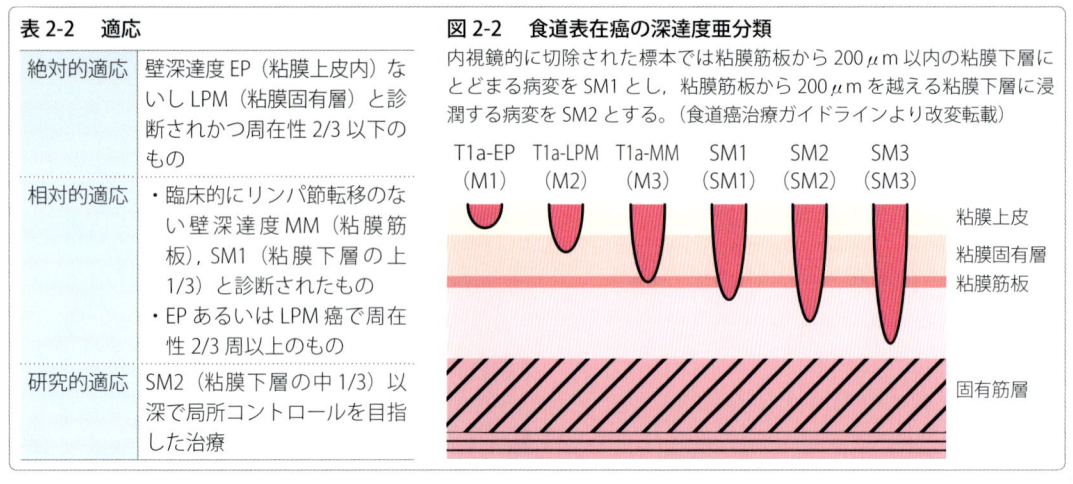

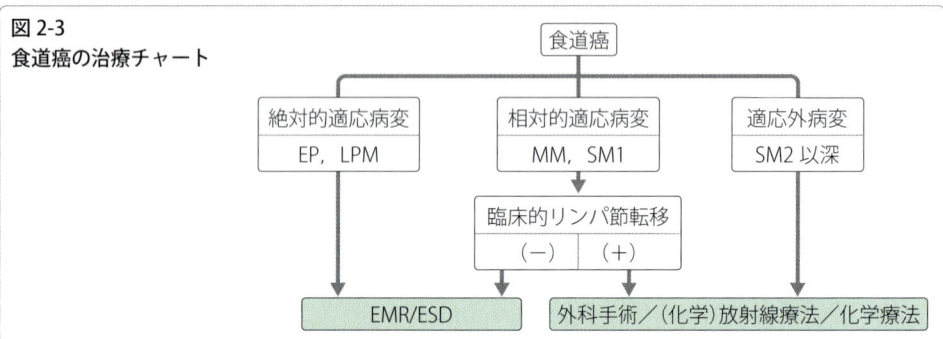

表 2-2　適応

絶対的適応	壁深達度 EP（粘膜上皮内）ないし LPM（粘膜固有層）と診断されかつ周在性 2/3 以下のもの
相対的適応	・臨床的にリンパ節転移のない壁深達度 MM（粘膜筋板），SM1（粘膜下層の上 1/3）と診断されたもの ・EP あるいは LPM 癌で周在性 2/3 周以上のもの
研究的適応	SM2（粘膜下層の中 1/3）以深で局所コントロールを目指した治療

図 2-2　食道表在癌の深達度亜分類

内視鏡的に切除された標本では粘膜筋板から 200μm 以内の粘膜下層にとどまる病変を SM1 とし，粘膜筋板から 200μm を越える粘膜下層に浸潤する病変を SM2 とする。（食道癌治療ガイドラインより改変転載）

T1a-EP（M1）／T1a-LPM（M2）／T1a-MM（M3）／SM1（SM1）／SM2（SM2）／SM3（SM3）
粘膜上皮／粘膜固有層／粘膜筋板／固有筋層

図 2-3　食道癌の治療チャート

食道癌
- 絶対的適応病変 EP，LPM → EMR/ESD
- 相対的適応病変 MM，SM1 → 臨床的リンパ節転移（−）EMR/ESD ／（＋）外科手術／（化学）放射線療法／化学療法
- 適応外病変 SM2 以深 → 外科手術／（化学）放射線療法／化学療法

2.3 胃

- 内視鏡治療の絶対適応は，「2 cm 以下の肉眼的粘膜癌（cT1a）と診断される分化型癌（pap, tub1, tub2）で，肉眼型は問わないが UL（−）に限る」（**表 2-3**）。

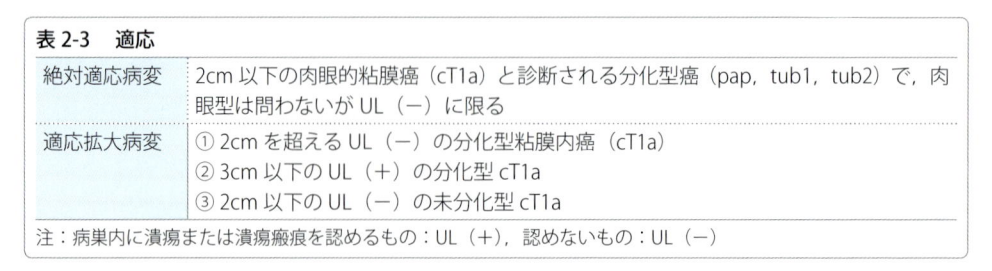

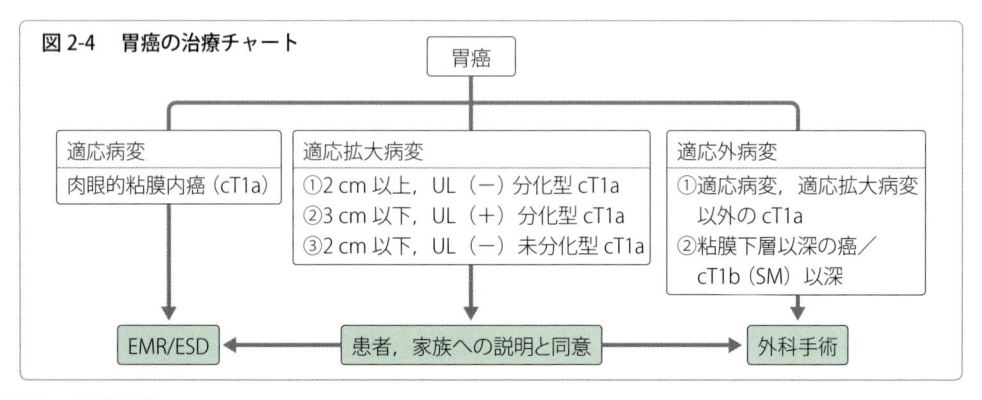

表 2-3　適応

絶対適応病変	2cm 以下の肉眼的粘膜癌（cT1a）と診断される分化型癌（pap, tub1, tub2）で，肉眼型は問わないが UL（−）に限る
適応拡大病変	① 2cm を超える UL（−）の分化型粘膜内癌（cT1a） ② 3cm 以下の UL（＋）の分化型 cT1a ③ 2cm 以下の UL（−）の未分化型 cT1a

注：病巣内に潰瘍または潰瘍瘢痕を認めるもの：UL（＋），認めないもの：UL（−）

図 2-4　胃癌の治療チャート

胃癌
- 適応病変：肉眼的粘膜内癌（cT1a） → EMR/ESD
- 適応拡大病変：①2 cm 以上，UL（−）分化型 cT1a／②3 cm 以下，UL（＋）分化型 cT1a／③2 cm 以下，UL（−）未分化型 cT1a → 患者，家族への説明と同意 → EMR/ESD または 外科手術
- 適応外病変：①適応病変，適応拡大病変以外の cT1a／②粘膜下層以深の癌／cT1b（SM）以深 → 外科手術

2.4 大腸

- 適応条件は粘膜内癌（CM），または粘膜下層（SM）1000 μm までの軽度浸潤癌（**表 2-4**）。
- 摘除標本で乳頭腺癌または管状腺癌，浸潤度 1000 μm 未満，脈管侵襲陰性，簇出の grade 1 であればリンパ節転移の報告がなく，癌を切除するだけで根治が望める。

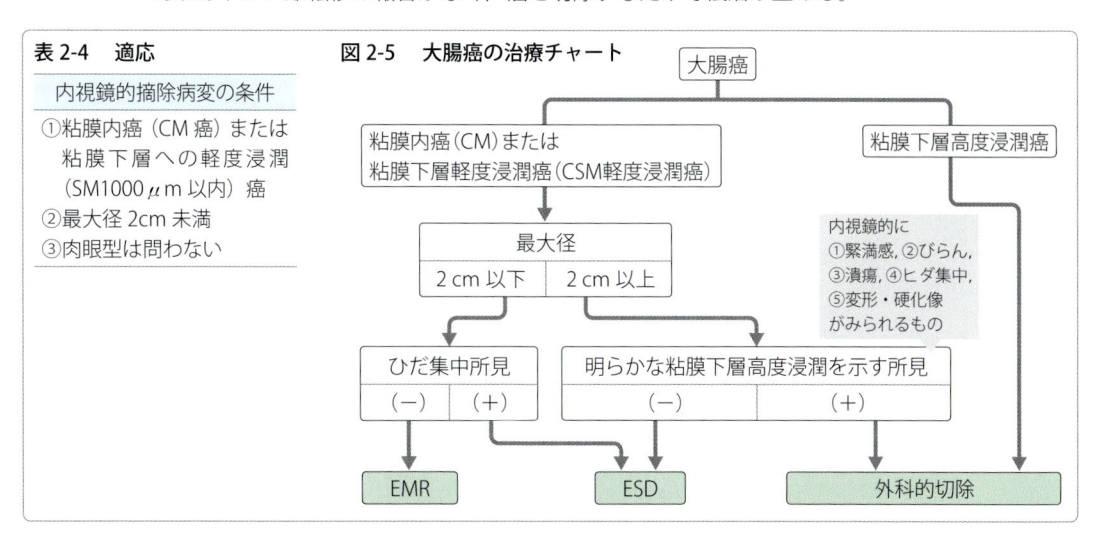

表 2-4　適応

内視鏡的摘除病変の条件
① 粘膜内癌（CM 癌）または粘膜下層への軽度浸潤（SM1000 μm 以内）癌
② 最大径 2cm 未満
③ 肉眼型は問わない

図 2-5　大腸癌の治療チャート

```
                大腸癌
                 │
     ┌───────────┴───────────┐
粘膜内癌（CM）または          粘膜下層高度浸潤癌
粘膜下層軽度浸潤癌（CSM軽度浸潤癌）
     │                              │
   最大径                    内視鏡的に
 ┌───┴───┐                 ①緊満感，②びらん，
2cm以下  2cm以上            ③潰瘍，④ヒダ集中，
 │         │               ⑤変形・硬化像
ひだ集中所見  明らかな粘膜下層     がみられるもの
             高度浸潤を示す所見
 (−) (+)     (−)    (+)
  │   │      │      │
 EMR  ESD    ESD   外科的切除
```

i ③ EMR と ESD の使い分け

- EMR（endoscopic mucosal resection：内視鏡的粘膜切除術）では，一度に切除できる腫瘍の大きさは 2 cm ぐらいまでが限界と言われる。
- 一度に切除できない場合は，複数回手技を繰り返すことで腫瘍全体の摘除は可能である（endoscopic piecemeal mucosal resection：EPMR）が，腫瘍の病理学的評価が不十分となり，高率に遺残再発が起こることが問題。
- このため，一括完全切除を目指して ESD（endoscopic submucosal dissection：内視鏡的粘膜下層剥離術）が開発された（**表 3-1**）。ESD では切除範囲を思い通りに決めることができ，また一度に切除できる腫瘍の大きさに制限がなくなった。

表 3-1　医科診療報酬点数表（2014）

食道	K-526-2-2 早期悪性腫瘍粘膜下層剥離術 早期悪性腫瘍粘膜下層剥離術が掲載されているが，詳細な規定はない	22,100 点
胃・十二指腸	K-653-2 早期悪性腫瘍粘膜下層剥離術 経内視鏡的に高周波切除器を用いて病変の周囲を全周性に切開し，粘膜下層を剥離することにより病変部を含む 3 cm 以上の範囲を一括で切除した場合に算定する	18,370 点
大腸	K721-4 早期悪性腫瘍大腸粘膜下層剥離術 早期悪性腫瘍大腸粘膜下層剥離術が掲載されており，最大径が 2 cm から 5 cm の早期癌または腺腫に対して，病変を含む範囲を一括で切除した場合に算定する	18,370 点

3.1 EMR/ESD の使い分け

- EMR と ESD の使い分けは，術者の手腕や病変の局在，組織型，性状などにより大きく左右されるが，現在広く知られている方法は**図 3-1** の通り。

図 3-1　使い分け

食道癌 — 最大径
- 1 cm 以下 → EMR（2 チャンネル法）
- 1.5 cm 以下 → EMR（EMRC/EMR-tube）
- 1.5 cm 以上 → ESD

胃癌
- 絶対適応病変 → EMR
- 適応拡大病変 → ESD

大腸腫瘍

大腸癌
- CM 癌または CM 軽度浸潤癌
  - 2 cm 以下：ひだ集中所見（−）→ EMR／（＋）→ ESD
  - 2 cm 以上：明らかな SM massive の所見（−）→ ESD／（＋）→ 手術

LST
- LST-NG → EMR/ESD※1
- LST-G
  - 均一型（Homo）→ EMR/EPMR
  - 結節混在型 Mix → EPMR※2/ESD

または
- 顆粒均一型 → EMR/EPMR
- 粗大結節型
  - 3〜4 cm → ESD　条件により EMR も
  - 4〜5 cm 以上 → ESD

その他
- Is（villous）Non-lifting sign のあるもの → ESD

※1　一括切除が望ましい場合は ESD
※2　内視鏡診断にて病変全体が腺腫，あるいは腺腫内癌の部分が確実に判断できる場合に限る

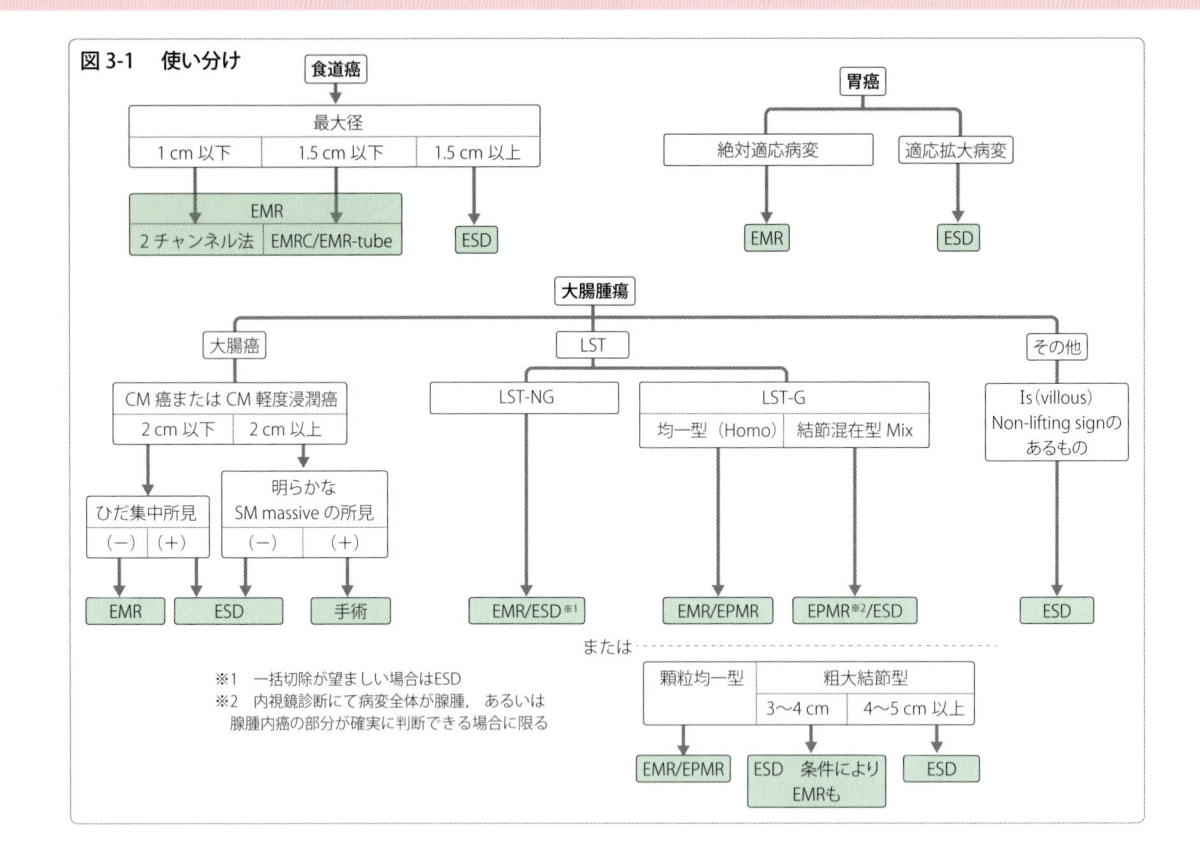

④ 介助体制：EMR/ESD における医師，看護師，技師の役割

　内視鏡処置は，ともすると内視鏡医が主役で他のものがそれをサポートするだけのような意識が芽生えがちであるが，どれだけ技術の優れた内視鏡医でも EMR/ESD は一人ではできない．処置に必要な幾つもの役割を複数の人員で分担して行い，全員で処置を安全に遂行する意識をもつべきである．

　施設によりその処置に関わることができる人数，職種の条件が異なるため，一概にどの職種がどの役割をこなすべきかまでは言及できないが，EMR/ESD に必要な役割とその役割に求められる能力を鑑み，適材適所に人材を配置するか，もしくは職種に関わらず配置された役割に応じて職務をこなす必要がある．以下に EMR/ESD に必要な役割と求められる能力，職種の適応性を示す（**表 4-1**）．

表 4-1　EMR/ESD に必要な役割と求められる能力，職種の適応性

役割	求められる能力	医師	看護師	技師
内視鏡の操作（術者）	技術（内視鏡操作），知識，判断力	◎	×	×
処置具の操作（第一介助者）	知識，技術（処置具操作），判断力	◎	○	○
処置具の管理（第二介助者）	知識，判断力	○	○	◎
高周波装置のセッティング	知識，判断力	○	○	◎
患者状態のモニタリング　体位の調整	知識，判断力	○	◎	△
麻酔管理	知識，判断力	◎	△	×
外回り（物品の調達）	行動力，知識	△	○	○
全体の監視，指揮	知識，判断力	◎	○	○

◎：十分な人員が確保される場合の理想．　○：十分な知識があれば対応可能．
△：望ましくはないが知識があれば対応可能．　×：対応不能．

ⓐ **内視鏡操作**
　直接患者に（侵襲的な）医療行為を行うので医師にしか行えず，他職種の配置は不可能である。

ⓑ **処置具の操作**
　職種を問わないが，内視鏡医が指示を出さなくても処置具の操作（先端の出し入れ，方向の調節，処置具の抜去など）をできるのが理想であり，かつ内視鏡医との息の合った操作が必要とされる。すなわち，処置具に関する知識，および治療の状況や次の動作を判断できる能力が要求される。また回転機能がある道具などは処置具操作の技術を必要とされる。さらに言えば，処置具の操作により患者に不要な侵襲を加える可能性も否定できないことを考えると，EMR/ESDの経験のある医師が担当するのが理想的である。加えて医師を配置すれば，術者の疲労具合や治療の困難さなどによって交代することも可能である。また，介助する医師にとっても，他人の手技を間近で見ることは良い経験になる。もちろん十分な医師の数を確保するのは不可能な施設も多いため技師・看護師の配置も可能であるが，その場合でも処置具に関する知識，円滑な処置具の操作技術と治療の状況を判断できる能力が求められる。

ⓒ **処置具の管理**
　術者への処置具の受け渡し，処置具先端に付着した炭化組織の除去（先端部の掃除），局注液の補充，炭酸ガス送気の管理などを担当する。必要物品が不足していれば外回りの担当者に物品の補給を依頼する。処置具に関する知識，また次に何が必要かを判断する能力，処置具の取扱い技術などが要求される。どの職種でも対応は可能であるが，より専門性を求めるのであれば，十分な知識を有する技師を配置するのが適任である。

ⓓ **高周波装置のセッティング**
　多くの施設で実現可能というわけではないが，状況に応じた高周波装置のセッティングをできるのが理想である。また，対極板が正確に貼れているかどうかも確認しておくべきである。これも知識があればどの職種も対応可能であるが，職種の特性を考えれば技師が適任であろう。

ⓔ **患者状態のモニタリング，体位の調整**
　モニタリングするだけではなく，その状況を理解した上で，必要に応じて医師の指示を仰ぐという判断能力が求められる。また，治療中のみではなく，治療前，治療後の全身状態（対極板貼付場所の熱傷の有無など），精神状態のケアも求められる。さらに，状況に応じた患者の体位変換や腹部圧迫なども併せて必要となる。十分な知識があればどの職種でも対応可能ではあるが，職種の特性を考えれば看護師が能力を一番発揮できる役割である。

ⓕ **麻酔管理**
　状況に応じた麻酔量の増減の判断が求められるため，投与の判断については医師が担うべき役割である。医師の指導のもとの投薬のみであれば，看護師でも対応可能である。

ⓖ **外回り**
　治療中に必要な物品を調達してくる役割であり，基本的には術者もしくは介助者などの指示のもと行動するが，事前に何が必要かを判断して不足物品がないようにする知識，判断力があるのがより望ましい。どの職種でも対応可能ではあるが，どこに何があるかを把握しておく知識が必要である。大抵の医師はそのようなことは把握していないため他職種の配置が望ましい。

ⓗ **全体の監視，指揮**
　治療および患者の状況を冷静に判断し，治療の続行，中止や治療戦略，使用する機器（内視鏡，処置具）などの選択を決定，指示する。疾患の自然史や患者背景までも把握しておく知識とそれに基づいた冷静な判断力が求められる。それらの知識を有していればどの職種でも対応可能ではあるが，多くの場合は術者，もしくは介助者がその責を担う。

　上記役割を1人ずつ分担すれば総勢8名の人員配置を必要とするが，当然そんなに多くの人員を配置することは現実的ではない。無意識のうちに複数の役割を同時にこなしていることが多く，

例えば術者と全体の監視，指揮，および麻酔管理は1人の医師が担当し，処置具の操作，管理，高周波のセッティングは1人の技師が，患者状態のモニタリング，麻酔管理（投薬のみ），外回りは1人の看護師が担当することで，3名のチームでも対応は可能となる。無理のない範囲で兼任し，それぞれの施設の状況に合った配置を検討するべきである。

⑤ EMR/ESD の方法と長所・短所

表 5-1（162 頁）に各手法の方法と長所・短所をまとめた。

⑥ インフォームドコンセント

- インフォームドコンセント（informed consent：IC）は，医師は患者の病状，診断，治療の方法や予後について十分な情報提供を行うという信頼関係と，患者は提供された複数の診断，治療法の中から十分な理解と知識を持って自分で選択する自己決定権に基づくものである。

6.1 ESD に際しての IC の注意点

- 表 6-1 に示した消化器内視鏡における IC の内容について説明するが，ESD に特化して具体的に説明し，同意を得ることが大切である。

表 6-1 消化器内視鏡におけるインフォームド・コンセントの内容
（熊井浩一郎，他：インフォームド・コンセントガイドライン．日本消化器内視鏡学会（監）：消化器内視鏡ガイドライン，第3版，p12, 2006, 医学書院より引用）

1. 患者の病名・病態
2. 内視鏡検査・治療を推奨する理由
3. 実施しようとする内視鏡検査・治療の具体的内容
4. 内視鏡検査・治療によって期待される効果
5. 内視鏡検査・治療で予想される危険性
6. 内視鏡検査・治療の代替となる他の方法と対比情報
7. 内視鏡検査・治療を受けなかった場合の予後

[a] 病名の告知
- 癌を告知しない場合には，ESD が不成功に終わったり，重篤な偶発症が生じたときなどに問題となる。

[b] 治療として ESD を推奨する理由を説明する
- 癌の標準治療は手術であるが，内視鏡治療を選択する（した）必要性を説明する。
- 癌の組織型，病型，推定深達度，広がりなどを説明し，ESD により根治が期待できることを説明する。
- 胃を残したまま治療できるので，治療後の機能障害がなく，治療早期に社会復帰ができ QOL が保たれる一方，胃が残っているため異時性多発癌の発生があることを説明する。

[c] 追加切除または追加治療が必要となる場合があることを説明する
- 回収した組織により病理の確定診断を行い，適応外病変では追加切除・治療が必要となることがある。術前に十分に説明し了承を得ておかないとトラブルになる。

[d] ESD の方法と治療成績を説明する
- ESD の方法は，治療成績，各施設，各臓器により異なるので自分の施設での方法，成績をできるかぎり具体的に説明する。

[e] 偶発症とその対策を説明する
- 発生頻度が高いもの（原則として 0.1% 以上のもの），頻度は低くとも危険性の高いもの（例え

ば死亡）などは，具体的な数値を自施設のデータに基づき説明する．
- 偶発症発生時の対応については，万が一偶発症が発生したときには最善の処置を行うことを説明する．

[f] **説明・同意書には患者，医師が署名し，医療側，患者側双方がそれぞれ一通ずつ保管する**
- 自筆署名（この場合は捺印は必ずしも必要でない）または記名捺印（ゴム印などの場合は必ず押印）が必要である．

（竜田正晴，飯石浩康（監）：消化器がん ESD 即戦マニュアル，2009 より引用）

⑦ 抗凝固薬・抗血小板薬の内服中断と再開

- 抗凝固薬，抗血小板薬については，外来にてあらかじめ中断もしくは継続が指示されているので入院時にその指示が守られているか否かを確認する（血栓塞栓症の発症と術中および術後出血を予防するため）．

7.1 休薬期間の設定

- 「抗血栓薬服用者に対する消化器内視鏡診療ガイドライン，2012」によれば EMR/ESD は「出血高危険度の消化器内視鏡」に含まれている．
- 図 7-1 に EMR/ESD 時の抗血栓薬の取扱い方を示した．

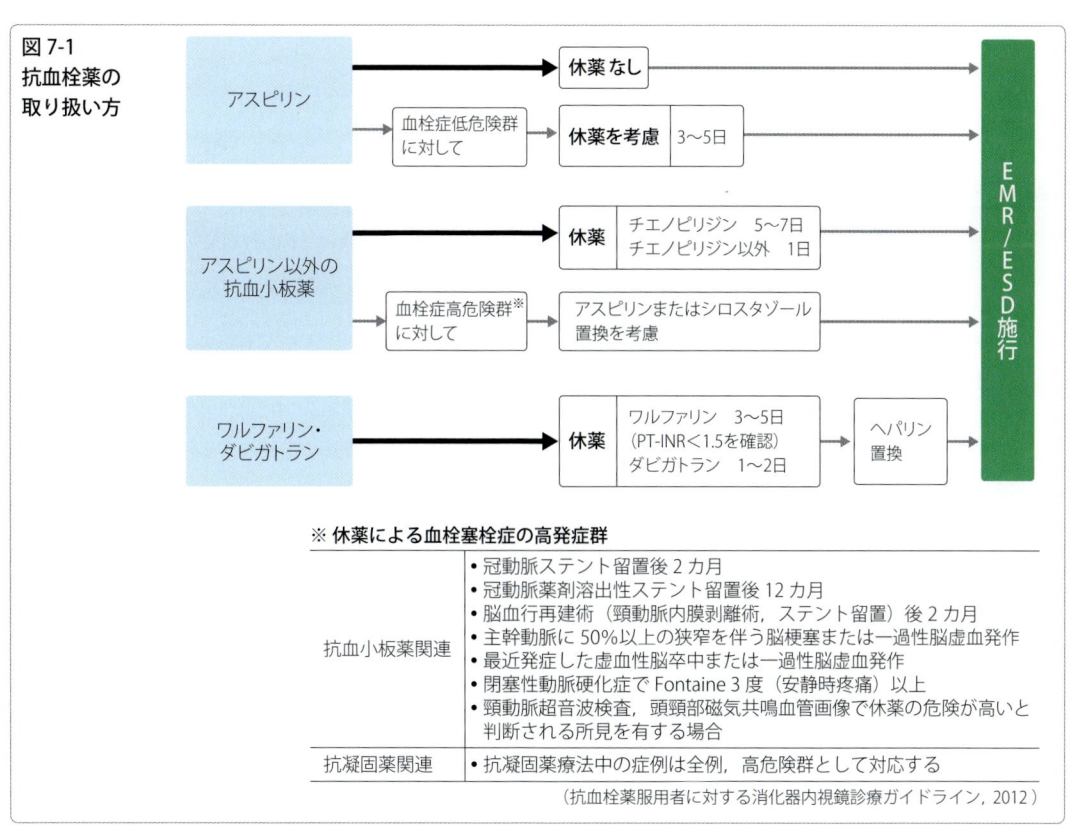

図 7-1 抗血栓薬の取り扱い方

アスピリン	→ 休薬なし → EMR/ESD 施行
	血栓症低危険群に対して → 休薬を考慮 3～5日
アスピリン以外の抗血小板薬	→ 休薬：チエノピリジン 5～7日／チエノピリジン以外 1日
	血栓症高危険群※に対して → アスピリンまたはシロスタゾール置換を考慮
ワルファリン・ダビガトラン	→ 休薬：ワルファリン 3～5日（PT-INR<1.5を確認）／ダビガトラン 1～2日 → ヘパリン置換

※ 休薬による血栓塞栓症の高発症群

| 抗血小板薬関連 | ・冠動脈ステント留置後 2 カ月
・冠動脈薬剤溶出性ステント留置後 12 カ月
・脳血行再建術（頸動脈内膜剝離術，ステント留置）後 2 カ月
・主幹動脈に 50%以上の狭窄を伴う脳梗塞または一過性脳虚血発作
・最近発症した虚血性脳卒中または一過性脳虚血発作
・閉塞性動脈硬化症で Fontaine 3 度（安静時疼痛）以上
・頸動脈超音波検査，頭頸部磁気共鳴血管画像で休薬の危険が高いと判断される所見を有する場合 |
| 抗凝固薬関連 | ・抗凝固薬療法中の症例は全例，高危険群として対応する |

（抗血栓薬服用者に対する消化器内視鏡診療ガイドライン，2012）

[a] **アスピリン単独服用時**
- 「休薬なし」が原則．
- 血栓塞栓症の発症リスクが低い場合には 3～5 日の休薬を考慮する．
- 終了時に止血が得られていることを確認することが大切である．出血が継続する場合は適切な止血処置を施す．

161

表 5-1　EMR/ESD の方法と長所・短所

切除方法	EMR（endoscopic mucosal resection）内視鏡的粘膜切除術※	
	Strip biopsy	キャップ法 EMRC（endoscopic mucosal resection with cap-fitted panendoscope）
特徴	・ストリップバイオプシーは，本来は平坦～陥凹性病変に対し，生理食塩液を粘膜下層に局注し隆起を形成し把持鉗子で引っぱり，スネアをかけ通電切除する方法。 ・上部消化管では2チャンネルスコープを使った方が行いやすい（下部消化管では局注により立ち上りの明瞭な隆起ができるので1チャンネルスコープでも十分である）。	EMRC 法はスコープ先端に専用キャップを装置させて局注により形成された隆起をキャップ内に吸引し切除する方法。
切除方法の適応　下咽頭癌		○
食道癌		○
胃癌	○	○
大腸癌		
手順	❶局注：局注針にて粘膜下層に生理食塩液を注入。 ❷隆起の形成：粘膜下層に生理食塩液を注入し，明らかな隆起を作る。 ❸スネアによる捕捉：把持鉗子で隆起部を引き上げ，隆起の基部にスネアをかける。 ❹通電切除：スネアに高周波を通電し切断。切除した検体を把持鉗子で回収。	❶局注：局注針にて粘膜下層に生理食塩液を注入。 ❷病変の吸引：病変がフード内に入るよう，スコープの吸引をかける。 ❸スネアをかける：病変をフード内に吸い込み，スネアをかける。 ❹スネアリング→通電切除：吸引を解除した後，スネアを絞り込み切断。その後スネアに通電し病変を切除。
長所		・簡便である。 ・ESD と比較して処置の時間が短くて済む。
短所		・一括切除できる病変のサイズに限界がある。 Strip biopsy に比し穿孔の危険性が高い
粘膜切除の大きさ	1 cm 程度	2 cm 程度

※・生理食塩液などの局注により形成された隆起はなだらかなため確実に把持することが難しいことがある。
　・確実かつ正確にスネアリングするために吸引キャップを用い病変をフード内に吸引する方法が開発された。

EAM (endoscopic aspirtaion mucosectomy) 内視鏡的吸引粘膜切除術	ESD (endoscopic submucosal dissection) 内視鏡的粘膜下層剥離術
・本法では先端キャップの外側にスネアを通すスネアガイドチューブがついたアスピレーションムコゼクターを用いる。 ・EMRC 法ではスネアをキャップの周りに巻きつけておくのに対し EAM 法ではキャップの外側に開く点が異なる。	高周波ナイフを用い病変周囲の粘膜に切除を加えてさらに粘膜下層を剥離し切除する方法。
	○ ○
○	○ ○
❶局注：局注針にて粘膜下層に生理食塩液を注入。 ❷スネアをかける：病変をフード内に吸い込み，スネアをかける。 ❸スネアリング：吸引を解除した後，スネアを絞り込む。 ❹通電切除→回収：スネアに通電し病変を切除。切除した検体を把持鉗子にて回収。	❶マーキング：切除する範囲の一周り外側にニードルナイフにてマーキング。 ❷局注：局注針にて全周に局注液（グリセオール，ヒアルロン酸ナトリウム，生理食塩液など）を注入し，病変を挙上。 ❸粘膜下層剥離・止血：粘膜下層を全周切開。露出血管に予防的止血術を施行。 ❹剥離終了→回収：切除した病変を把持鉗子にて回収。
	・大きい病変を一括切除できる。 ・一括切除することで病変の正確な評価ができる。EMR はデバイスのサイズ，病変の形状などにより一括で切除可能な大きさに限界があったため。 ・2 cm 以上の病変では EMR より ESD が適している。
	・時間がかかる。 ・出血，穿孔などの合併症の割合が EMR よりも高い。 ・治療の難易度が EMR よりも高い。
2 cm 程度（EMRC より大きく切除できる）	3 cm 以上

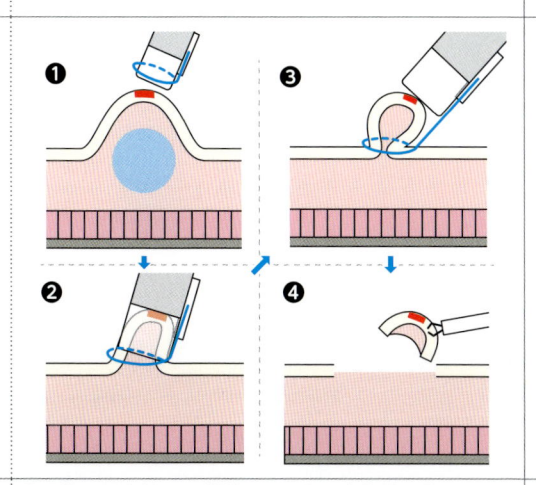

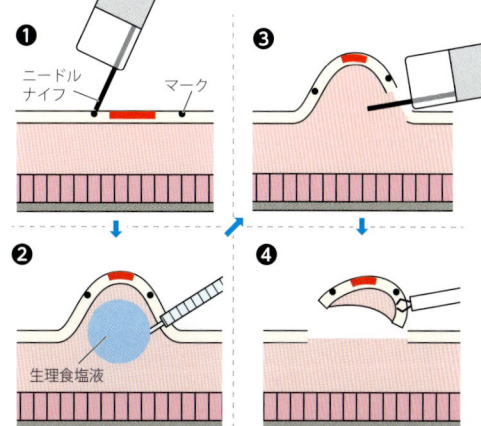

ⓑ アスピリン以外の抗血小板薬単独服用時
- 休薬を原則とする。
- 休薬期間：チエノピリジン：5〜7日間
　　　　　　チエノピリジン以外：1日間
- 血栓塞栓症の発症リスクが高い症例ではアスピリンまたはシロスタゾールへの置換を考慮。
- シロスタゾールはうっ血性心不全では禁忌とされており，投与後早期の頭痛，頻脈などの副作用がある。血小板薬の置換にシロスタゾールを使用する場合は十分注意することが必要である。
- 置換を行う場合は必ず処方医と密接な連携が必要である。
- 終了時には止血が得られていることを確認し，出血が継続する場合には適切な止血処置を施す。

ⓒ ワルファリンまたはダビガトラン単独服用時
- 休薬（ワルファリン：3〜5日，ダビガトラン：1〜2日）の上，ヘパリン置換。

7.2　中断の対象となる抗凝固薬・抗血小板薬

- 表7-2，7-3に示した。

表7-2　現在使用されている抗凝固薬

一般名	先発品名	ジェネリック薬品
ワルファリンカリウム warfarin potassium	ワーファリン Warfarin（エイザイ） ワルファリンカリウム（ニプロファーマ）	アレファリン，ワーリン ワルファリンK
ヘパリンナトリウム heparin sodium	ヘパリン Heparin（味の素，田辺三菱など） ノボ・ヘパリン Novo Heparin（持田） ヘパリンNaロック Heparin Na Lock（田辺三菱）	透析用ヘパリン，テリパデクス
ヘパリンカルシウム heparin calcium	カプロシン Caprocin（沢井）	ヘパリンカルシウム
ダルテパリンナトリウム dalteparin sodium	フラグミン Fragmin（ファイザー‐キッセイ）	ダルテパリンNa，ヘパグミン，ヘパクロン，ダルテパン，ダルテパリンナトリウム，フルゼパミン，フレスバル，リザルミン
パルナパリンナトリウム parnaparin sodium	ローヘパ Lowhepa（味の素）	ミニヘパ
レビパリンナトリウム reviparin sodium	クリバリン Clivarine（アボット）	
エノキサパリンナトリウム enoxaparin sodium	クレキサン Clexane（サノフィ・アベンティス‐科研）	
ダナパロイドナトリウム danaparoid sodium	オルガラン Orgaran（MSD）	
アルガトロバン水和物 argatroban hydrate	スロンノン Slonnon（第一三共） ノバスタン Novastan（田辺三菱）	スロバスタン，ガルトパン，アルガロン，アルガトロバン
フォンダパリヌクスナトリウム fondaparinux sodium	アリクストラ Arixtra（GSK）	
エドキサバントシル酸塩水和物 edoxaban tosilate hydrate	リクシアナ Lixiana（第一三共）	
バトロキソビン batroxobin	デフィブラーゼ Defibrase（東菱‐ケミファ）	
ダビガトランエテキシラート メタンスルホン酸製剤 dabigatran etexilate methanesulfonate	プラザキサ Prazaxia（日本ベーリンガー）	
リバーロキサバン rivaroxaban	イグザレルト Xarelto（バイエル）	

（抗血栓薬服用者に対する消化器内視鏡診療ガイドライン，2012より改変）

表 7-3　現在使用されている抗血小板薬

一般名		商品名	ジェネリック薬品
アスピリン aspirin		バイアスピリン Bayaspirin（バイエル）	
アスピリン・ダイアルミネート配合 aspirin・dialuminate		バファリン Bufferin（ライオン―ブリストル）	アスファネート，ニトギス，バッサミン，ファモター
チエノピリジン誘導体	塩酸チクロピジン ticlopidine hydrochloride	パナルジン Panaldine （サノフィ・アベンティス）	ソロゾリン，ニチステート，パチュナ，ヒシミドン，ピエテネール，ピクロジン
	塩酸クロピドグレル clopidogrel sulfate	プラビックス Plavix（サノフィ・アベンティス）	
シロスタゾール cilostazol		プレタール Pletaal（大塚）	アイタント，エクバール，エジェンヌ，グロント，コートリズム，シロシナミン，シロステート，ファンテゾール，プラテミール，プレスタゾール，プレトモール，プレラジン，ホルダゾール，ラノミン
イコサペント酸エチル（EPA） ethyl icosapentate		エパデール Epadel（持田）（持田―大日本住友） エパデール S Epadel S（持田）	アテロパン，アンサチュール，エパフィール，エパラ，エパロース，エパンド，エメラドール，クレスエパ，シスレコン，ナサチーム，ノンソル，メタパス，メルブラール，ヤトリップ
経口プロスタサイクリン（PGI$_2$）誘導体製剤		ドルナー Dorner（東レ―アステラス） ケアロード LA （東レ―アステラス） プロサイリン Procylin（科研）	セナプロスト，ドルナリン，プロスタリン，プロスナー，プロドナー，プロルナー，ベラストリン，ベラドルリン，ベルナール，ベルラー
プロスタグランチン E1 誘導体		オパルモン Opalmon（小野） プロレナール Prorenal（大日本住友）	オパプロスモン，オプチラン，ゼフロプト，リマルモン
塩酸サルポグレラール sarpogrelate hydrochloride		アンプラーグ Anplag（田辺三菱）	
ジピリダモール dipyridamole		ペルサンチン Persantin（ベーリンガー）	アジリース，グリオスチン，コロナモール，サンペル，ジピラモール，シフノス，ジピリダモール，トーモル，ニチリダモール，パムゼン，ピロアン，ヘルスサイド，ペルチスタン，ペルミルチン，ペンセリン，メトロポリン，ヨウリダモール
オザグレルナトリウム sodium ozagrel		カタクロット Cataclot（小野） キサンボン Xanbon（キッセイ） キサンボン S Xanbon S（キッセイ）	オグザロット，オサグレル，オザグロット，オザグレン，オザマリン，カタクロン，キサクロット，デアセロン
トラピジル trapidil		ロコルナール Rocornal（持田）	カルナコール，セオアミン，トラピジル，ベルカラート
塩酸ジラゼプ dilazep dihydrochloride		コメリアン Comelian（興和）	アジリース，コロナモール，ジピリダモール，パムゼン，ペルミチン，ヨウリダモール

7.3　抗血小板薬 2 剤併用時，抗凝固薬と抗血小板薬の 2 剤併用時，抗凝固薬と抗血小板薬の 3 剤併用時の抗血栓薬の取扱い

- 図 7-2 に示した。

図 7-2 抗血小板薬と抗凝固剤の取扱い方

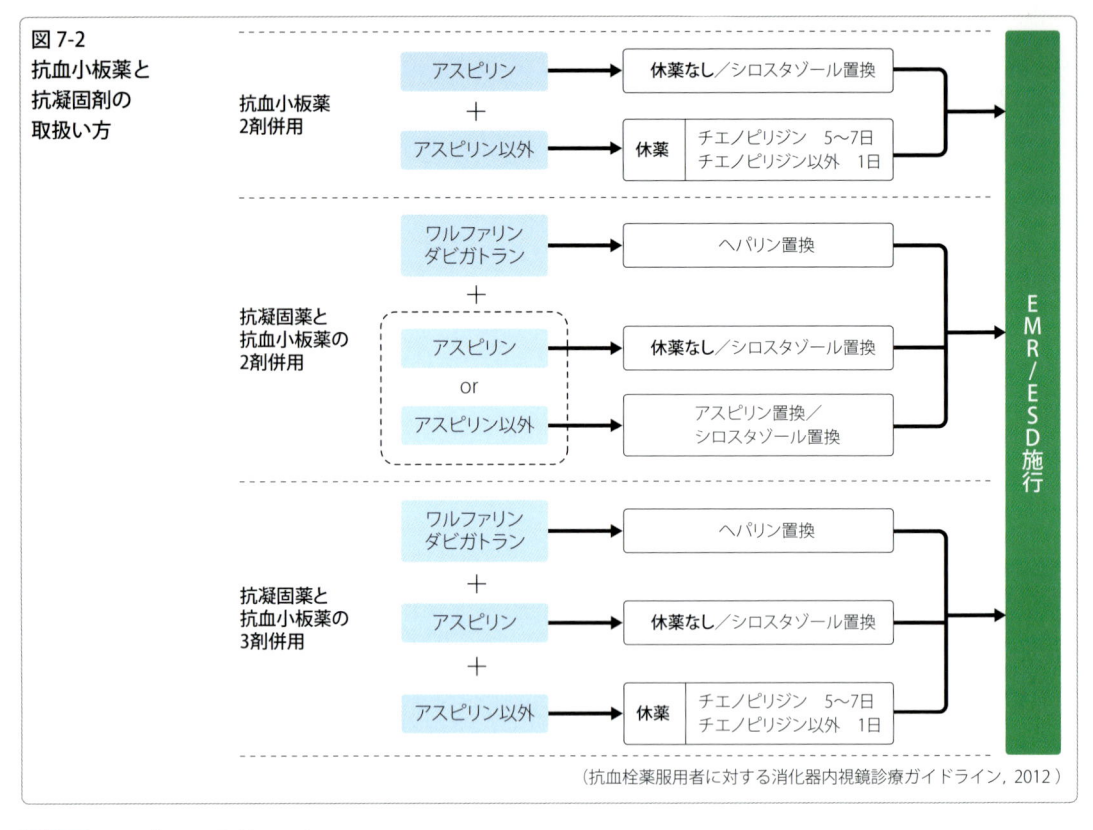

抗血小板薬2剤併用
- アスピリン → 休薬なし／シロスタゾール置換
- ＋
- アスピリン以外 → 休薬　チエノピリジン　5〜7日／チエノピリジン以外　1日

抗凝固薬と抗血小板薬の2剤併用
- ワルファリン／ダビガトラン → ヘパリン置換
- ＋
- アスピリン or アスピリン以外
  - アスピリン → 休薬なし／シロスタゾール置換
  - アスピリン以外 → アスピリン置換／シロスタゾール置換

抗凝固薬と抗血小板薬の3剤併用
- ワルファリン／ダビガトラン → ヘパリン置換
- ＋
- アスピリン → 休薬なし／シロスタゾール置換
- ＋
- アスピリン以外 → 休薬　チエノピリジン　5〜7日／チエノピリジン以外　1日

→ EMR/ESD施行

（抗血栓薬服用者に対する消化器内視鏡診療ガイドライン, 2012）

7.4　ヘパリン置換の手順

- 図7-3 には抗凝固薬，抗血小板薬投与中の症例でヘパリン置換が必要な場合の大阪府立成人病センターでのルーチンの置換法を示した。

図 7-3　大阪府立成人病センターにおけるヘパリン置換の手順

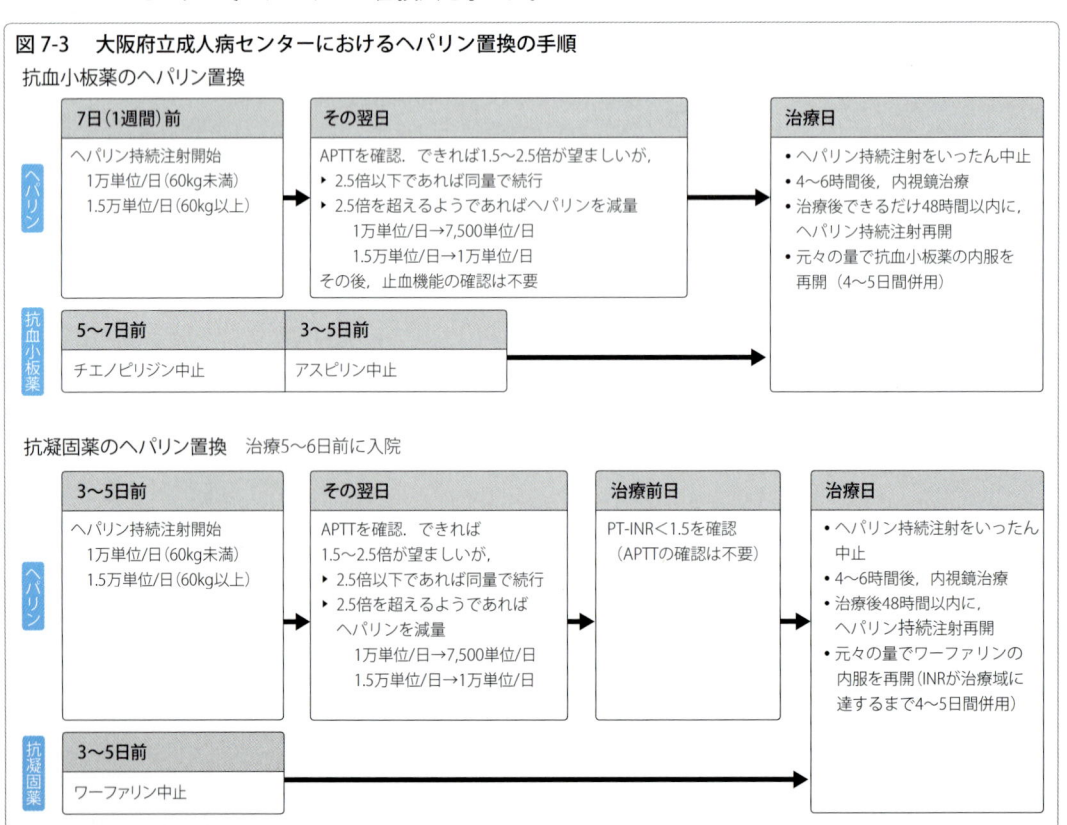

抗血小板薬のヘパリン置換

ヘパリン
- 7日（1週間）前：ヘパリン持続注射開始　1万単位/日（60kg未満）　1.5万単位/日（60kg以上）
- その翌日：APTTを確認．できれば1.5〜2.5倍が望ましいが，
  - 2.5倍以下であれば同量で続行
  - 2.5倍を超えるようであればヘパリンを減量
    - 1万単位/日→7,500単位/日
    - 1.5万単位/日→1万単位/日
  - その後，止血機能の確認は不要
- 治療日：
  - ヘパリン持続注射をいったん中止
  - 4〜6時間後，内視鏡治療
  - 治療後できるだけ48時間以内に，ヘパリン持続注射再開
  - 元々の量で抗血小板薬の内服を再開（4〜5日間併用）

抗血小板薬
- 5〜7日前：チエノピリジン中止
- 3〜5日前：アスピリン中止

抗凝固薬のヘパリン置換　治療5〜6日前に入院

ヘパリン
- 3〜5日前：ヘパリン持続注射開始　1万単位/日（60kg未満）　1.5万単位/日（60kg以上）
- その翌日：APTTを確認．できれば1.5〜2.5倍が望ましいが，
  - 2.5倍以下であれば同量で続行
  - 2.5倍を超えるようであればヘパリンを減量
    - 1万単位/日→7,500単位/日
    - 1.5万単位/日→1万単位/日
- 治療前日：PT-INR<1.5を確認（APTTの確認は不要）
- 治療日：
  - ヘパリン持続注射をいったん中止
  - 4〜6時間後，内視鏡治療
  - 治療後48時間以内に，ヘパリン持続注射再開
  - 元々の量でワーファリンの内服を再開（INRが治療域に達するまで4〜5日間併用）

抗凝固薬
- 3〜5日前：ワーファリン中止

7.5 投薬再開の基準

- 止血が確認できれば抗血小板薬，抗凝固薬の服用を再開する。
- ヘパリン置換がされている症例では，ヘパリンを再開する。経口摂取開始と同時にワルファリン，ダビガトランを再開する。ワルファリン使用時はPT-INRが治療域に達したことを確認してヘパリンを中止する。ダビガトランの場合は再開と同時にヘパリンを中止する。
- 注）再開後に出血することもあるので，出血に対する対応は継続する

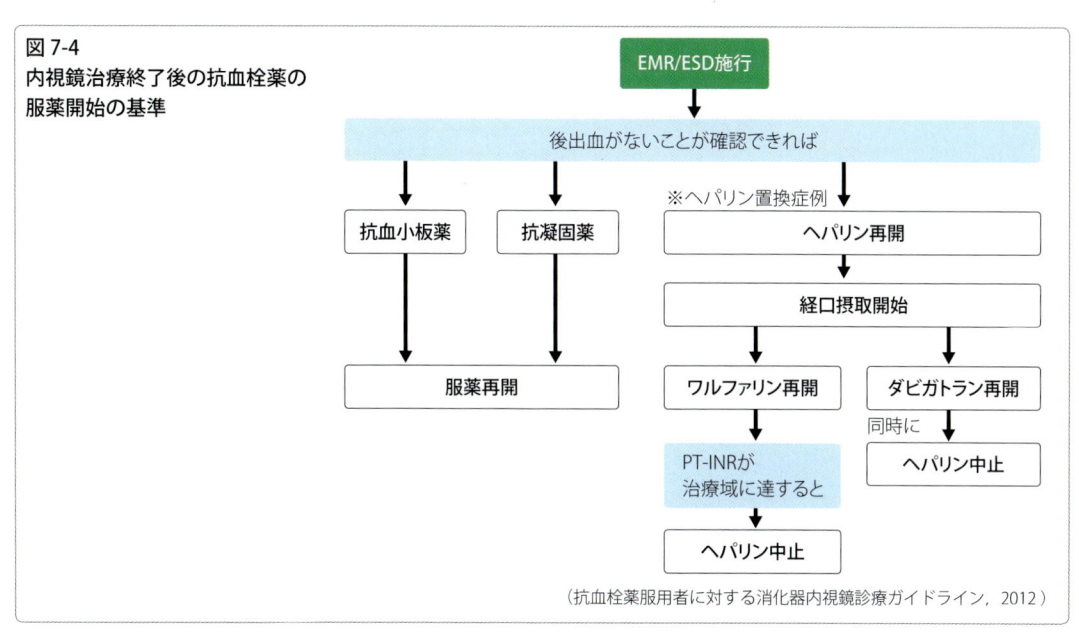

図7-4 内視鏡治療終了後の抗血栓薬の服薬開始の基準

```
            EMR/ESD施行
                 ↓
        後出血がないことが確認できれば
         ↓         ↓        ↓ ※ヘパリン置換症例
      抗血小板薬  抗凝固薬   ヘパリン再開
         ↓         ↓          ↓
                           経口摂取開始
                            ↓        ↓
        服薬再開         ワルファリン再開  ダビガトラン再開
                            ↓              ↓ 同時に
                        PT-INRが          ヘパリン中止
                        治療域に達すると
                            ↓
                        ヘパリン中止
```
（抗血栓薬服用者に対する消化器内視鏡診療ガイドライン，2012）

文献：藤本一眞ほか：抗血栓薬服用者に対する消化器内視鏡診療ガイドライン．Gastroenterol Endosc 54：2073-2102, 2012

⑧ セデーション・モニタリングと救急体制

- 近年内視鏡検査・治療に際しては鎮静剤を用いる頻度は飛躍的に増加している。
- 内視鏡施行時の重大な偶発症の約半分以上がセデーションに関係しており，細心の注意が必要である。

8.1 セデーションの薬剤とその特徴

- 通常は塩酸ペチジン，塩酸ペンタゾシンなどの鎮静剤とジアゼパム・ミダゾラムなどの鎮静剤を組み合わせて用いることが多い。
  - ▶ 鎮静（セデーション）とは投薬によって意識レベルを低下させること。意識レベルの低下はごく軽度の低下から意識が全く消失する高度な低下まであり，意識レベルの調節が大切である。
  - ▶ 鎮痛（analgesia）とは意識レベルの低下をきたさずに痛みを軽減すること。
- 内視鏡施行時の最も理想的なセデーションは「意識下鎮静」（conscious sedation）とされている。conscious sedationとは「医師と患者との間で主に口頭でコミュニケーションを保つことができる鎮静状態」と定義されている。この状態にし，持続させることが重要である。（消化器内視鏡ハンドブック，2012）

8.2 内視鏡時にセデーションに用いられる薬剤

- 現在内視鏡検査・治療時のセデーションに用いられている薬剤とその拮抗薬を**表8-1**（168頁）に示した。

表 8-1　内視鏡検査・治療時のセデーションに用いられる主な薬剤とその拮抗薬

分類	一般名	商品名	剤形・含有量	用法・用量	主な有害反応
ベンゾジアゼピン系 〈全身麻酔薬・超短時間型〉	ジアゼパム diazepam	セルシン Cercine （武田）	注：5 mg/1mL 10 mg/2mL	5〜10 mg （注：初回 10 mg, できるだけ緩徐に）	呼吸抑制（5〜10 mg の投与でも呼吸抑制あり注意。肝障害があると遅延することが多く, 呼吸停止を生じることあり）, 錯乱, 血圧低下, 除脈（注射時）, 舌根沈下による上気道閉塞, 循環性ショック
		ホリゾン Horizone （アステラス）	注：10 mg/2mL		
	ミダゾラム midazolam	ドルミカム Dormicum （アステラス）	注：10 mg/2mL	0.035〜0.07 mg/kg （0.02〜0.04 mg/kg ＊）	無呼吸（気道確保されていない状況ではどの量でも呼吸に十分注意）, 呼吸抑制, 舌根沈下（呼吸抑制に注意）, アナフィラキシーショック, 心停止, 頻脈 ㊳本剤過敏症, 急性狭隅角緑内障, 重症筋無力症, トノルプロテアーゼ阻害剤・HIV 逆転転写酵素阻害剤投与中, 急性アルコール中毒, ショック 併用注意：プロポフォール（作用増強）
ベンゾジアゼピン系 〈睡眠薬・中間型〉	フルニトラゼパム flunitrazepam	サイレース Silece （エーザイ）	注：2 mg/1mL	0.02〜0.03 mg/kg	無呼吸, 呼吸抑制, 舌根沈下, 血圧低下, 徐脈, 錯乱, ㊳本剤過敏症, 急性狭隅角緑内障, 重症筋無力症
		ロヒプノール Rohypnol （中外）	注：2 mg/1mL		
ブチロフェノン系 抗精神病薬	ハロペリドール haloperidol	セレネース Serenace （大日本）	注：5 mg/1mL	1回 5 mg 1日 1〜2回 筋注・静注	悪性症候群（無動緘黙, 筋強剛などに続き発熱）, 心室頻拍, 麻痺性イレウス, 遅発性ジスキネジア, 抗利尿ホルモン不適合分泌症候群, 無顆粒球症, 循環器障害（心電図異常, 血圧低下, 頻脈） ㊳昏睡状態, バルビツール酸誘導体等の中枢神経抑制薬の強い影響下, パーキンソン病, 本剤またはブチロフェノン系化合物に対しての過敏症, エピネフリン投与中, 妊婦または妊娠の可能性, テルフェナジンまたはアスチミゾール投与中
ピペラジン系 抗不安薬	塩酸ヒドロキシジン hydroxyzine hydrochloride	アタラックス-P Atarax-P （ファイザー）	注：25 mg/1mL 50 mg/1mL	1回 25〜50 mg（必要に応じ追加） 1回の静注量は 100 mg 以下（25 mg/分以下で静注すること）	ショック, アナフィラキシー様症状, 肝機能障害, 興奮・錯乱, 静脈炎, 尿閉
非麻酔性鎮痛薬 〈オピオイド〉	ペンタゾシン pentazocine	ソセゴン Sosegon （アステラス）	注：15 mg/1mL 30 mg/2mL	15〜30 mg（筋注・皮下・静注）	ショック, アナフィラキシー様症状, 呼吸抑制（麻薬拮抗薬レバロルファンは無効）, 悪心・嘔吐, 口渇, 血圧上昇, 痙攣 ㊳頭蓋内圧上昇, 頭部障害, 重篤な呼吸抑制・全身状態の著しい悪化患者, 本剤過敏症
		ペンタジン Pentajin （第一三共）	注：30 mg/1mL		
麻薬	塩酸ペチジン pethidine hydrochloride	オピスタン Opystan （田辺）	注：35 mg/1mL 50 mg/1mL	35〜70 mg	呼吸抑制, 頻脈, 錯乱, 無気肺 ㊳重篤な呼吸抑制, 重篤な肝障害, 本剤過敏症, 慢性肺疾患に続発する心不全, 痙攣状態, 急性アルコール中毒, MAO 阻害薬投与中
全身麻酔薬	プロポフォール propofol	ディプリバン Diprivan （アストラゼネカ）	注：1% （0.2 g/20 mL, 0.5 g/50 mL）	成人（高齢者を含む）0.3 mg（0.03 mL）/kg/時の速度で, 持続注入にて静脈内に投与を開始し, 適切な鎮静深度が得られるよう全身状態を観察しながら, 投与速度を調節 ＊通常 0.3〜3.0 mg（0.03〜0.30 mL）/kg/時で適切な鎮静深度が得られる ＊必要とする鎮静深度に応じて投与速度を増減 ＊必要に応じて鎮静剤を併用	低血圧, 舌根沈下, 一過性無呼吸, 気管支痙攣, アナフィラキシー症状, てんかん様体動, 重篤な徐脈, 不全収縮 ㊳妊産婦

（消化器内視鏡ガイドライン：循環動態モニタリングガイドラインより一部改変, 2006, 医学書院より一部改変）

特徴	拮抗薬				
	一般名	商品名	用法・用量	主な有害反応	その他の事項
正常な意識・行動に影響せず鎮静作用血管痛あり ・半減期 35 時間	フルマゼニル flumazenil	アネキセート Anexate （アステラス）	初回 0.2 mg 緩徐に静注。投与 4 分以内に覚醒しない場合は 0.1 mg 追加。以後必要に応じ 1 分間隔で 0.1mg ずつ総投与量 1 mg まで投与	ショック	・半減期： 静注 49 〜 52 分
作用発現が早い 持続時間が短い（2 〜 6 時間） 血管痛なし ・消失半減期：静注 1.8 〜 6.4 時間（ジアゼパムの約 1/10）	フルマゼニル flumazenel	アネキセート Anexate （アステラス）	（上記と同じ）	（上記と同じ）	（上記と同じ）
強力な睡眠作用，作用発現が早い 持続時間が短い 循環系への影響はほとんどない，ジアゼパムに比し血管痛は少ない	フルマゼニル flumazenil	アネキセート Anexate （アステラス）	（上記と同じ）	（上記と同じ）	（上記と同じ）
定型抗精神病薬の代表格。臨床・薬理学的資料が豊富	（なし）				
中枢神経抑制作用（緑内障などでは本剤による抗コリン作用により症状が悪化するため慎重投与）	（なし）				
鎮痛効果が高い（皮下注，筋注では 15 〜 20 分で鎮痛効果が発現し，約 3 〜 4 時間持続） ・半減期（静注）0.73 時間	塩酸ナロキソン naloxon hydrochloride	塩酸ナロキソン Naloxon hydrochloride （三共⊖アルフレッサ）	1 回 0.2 mg 静注，効果不十分な場合 2 〜 3 分間隔に同量を 1 〜 2 回追加投与	肺水腫，血圧上昇 ㊟非麻薬性中枢抑制薬または病的原因による呼吸抑制，本剤過敏症	・半減期：0.4 mg 静注 64 分（作用時間 90 〜 120 分）
・半減期：50 mg 筋注 3.3 時間（作用時間 90 〜 120 分）	塩酸ナロキソン naloxon hydrochloride	塩酸ナロキソン Naloxon hydrochloride （三共⊖アルフレッサ）	1 回 0.2 mg 静注，効果不十分な場合 2 〜 3 分間隔に同量を 1 〜 2 回追加投与	肺水腫，血圧上昇 ㊟非麻薬性中枢抑制薬または病的原因による呼吸抑制，本剤過敏症	・半減期：0.4 mg 静注 64 分（作用時間 90 〜 120 分）
㊟麻酔開始より患者が安全に覚醒するまで，麻酔技術に熟練した医師が，**専任で**患者の全身状態を注意深く監視する ㊟本剤投与中は気道を確保し，血圧に注意して呼吸・循環に対する 観察・対応を怠らない		（なし）			

- 鎮静の程度は意識レベルがやや低下し，呼びかけの応答が軽度抑制される程度が望ましい（意識下鎮静）。
- 呼吸抑制や血圧低下が起こりうるので使用時はモニタリングを必ず行う。
- 酸素飽和度の低下があれば酸素を投与する。
- 鎮静剤の効能効果に鎮痛作用はなく，疼痛が強い場合は鎮痛薬（ペンタゾシン等）を併用する。
- 投与量については一定しているものではなく，患者の状態（併存疾患，年齢，体重，全身状態など）により，個々に調節することが大切である。

8.3 モニタリング

- モニタリングとは患者の状態の変化を把握し，偶発症の予防，早期発見のために行う。
- 特に高齢者，状態の悪い患者や深い鎮静の患者では慎重に行う。

①血中酸素のチェック：パルスオキシメーターを装着し，血中酸素濃度を測定する。皮膚（顔色），粘膜（口唇）などの色の変化をチェックする。

②呼吸のチェック：呼吸モニターのチェック以外にも胸郭の動きや呼吸音をチェックする

③循環のチェック：心電図モニターを装着し，変化があれば動脈の触診，心音のチェックを行う。血圧計を装着し，5分おきに測定する。大きな変化があれば頻回に測定する。

8.4 救急体制

- 内視鏡治療中に起こりうる急変は，鎮静剤による呼吸停止と血圧低下が想定される。
- 患者の顔色，呼吸状態の観察は，術者以外に依頼するほうが急変をより早く察知できる。
- 救急時にはまず，大きな声で人を集め，救急カート（表 8-2）を用意してもらう。

表 8-2　内視鏡室に救急セットとして常備しておくとよい機材と薬剤

機材	酸素	酸素配管または酸素ボンベ，酸素湿潤装置，カテーテル，マスク，アンビューバッグ
	挿管セット	喉頭鏡，エアウェイ，スタイレット，挿管チューブ
	点滴セット	静脈内留置針，輸液セット，三方活栓，延長チューブ
	縫合セット	メス，クーパー，鉗子，持針器，縫合針，縫合糸，滅菌手袋
	吸引装置，血圧計，心電図，パルスオキシメーター，除細動装置	
薬剤	輸液製剤	生理食塩液，乳酸加リンゲル液，開始液，ブドウ糖液
	心肺蘇生剤	エピネフリン，ノルエピネフリン，重炭酸ナトリウム
	抗不整脈薬	リドカイン，硫酸アトロピン，プロカインアミド，イソプロテレノール
	昇圧薬	ドパミン，ドブタミン
	気管支拡張薬	キサンチン系製剤
	ステロイド薬	コハク酸ヒドロコルチゾンナトリウム

（循環動態モニタリングガイドライン，2006 より）

a 呼吸停止

- モニターで心拍を確認する。心停止であれば CPR コールを行い BLS 開始（図 8-1）。
- 循環が保たれていればバッグマスクで換気を行う。約1秒かけて空気を入れ，胸が上がるのを確認する。
- 鎮静剤による過鎮静の呼吸停止が疑われる場合は，フルマゼニル（アネキセート）1筒の静注を行う。
- バッグマスクによる換気が有効でなければ，気管内挿管を考慮する。

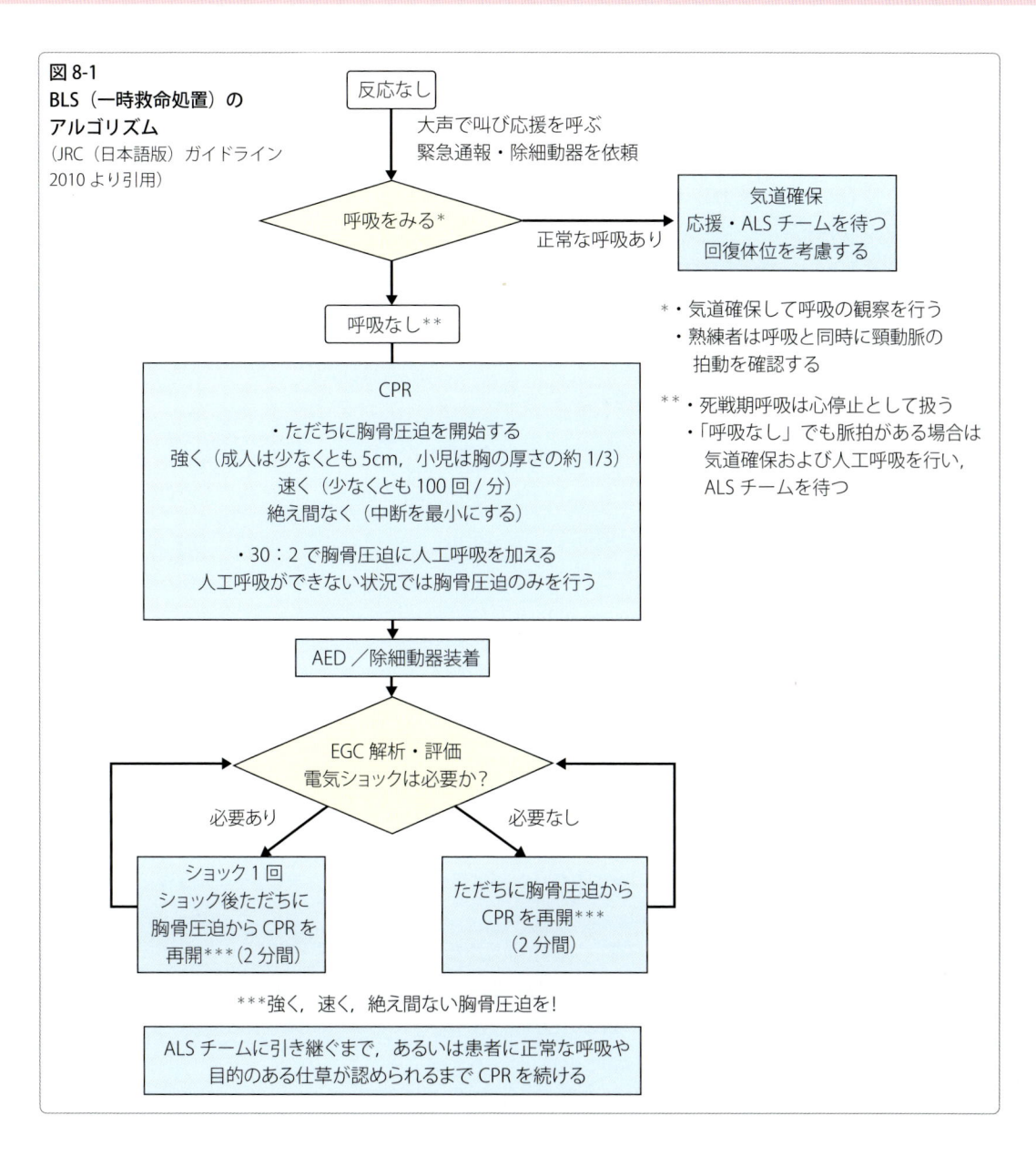

図 8-1
BLS（一時救命処置）の
アルゴリズム
（JRC（日本語版）ガイドライン
2010 より引用）

```
          反応なし
             │
    大声で叫び応援を呼ぶ
    緊急通報・除細動器を依頼
             │
          呼吸をみる＊ ──正常な呼吸あり──→ 気道確保
             │                              応援・ALS チームを待つ
          呼吸なし＊＊                       回復体位を考慮する
             │
            CPR
  ・ただちに胸骨圧迫を開始する
  強く（成人は少なくとも 5cm，小児は胸の厚さの約 1/3）
  速く（少なくとも 100 回 / 分）
  絶え間なく（中断を最小にする）
  ・30：2 で胸骨圧迫に人工呼吸を加える
  人工呼吸ができない状況では胸骨圧迫のみを行う
             │
     AED／除細動器装着
             │
     EGC 解析・評価
     電気ショックは必要か？
      ┌──必要あり──┴──必要なし──┐
  ショック 1 回              ただちに胸骨圧迫から
  ショック後ただちに          CPR を再開＊＊＊
  胸骨圧迫から CPR を         （2 分間）
  再開＊＊＊（2 分間）
```

＊・気道確保して呼吸の観察を行う
・熟練者は呼吸と同時に頸動脈の拍動を確認する

＊＊・死戦期呼吸は心停止として扱う
・「呼吸なし」でも脈拍がある場合は気道確保および人工呼吸を行い，ALS チームを待つ

＊＊＊強く，速く，絶え間ない胸骨圧迫を！

ALS チームに引き継ぐまで，あるいは患者に正常な呼吸や目的のある仕草が認められるまで CPR を続ける

ⓑ 血圧低下

- 鎮静剤による血圧低下であれば一時的に輸液負荷を行い，輸液に反応しない場合は昇圧剤を使用する。
- 具体例としてはエフェドリン 1 筒，またはエホチール 1 筒を 10ml に希釈して 1〜2ml ずつ静注。
- 低血圧が持続するときには，原因検索とともに輸液負荷，ドーパミンの持続点滴を行う。

⑨ 局注

9.1 使用されている局注液

①生理食塩液：一番安価であるが，短時間で周囲組織に拡散してしまうため，膨隆が保たれず主に EMR に用いられる。

②グリセオール：生理食塩液に比べて隆起保持性が高い。また安価である。

③ヒアルロン酸ナトリウム（ムコアップ）：
- 最も隆起保持性が高いが，高価である。
- 粘稠度が高いため，大きなシリンジでは抵抗が大きい。2.5ml か 5ml のシリンジを用いる。

表 9-1 市販されているヒアルロン酸ナトリウム

一般名	商品名	剤型・容量	希釈
ヒアルロン酸ナトリウム sodium hyaluronate	アルツ Altz （生化学工業 - 科研）	注：25mg/2.5mL ディボ注：25mg/2.5mL	5%ブドウ糖もしくはグリセロールで 4 倍に希釈
	スベニール Suvenyl （中外）	注：25mg/2.5mL ディボ注：25mg/2.5mL	5%ブドウ糖もしくはグリセロールで 8 倍に希釈
	ムコアップ Muco Up （ジョンソン・エンド・ジョンソン）	1 バイアル 20mL 中にヒアルロン酸ナトリウム 80mg	原液，もしくはグリセオールで 2 倍に希釈

9.2 エピネフリン（ボスミン）の添加

- 切除時の出血予防目的でエピネフリンを添加することがある。
- 高血圧症の場合，血圧が上昇することがあるので，注意する。
- ムコアップ 1 筒（20 ml）にツベルクリン反応用の注射器を用いて 0.1 〜 0.2ml を添加する。

エピネフリン添加の実際
▶ 生理食塩液 100 mL ＋エピネフリン（ボスミン）1 筒
▶ グリセオール 200 mL ＋エピネフリン（ボスミン）1 筒
▶ ヒアルロン酸ナトリウム（ムコアップ※）20 mL ＋エピネフリン（ボスミン）0.1 筒を準備
  ※胃の ESD には保険適用あり

9.3 インジゴカルミン（IC）の添加

- 局注液にインジゴカルミンを少量添加する場合もある。
- 白い固有筋層と透明な粘膜下層とを区別するには慣れが必要だが，インジゴカルミンで着色すると粘膜下層が青くなり視認しやすくなる。
- インジゴカルミンが濃くなると逆に血管の同定がしづらくなる。

インジゴカルミン添加の実際
▶ 必要に応じてインジゴカルミン 0.5 〜 1 筒を添加することがある。
▶ インジゴカルミンは薄い方が血管の同定がしやすくなる。
▶ 粘膜下層を認識するためにインジゴカルミンを添加することがあるが逆に筋層の視認識を悪くすることがある。

9.4 局注の実際

- 介助者が局注液を少量注入しながら，マーキングのやや外側に局注針を刺入し十分な膨隆を形成する。
- 膨隆の裾野に追加局注を行い，膨隆を広げていく。

図 9-1　局注の方法
ⓐ針先から局注液を注入しながら刺入する。
ⓑ良好な膨隆が得られたら針先を押しつけずに
　①針先を内腔側に持ち上げる　か
　②針先が抜けない程度にシースを引くようにする
とさらに良好な膨隆を得やすい。

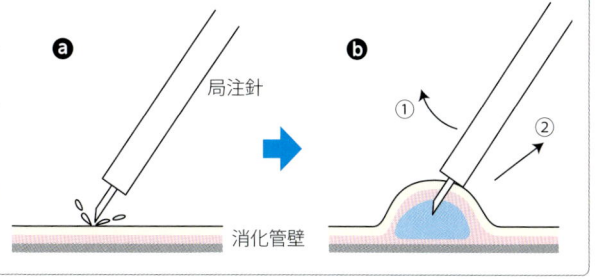

- 膨隆が形成されない時は針が深く入っている可能性があるので，注入を中止する。

⑩ 高周波発生装置

10.1　原理

- 物質に電流を流すと熱（ジュール熱）が発生する。このジュール熱を利用して組織の切開・凝固が行われる。
- 図 10-1 で A 電極と P プレート（対極板）にはさまれた組織に電流を流すと矢印の方向に電流が流れる。A 電極の接している面積は小さいためここでは熱が集中的に発生するのに対し，P プレートの接している面積は大きいため P プレートに接している部分の温度上昇は極端に小さい。

ⓐ 切開
- ジュール熱により組織内の温度は上昇し，組織内の水分が蒸発することにより組織の電気抵抗が高まり，高い電圧により火花放電を生じる。この火花放電により細胞の水蒸気爆発が生じ組織が切開される。

ⓑ 凝固
- 凝固電流では組織内の温度上昇は 80℃程度にとどまり細胞は爆発に至らず熱的凝固を生じる。

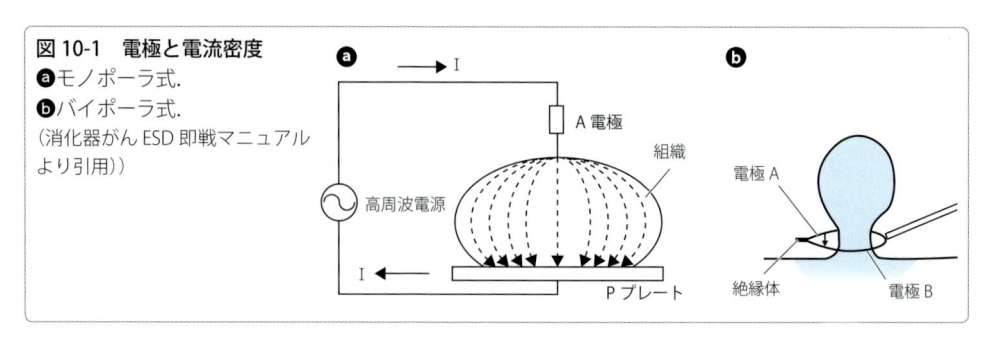

図 10-1　電極と電流密度
ⓐモノポーラ式．
ⓑバイポーラ式．
（消化器がん ESD 即戦マニュアルより引用））

10.2　モノポーラ（単極式）とバイポーラ（双極式）

- モノポーラ式では電極から流れた高周波電流が焼灼組織から離れた場所に貼付した対極板へ回収される（図 10-1a）。
- バイポーラ式では近接した電極へ回収される（片側の電極が対極板の役割になる）（図 10-1b）。
- 通電する処置具は，比較的種類が豊富なモノポーラ電極に比べ，バイポーラ電極では構造上開発が難しいため，種類に限りがある。

10.3　高周波電流が使用される理由

- 切開・凝固するためには人体に大きな電流を流す必要があるが余り大きな電流を流すと電撃

（感電）を生じる。

- 周波数が高いほど，電撃が生じにくい（余り高すぎると電流の漏れが大きくなりすぎる）ため通常は 300 kHz〜1 MHz 程度の高周波が用いられる。

10.4 高周波電流発生装置と使用モード

- 現在汎用されている高周波発生装置と使用モードを表 10-1 に示した。

表 10-1 現在市販されている主な高周波電流発生装置

種類	VIO 300D（エルベ）	VIO 200（エルベ）	ESG-100（オリンパス）
切開	ドライカット Endocut I, Q	Endocut	カット 1, 2, 3 パルスカットスロー パルスカットファースト
凝固	フォースドコアグ スイフトコアグ ソフトコアグ スプレーコアグ	フォースドコアグ ソフトコアグ スプレーコアグ	フォースドコアグ 1, 2 ソフトコアグ

- オートカット（Auto Cut）：切開中も Auto Cut では電圧が一定になるように自動制御されており均一な切開が可能。
- エンドカット（Endo Cut）：短時間の切開と凝固を交互に出力し出血の少ない切開が可能。
- フォースド凝固（Forced）：高い電圧による断続波形でスパークにより組織を瞬時に焼き潰す最も基本的な接触凝固モード。
- ソフト（Soft）凝固：スパークの起きない低めの電圧による連続波で脱水（乾燥）の時点で凝固が終了するため炭化を生じない。
- スプレイ（Spray）凝固：フォースド凝固よりも高い電圧で空中放電による非接触性に熱変性を起させる。
- ドライカット（Dry Cut）：電気量を上げることにより切開に優れる。
- スイフトコアグ（Swift Coag）：ドライカットに比較し，切開能力はやや劣るも電圧が高い分止血能力に優れる。

10.5 使用上の注意

- 熱傷事故は，①対極板部，②患者または術者らとの金属接触部，③高周波処置具先端で生じ（図 10-2），それぞれ注意が必要。

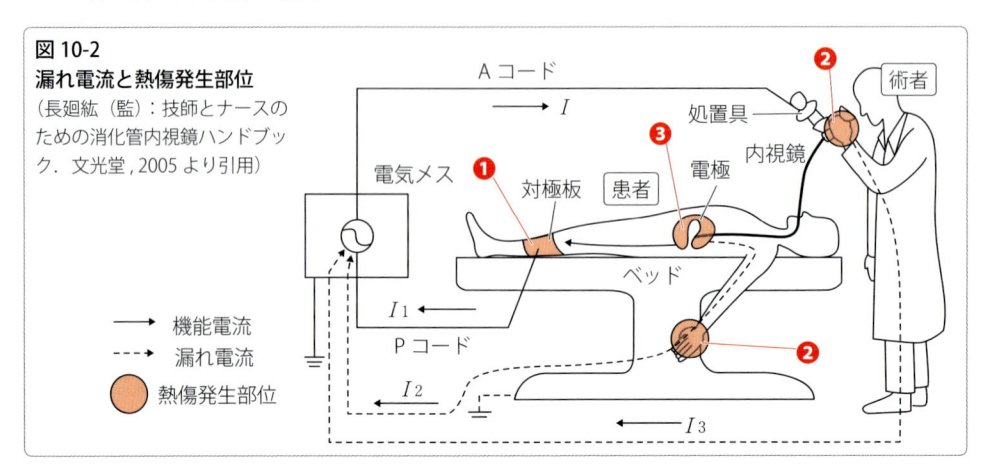

図 10-2 漏れ電流と熱傷発生部位
（長廻紘（監）：技師とナースのための消化管内視鏡ハンドブック．文光堂, 2005 より引用）

① 対極板部での熱傷の防止
- 対極板の装着部位は，直視下で観察でき，十分な装着面積が確保できる部位にする。
- 血行が良好な筋肉で，傷痕がない皮膚面とする。通常，大腿や臀部，背部，上腕とされる。

- 骨の突出した部分や血行不良な部分，術中に血行不良となる部位は避けることが望ましい．

②患者・術者との金属接触部での熱傷の防止
- 接地された機器や設備の部分に接触しない．
- 焼灼電流モードを確保し漏れ電流を極力減少させる．

③処置具先端での熱傷の防止（図10-3）
- ポリープの頭部が周囲粘膜に一部だけ接触したまま通電すると接触部に熱損傷を生じる．頭部を浮かすかそれができなれければ接触面積を大きくして通電する（図10-3a）．
- 絞扼部が貯留液中に入っていると電流が拡散するためなかなか切断できず，しかも周囲組織に熱損傷が及ぶ．貯留液を十分に吸引・除去してから通電する（図10-3b）．

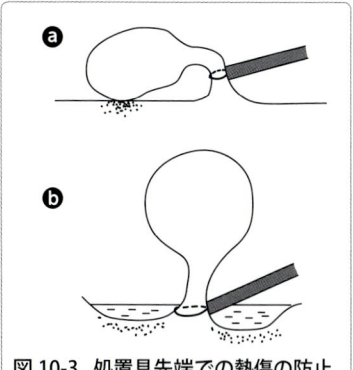

図10-3 処置具先端での熱傷の防止
（竜田正晴ら：消化器内視鏡テクニックマニュアル．南江堂，1995より引用）

⑪ EMR/ESD 施行中の注意

11.1 治療時間について

出血や粘膜下層の線維化，病変に近接しにくい部位などの要因により治療時間が長引くと内視鏡室内の雰囲気が悪くなり，ただでさえ難しい状況のうえに周りの雰囲気が術者にとって重圧となる．そんな際に

「患者さんの家族があとどれくらいかかりますかって心配しておられますが…」

なんて他の人から言われたら術者のほうも心中穏やかではなくなるのも当然である．そもそもどれくらいで終わるかなんて正確に予想できないからそのような状況に陥っている訳であって，そこで残り時間を聞いたからといって正確な答えが返ってくる訳がなく，意味のないやり取りである．術者にプレッシャーをかけないように介助者に状況を聞くとか，

「もともと予定時間というのはあくまで目安です．早く終わるよりも安全が優先されるべきで慎重に処置をすすめています．時間はかかっているけど今のところ処置を中止したり緊急で他の処置（外科手術や輸血など）が必要になったりしている訳ではないのでご心配なさらずにお待ちください．状況に変化が生じればその際にお伝えします」

といった回答をするなどで対応し，頑張っている術者に配慮をしてほしい場面である．さらに，騒々しくない音楽をかけたり休憩を促したりするなど，冷静な視点から内視鏡室内の停滞する雰囲気を改善するための工夫をしてもらえると大きな助けとなる．また治療時間が終業時間よりも遅くなるようであれば，検査部門や放射線部門，また内視鏡医の交代要員などを確保しておく必要がある．これも処置に直接携わっていないスタッフが状況を冷静に判断し，配慮して手配してもらえるとありがたい．

11.2 術者の集中を切らせないために

術者は治療中できるかぎり処置に専念できる環境を整えて欲しいものである．病棟からの連絡や外線での問い合わせなど，すぐに対応が必要なものかを判断し，術者に取り次ぐかどうかなども適宜判断してもらえると術者は処置に集中できる．

11.3 内視鏡医の取扱いについて

筆者も含め，医師なんて残念ながら自分勝手でいい加減な人間が多い．自分は患者さんの為に働いているのだということを錦の御旗として，自分を中心に周りのスタッフを操っているという

錯覚に陥りやすいものである．周りから注意したり，医師の言うことに従わないような態度をとったりすることで思い知らせることもできるかもしれないが，諍いはさらなる諍いを招くだけで，ぎくしゃくしたチーム状態になれば結局は患者さんに不利益を与えかねず，誰も望まない結果になりうる．無理に仲良くするべきだとも思わないが，上手くなだめたりすかしたり，時にはミーティングなどでお互いの意見を交換するなどにより，上手く内視鏡医を操り，掌で転がすくらいの気持ちで扱ってもらえるとありがたい．

11.4 各職種の関係性

日本消化器内視鏡技師会のホームページには，「内視鏡技師とは主に看護師や医療従事者により構成され，業務は消化管内視鏡検査・治療の介助，補助業務に携わる」とされている．EMR/ESD に関わる医療従事者としては，内視鏡医，看護師，内視鏡技師の資格を有する看護師，臨床工学技士などの技師などに大きく分かれる．それぞれの役割については別項に譲るが（i 4 参照），職種ごとでこなすべき仕事を明確に線引きすることは難しく，また，十分な知識があればお互いの業務をある程度はこなせるようになる．もちろん，それぞれ得意とする領域がありそれぞれがその特性を発揮するように配置することが重要ではあるが，お互いが勉強して相補的に協力し処置を遂行することが最終的に患者の転帰に良い結果をもたらすことを常に意識し，お互い助け合って従事すべきである．

11.5 処置具の受け渡しについて

局注針の先端は針であるし，基本的に処置具の先端は鋭利な構造のものが多いため，（非常に基本的なことではあるが）術者および介助者に処置具を手渡す際には，処置具先端で受傷しないよう先端を収納もしくは閉じた状態にしておくよう注意する．また，基本的に先端は細い構造になっているため，先端がシースの中に入っていなければ処置具を破損しやすい構造となっており，また内視鏡のチャンネル内を損傷しやすくもあるので，この点からも先端を収納もしくは閉じた状態でチャンネル内を出し入れする必要がある．特に，局注針の中に局注液を満たした際には針を出した状態になっているので，必ず針から配置しておく．

i ⑫ 内視鏡の洗浄・消毒

12.1 感染管理の原則

ⓐ スタンダードプリコーション（標準予防策）
- 全ての血液，粘膜，創傷皮膚などには感染リスクのある微生物が含まれていると考え取扱う（CDC ガイドラインより）．
- 具体的には手袋，ガウン，マスク，ゴーグルなどの個人用防護具を着用する．特に鉗子口からの体液の飛散に備えた眼の防御が重要．

ⓑ 高水準消毒
- 使用後の全ての内視鏡には感染があるものと考え，検査ごとの洗浄と高水準消毒が求められる．
- 医療従事者への飛散による感染を防止するため，検査前に感染症をチェックし，その情報をスタッフで共有し院内感染防止に努める．

12.2 洗浄・消毒の手順

ⓐ 消化器内視鏡
- 表 12-1 に消化器内視鏡の洗浄・消毒の手順を示した．
- スタンダードプリコーションの考え方のもとに，一患者の検査終了ごとに自動洗浄機を用い洗浄・消毒する．

表 12-1 手順

洗浄・消毒の手順	ポイント
①ベッドサイドでの予備洗浄 ・内視鏡外表面の清拭 ・内視鏡チャンネルの吸引洗浄	・感染を予防するためにはベッドサイドや洗浄槽での一次洗浄が重要 ・「1 に洗浄，2 に洗浄」洗浄が不十分なら消毒や滅菌効果は望めない
②浄槽での用手洗浄 ・十分な水量でスコープの外表面を洗う ・酵素洗剤でスコープ表面の洗浄 ・付属品の洗浄	
③内視鏡チャンネル内のブラッシング（3 方向ブラッシング） ・吸引ボタン孔から内視鏡先端方向へ ・吸引ボタン孔からユニバーサルコード方向へ ・鉗子孔から内視鏡先端方向へ ・大量の水道水ですすぐ	
④浸漬洗浄 ・中性またはアルカリ性酵素洗浄剤を用いる ・洗浄液でチャンネル内を満たす ・定められた濃度，温度，時間を守る ・大量の水道水ですすぐ	・自動洗浄機を用いる．用手法では不充分となる．ただし，自動洗浄機を用いても，消毒薬の蒸気曝露は避けられないので換気に注意
⑤高水準消毒 ・定期的な消毒薬の有効濃度確認（テストストリップなど） ・高水準消毒薬を用い，推奨される接触時間を守る ・外表面およびチャンネル内を大量の水道水ですすぐ ・消毒後のスコープの汚染防止	・内視鏡の消毒に用いられる高水準消毒薬を**表 12-2** に示した ・消毒薬は使用する回数や期間により消毒薬の濃度が変化するので定期的に濃度をチェックし交換する
⑥検査実施 ・上記を検査ごとに繰り返す ・1 日の終わりには洗浄・消毒後にアルコール注入し，乾燥，保管する	
⑦履歴管理（日時，患者氏名，内視鏡属性，消毒担当者，洗浄消毒装置番号を記録する） ・消毒薬濃度の管理・記録	・医療スタッフの責任を明確化し，トラブル発生時のトレースを可能とするため重要

（消化器内視鏡の洗浄・消毒マルチソサエティガイドラインより引用）

表 12-2 内視鏡消毒に適した高水準消毒薬の特徴

消毒薬	消毒に要する時間	利点	欠点	備考
過酢酸	5 分間	・殺菌力が強い ・カセット式のため，充填時の蒸気曝露がない	・長時間浸漬で材質を傷めることがある	・10 分を超える浸漬を避ける
グルタラール	10 分	・材質を傷めにくい ・比較的安価	・刺激臭が強い	・0.05ppm 以下の環境で用いる（換気に特に留意する）
フタラール	10 分	・材質を傷めにくい ・緩衝化剤の添加が不要	・汚れ（有機物）と強固に結合する	・内視鏡自動洗浄装置で用いるのが望ましい

注 1）酸性電解水（弱酸性水）については現行の有効塩素濃度では高水準消毒薬には該当せず検討中である．
　 2）グルタルアルデヒド（GA）は発生した蒸気ガスを 0.05 ppm 以下することが義務づけられているので現状は使用は困難．
（消化器内視鏡の洗浄・消毒マルチソサエティガイドラインより引用）

b 生検鉗子などの処置具

- ディスポーザブル製品を用い，使用後は破棄する．
- ディスポーザブル製品を消毒し再使用してはいけない．
- リユースの処置具は超音波洗浄を行いオートクレーブ滅菌をする．

i ⑬ 治療効果判定

13.1 下咽頭癌・食道癌・大腸癌・胃癌

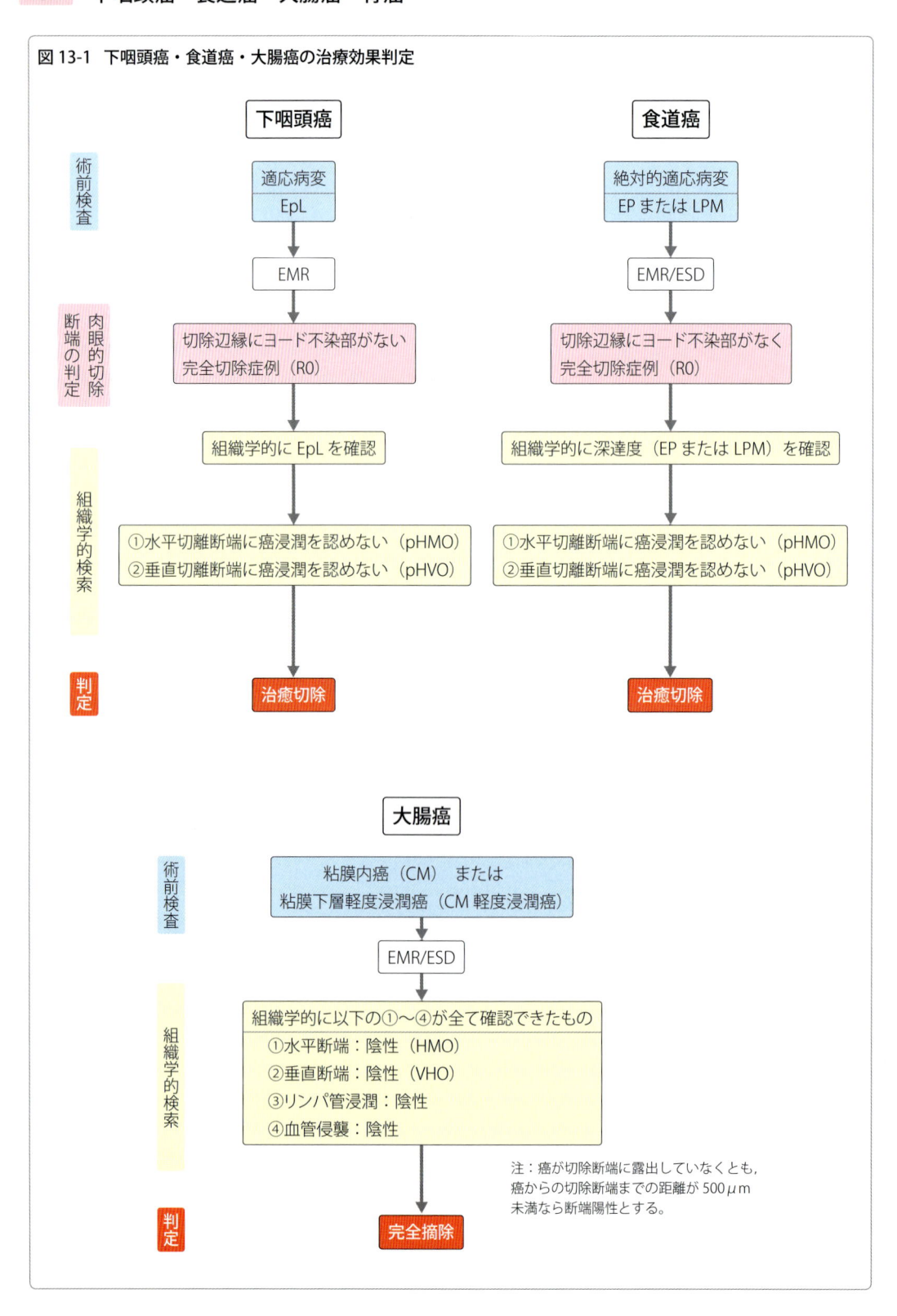

図13-1 下咽頭癌・食道癌・大腸癌の治療効果判定

下咽頭癌

- 術前検査：適応病変 EpL
- ↓ EMR
- 肉眼的切除／断端の判定：切除辺縁にヨード不染部がない完全切除症例（R0）
- 組織学的検索：
  - 組織学的に EpL を確認
  - ①水平切離断端に癌浸潤を認めない（pHMO）
  - ②垂直切離断端に癌浸潤を認めない（pHVO）
- 判定：治癒切除

食道癌

- 術前検査：絶対的適応病変 EP または LPM
- ↓ EMR/ESD
- 肉眼的切除／断端の判定：切除辺縁にヨード不染部がなく完全切除症例（R0）
- 組織学的検索：
  - 組織学的に深達度（EP または LPM）を確認
  - ①水平切離断端に癌浸潤を認めない（pHMO）
  - ②垂直切離断端に癌浸潤を認めない（pHVO）
- 判定：治癒切除

大腸癌

- 術前検査：粘膜内癌（CM）または粘膜下層軽度浸潤癌（CM 軽度浸潤癌）
- ↓ EMR/ESD
- 組織学的検索：組織学的に以下の①〜④が全て確認できたもの
  - ①水平断端：陰性（HMO）
  - ②垂直断端：陰性（VHO）
  - ③リンパ管浸潤：陰性
  - ④血管侵襲：陰性
- 判定：完全摘除

注：癌が切除断端に露出していなくとも，癌からの切除断端までの距離が 500μm 未満なら断端陽性とする。

i 内視鏡治療の基礎知識

図 13-2 胃癌の治療効果判定

胃癌

術前検査

絶対適応病変
- ①肉眼的：粘膜癌（cT1a）
- ②病変の大きさ：2 cm 以下
- ③潰瘍・瘢痕：伴なわず
- ④組織型：分化型

適応拡大病変

	(A)	(B)	(C)
①肉眼的	粘膜癌（cT1a）	粘膜癌（cT1a）	粘膜癌（cT1a）
②病変の大きさ	分化型	3cm 以下	2 cm 以下
③潰瘍・瘢痕	伴なわず	伴なう	伴なわない
④組織型	分化型	分化型	未分化型

↓ EMR/ESD

組織学的検索

絶対適応病変側：
組織学的に①〜④が確認しえたもの
↓
さらに組織学的に以下の①〜④を確認できたもの
- ①垂直断端：癌を認めず
- ②水平断端：癌を認めず
- ③リンパ管侵襲：認めず
- ④血管侵襲：認めず

適応拡大病変側：
- 組織学的に①〜④を全て確認しえた（A）（B）（C）
- ①肉眼的：pT1b（SM1）※2
- ②病変の大きさ：3cm 以下
- ③組織型：分化型

↓

さらに組織学的に以下の①〜④が確認できたもの
- ①垂直断端：癌を認めず
- ②水平断端：癌を認めず
- ③リンパ管侵襲：認めず
- ④血管侵襲：認めず

判定

- **治癒切除** ※1
- **適応拡大治癒切除** ※1,3

対応

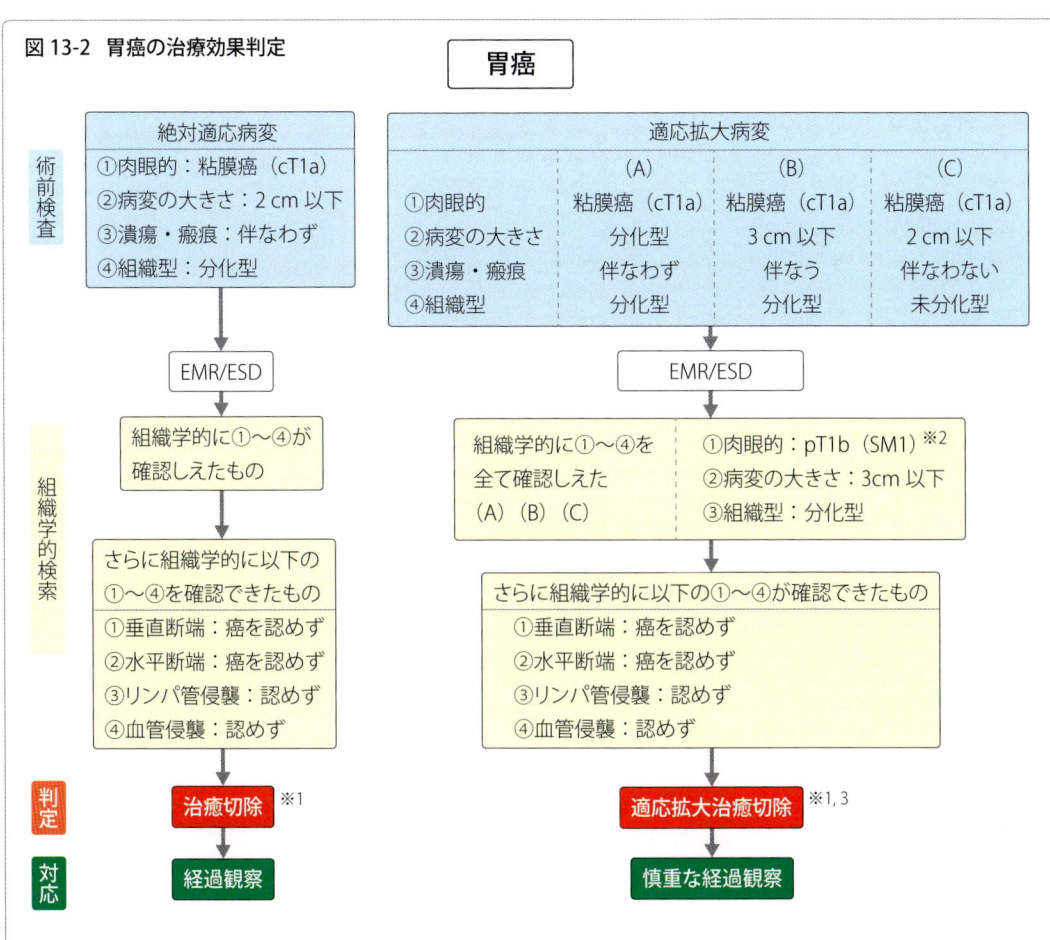

- 経過観察
- 慎重な経過観察

※1：非治癒切除：上記の絶対適応・拡大適応の治癒切除条件に1つでもあてはまらない場合は「非治癒切除」とする
※2：粘膜筋板から 500 μm 未満
※3：未分化型成分を混在する分化型腺癌の症例に関してはエビデンスがいまだ十分ではない。当面は①で未分化型成分が2 cm 以上，②で未分化型成分を有するもの，④で SM 浸潤部に未分化型成分のあるものは非治癒切除を判定し追加外科切除を行う。

13.2 内視鏡治療後の取扱い

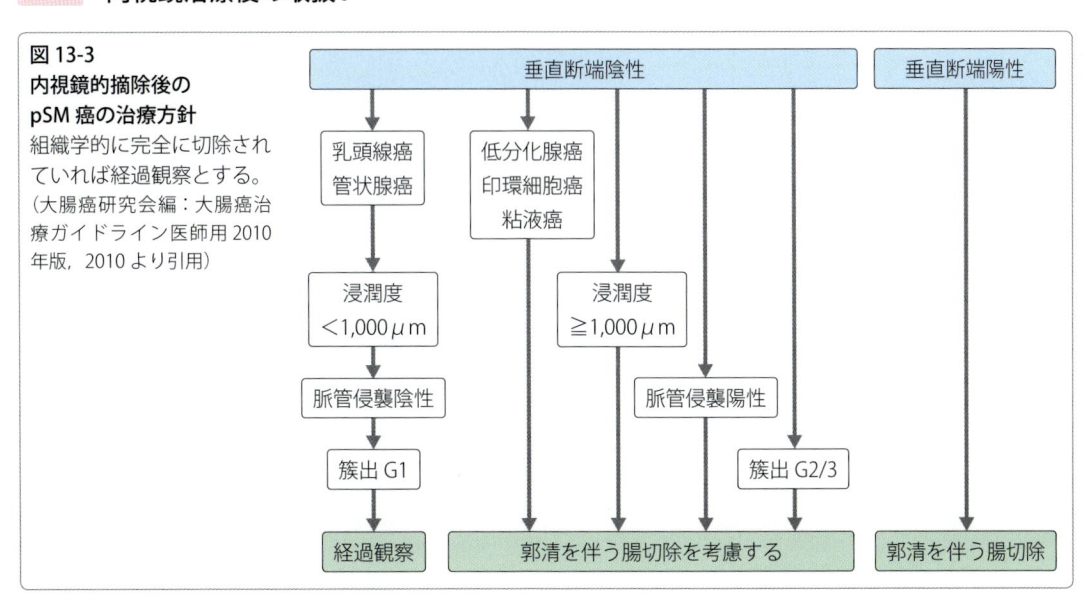

図 13-3 内視鏡的摘除後の pSM 癌の治療方針

組織学的に完全に切除されていれば経過観察とする。
（大腸癌研究会編：大腸癌治療ガイドライン医師用 2010 年版，2010 より引用）

垂直断端陰性
- 乳頭線癌／管状腺癌 → 浸潤度 <1,000 μm → 脈管侵襲陰性 → 簇出 G1 → 経過観察
- 低分化腺癌／印環細胞癌／粘液癌 → 浸潤度 ≧1,000 μm → 脈管侵襲陽性 → 簇出 G2/3 → 郭清を伴う腸切除を考慮する

垂直断端陽性
- 郭清を伴う腸切除

索引

備考：頁番号に続くマークは以下を示す
🔖 内視鏡治療の基礎知識
🔍 知っておきたい内視鏡画像と知識

A AFI（autofluorescence imaging videoendoscopy system） 153🔖
 胃 154🔖
 下咽頭 153🔖
 食道 154🔖
 大腸 155🔖

B brownish area 9, 17, 19, 35, 151🔖, 153🔖

D demarcation line 75🔍, 154🔖

E EAM（endoscopic aspirtaion mucosectomy） 162🔖
 EMR（endoscopic mucosal resection） 162🔖
 EMR/ESD
  医師・看護師・技師の役割 158🔖
  禁忌 155🔖
  施行中の注意 175🔖
  短所 162🔖
  長所 162🔖
  使い分け 157🔖
  適応 155🔖
  方法 162🔖
 EMRC（endoscopic mucosal resection with cap-fitted panendoscope） 162🔖
 ESD（endoscopic submucosal dissection） 162🔖
  ――が可能だった例：大腸 119🔍
  ――が不可能だった症例：胃 69🔍, 73🔍
  ――が施行可能な病変：食道 17🔍, 19🔍
  ――が施行不可能な病変：食道 31🔍
  ――により治癒切除がえられた症例：胃 56🔍, 59🔍
  ――の施行例
   胃 47🔍
   食道 9🔍
   大腸 111🔍, 117🔍
   下咽頭 147🔍, 151🔍
  ――の適応ではない症例：大腸 121🔍

F FICE（flexible spectral imaging color enhancement） 152🔖
 下咽頭 153🔖

G Golytely法 85

I IPCL（intra-epithelial papillary capillary loop） 19🔍, 35🔍, 151🔖, 153🔖

ITナイフ 50

K KYゼリー 92

L ℓメントール 51

N NBI（narrow band imaging） 152🔖
 胃 75🔍, 154🔖
 下咽頭 151🔍, 153🔖
 食道 9🔍, 19🔍, 35🔍, 154🔖
 大腸 89🔍, 99🔍, 154🔖

P pit pattern 153

S SBナイフ 52
 SBナイフJr 94
 strip biopsy 162🔖
 STフード 97

V V字鰐口型 14, 15, 52, 94

あ アナフィラキシーショック 18
 アネキセート 10, 13, 29, 31, 53, 67, 92, 93, 111
 アミド型局所麻酔薬 93
 アルゴンプラズマ凝固法 65
 アングルワイダー 132
 安静度の目安 35, 73, 117, 149

い 胃ESDの施行例 47🔍
 遺残再発の例
  胃 75🔍
  食道 37🔍
  大腸 121🔍
 意識・自発呼吸の消失の確認 136
 異時性多発癌 77
 胃チューブ 73
 イメージトレーニング 25, 107
 インジゴカルミン 45🔍, 47🔍, 57🔍, 59🔍, 69🔍, 73🔍, 75🔍, 89🔍, 95🔍, 99🔍, 153🔖, 172🔖
 インジゴカルミン液 50
 インジゴカルミン希釈液 92
 インジゴカルミン法：胃 154🔖
 インジゴカルミン法：大腸 155🔖
 咽頭喉頭直達鏡 132
 咽頭喉頭鏡ホルダー 132
 咽頭麻酔薬 10, 48
 咽頭麻酔 18, 58

	インフォームドコンセント ……… 3, 41, 79, 125, 160		──の投与 ……………………………………… 138	
			金属類の除去 ……… 5, 17, 43, 47, 81, 89, 127, 135	
え	エピネフリン ……………………… 17, 55, 97, 172	く	偶発症 ……………………… 23, 61, 105, 143, 149	
	塩酸ナロキソン …………… 13, 29, 53, 67, 93, 111		クラッチカッター ………………………………… 52	
	塩酸リドカイン ……………………… 10, 18, 48, 58		クリスタルバイオレット ……………… 92, 95, 153	
お	オリーブ油 ………………………………………… 92		──法：大腸 …………………………………… 155	
	オリエンテーション用紙 ……………… 5, 43, 83		グリセオール ………………… 14, 17, 54, 96, 172	
	温風式加湿器 …………………………………… 131		グリセリン ………………………… 14, 17, 54, 96	
			クリップ鉗子 ……………………………… 14, 52, 96	
か	回収ネット …………………………… 15, 52, 55, 96		グルカゴン …………… 10, 13, 18, 50, 51, 92, 93, 100	
	回収用具 ……………………………… 15, 55, 65, 143		グルカゴンG・ノボ …… 10, 13, 18, 50, 51, 92, 93, 100	
	下咽頭癌のESD施行例 ………………………… 151	け	経口腸管洗浄薬 ………………………………… 85	
	下咽頭表在癌に対するESD ……………………… 147		蛍光内視鏡 ……………………………………… 153	
	ガスコン ……………………………… 10, 48, 90		経皮的炭酸ガスモニター装置 ……… 14, 54, 98	
	──水の投与法 ………………………… 11, 49		血管確保 ……………………………… 18, 58, 100	
	カフ用注射器 …………………………………… 130		ケナコルト ………………………………… 10, 25	
	間欠的空気圧迫装置の装着 …………………… 138	こ	コアグラスパー …………………………………… 14	
	患者からよくある質問 ……………… 5, 43, 81		抗凝固薬 ……… 7, 31, 45, 69, 83, 113, 126, 161	
	患者観察 ……………………………………… 27, 65		抗血小板薬 …… 7, 31, 45, 69, 83, 113, 126, 161	
	患者誤認防止 ……………………… 16, 56, 98		高周波発生装置 ………………………………… 173	
	感染症 ………………………………… 3, 41, 79, 123		高水準消毒 ……………………… 3, 41, 79, 123	
	癌の告知 ……………………………… 3, 41, 79, 123		喉頭鏡 …………………………………………… 132	
	癌の分類		喉頭鏡支持台 …………………………………… 134	
	胃 …………………………………………… 45		喉頭展開 ………………………………… 140, 141	
	食道 …………………………………………… 7		声かけ ……………………………… 25, 63, 107	
	大腸 ………………………………………… 87		誤嚥防止 ………………………………………… 56	
き	気管挿管 ………………………………… 131, 138		後出血 ……………………… 27, 105, 115, 143	
	気管チューブ …………………………………… 130		コロナビ ………………………………………… 91	
	機材 ……………………………………………… 91		根治性の評価 …………………………… 39, 77, 151	
	──の配置 ………………………… 11, 49, 91, 141	さ	再発 ………………………………… 39, 77, 121, 151	
	帰室時の観察のポイント …………… 33, 71, 115, 147		酢酸法 …………………………………………… 153	
	義歯の除去 ……………………… 9, 47, 89, 127, 135		食道 ………………………………………… 154	
	キシロカイン …………………………………… 48		三脚 …………………………………… 15, 55, 94	
	キシロカインビスカス ……………… 10, 11, 18, 49	し	色素散布 ………………………………………… 53	
	拮抗薬 …… 10, 13, 29, 31, 53, 67, 69, 92, 93, 111, 113		色素法 ……………………… 13, 53, 95, 135, 153	
	気道確保 ………………………………………… 123		色素溶液 ………………………………… 10, 50, 92	
	気道閉塞 ………………………………………… 149		止血鉗子 ……………………………… 14, 27, 52, 94	
	吸引チューブ …………………………………… 132		止血用クリップ ……………………………… 14, 52, 96	
	救急体制 ………………………………………… 170		湿布の除去 …………………………… 9, 47, 89, 127	
	休薬期間 …………………………… 7, 45, 83, 161		ジメチコン ………………………………… 10, 48, 90	
	狭窄予防 ………………………………………… 10		縦隔炎 …………………………………………… 33	
	局所遺残再発例		臭化ブチルスコポラミン	
	胃 …………………………………………… 75		……………… 10, 13, 18, 50, 51, 92, 93, 100	
	食道 ………………………………………… 37		出血 ……………………………………… 22, 33, 71	
	局注 …………………………………………… 172		術前観察 ………………………………………… 106	
	──液 …………………… 14, 17, 54, 55, 96, 135		術前休止薬 ……………………………………… 127	
	──時の介助 ……………………… 27, 63, 107, 141		術前内視鏡検査 ………………………………… 25	
	──方法 ……………………………………… 173			
	キロカインゼリー ………………………………… 92			
	筋弛緩薬 ……………………………………… 139			

術前訪問	4, 45, 83	腸管洗浄	84, 85, 101
術中穿孔	105	腸管洗浄液	81
潤滑油	92	直腸温挿入	138
純酸素（100%）の投与	136	治療環境	11, 49, 91
除圧マット	25, 63, 104	治療効果の判定	178
上皮乳頭内毛細血管ループ	19, 35, 151, 153	治療体位の固定	138
消泡薬・蛋白分解酵素	10, 48, 90	治療チャート	
静脈血栓塞栓症の予防	149	胃癌	156
静脈麻酔薬	139	下咽頭癌	155
──の投与	136	食道癌	156
食事開始	36, 74, 118, 150	大腸癌	157
食道狭窄	15, 22, 25	治療中の介助	24, 62, 106, 140
食道表在癌のESD	9	治療中の体位	22, 62, 104
食道表在癌の分類	7	鎮痙薬	10, 13, 18, 50, 51, 58, 92, 93, 100
処置具の受け渡し	27, 65, 107, 141	鎮静薬	5, 10, 13, 31, 43, 50, 51, 69, 81, 92, 93, 113
心電図モニター	20, 60, 102	鎮痛薬	5, 10, 13, 31, 43, 50, 51, 69, 81, 92, 93, 113
診療計画書	43, 5, 81, 125	**て** デトキソール	10
す 水溶性潤滑ゼリー	130	**と** 同意書	3, 41, 79, 123
スコープの名称	11, 49, 91, 133	透明フード	15, 55, 97, 135
スタイレット	130	トリアムシノロン	10, 25
ステロイド局注	15	トルイジンブルー・ヨード二重染色法	15
ストレッチャー	31, 69, 113	ドルミカム	10, 18, 31, 50, 92
スパイラルチューブ	139	**な** 内視鏡室退室の基準	29, 67, 111
せ 生理食塩液	96, 172	内視鏡挿入形状観測装置	91
絶食時の内服薬	9, 47, 85, 89	内視鏡の洗浄・消毒	29, 67, 109, 145, 176
セデーション	18, 58, 100, 167	内視鏡の選択	25
セレネース	18	内視鏡用穿刺針	14, 52, 96
穿孔	22, 33, 71	ナイフの種類と選択	15, 53, 95, 133
全身状態の把握	21, 61, 103	**に** ニードルナイフ	50
全身麻酔	131	ニフレック	85
先端アタッチメント	14, 54, 96	**ね** ネイザルアダプタ	16, 54, 98
そ 早期胃癌の肉眼分類	45	熱傷・損傷予防	16, 56, 100
た 体位変換	107	粘液除去	18, 58
退院指導	38, 76, 120, 150	**は** バイポーラ	173
──パンフレット	37, 75, 119	把持鉗子	14, 15, 52, 94
対極板装着	18, 56, 100, 135, 138	バスケット型	94
大腸の早期癌	87	抜管	143
抱き枕	22, 25, 63, 105	──の介助	142
タッチング	25, 63, 107	パルスオキシメーター	20, 58, 102
炭酸ガス送気	14, 17, 98	バルンカテーテル留置	138
炭酸ガス送気装置	16, 54, 98	ハロペリドール	10, 18, 50
炭酸水素ナトリウム	10	**ひ** ヒアルロン酸ナトリウム	14, 17, 54, 96, 172
ち チオ硫酸ナトリウム	10	ピオクタニン	92, 95, 101
遅発性穿孔	115, 117	──染色：大腸	101
中・下咽頭癌の高リスク群	131, 137	非観血的血圧測定器	20, 60, 102
中・下咽頭の内視鏡観察法	129		

病室の準備 31, 69, 113, 147

ふ フォローアップ 39, 77, 121, 151
複合ヨードグリセリン 10
副腎皮質ホルモン製剤 10
腹部圧迫 107
ブスコパン 10, 13, 18, 50, 51, 92, 93, 100
フックナイフ 10
フラッシュナイフ 10, 52, 94
フルクトース 14, 54, 96
フルマゼニル 10, 13, 29, 31, 53, 67, 92, 93, 111
プロトンポンプ阻害薬 47
プロナーゼ 10, 18, 19, 48, 59, 90
プロナーゼMS 10, 18, 48, 90
プロポフォール 13, 51, 93

へ ペンタジン 10, 18, 31, 50, 92
ペンタゾシン 10, 18, 31, 50, 92
便の性状 86, 100

ま マーキング 25, 63
マグコロールP 85
枕の高さ 22, 62
麻酔 123
——の指針 137
マスク換気 136

末梢ルートの確保 136

み ミダゾラム 10, 18, 31, 50, 92
ミンクリア 51, 58, 59
ミンクリア内用散布液 50

む ムコアップ 14, 17, 54, 96, 172 🄸
ムコゼクトーム 10

も モニタリング 21, 59, 103, 170 🄸
モノポーラ 173 🄸
問診票 6, 44, 82

や 薬剤間違い防止 16, 56, 98

よ ヨード染色 13, 31, 135, 141, 153 🄸
　下咽頭 147 🔎, 151 🔎, 153 🄸, 154 🄸
　食道 9 🔎, 17 🔎, 31 🔎, 37 🔎, 39 🔎, 154 🄸
予防止血 28, 64 🄸

り リドカイン 19, 59
リドカインスプレー 130
リドカインゼリー 130
リバースの投与 143
リントン 10, 50

索引

好評姉妹書

手にとるように流れがつかめる！
消化器内視鏡看護
検査・治療の開始前から終了・退院まで

消化器内視鏡の検査・治療の基本と，術前から退院指導までの看護を，疾患・手技別にていねいに解説！

［監修］竜田正晴／若林榮子／戸根妙子
［編集］湯浅淑子／和田美由紀／山根康子／安田明日香／桝 喜恵／松尾茂子

疾患別・手技別の章立てで，その章のみを読めば必要事項を把握できる実用的な構成．
解説はクリニカルパスに従い時系列に沿って展開，複雑な業務の流れがつかめる！
さらに偶発症・感染症予防・安全管理についても記載し，
用語解説や薬剤一覧など知っておきたい情報も掲載．
手元に是非とも置いておきたい実践マニュアル！

B5判・330頁・2色刷
定価（本体4,200円+税）
ISBN978-4-7653-1494-7

手にとるようにぐんぐんわかる！　消化器内視鏡 EMR/ESD 看護

2015年10月20日　第1版第1刷発行　©

監　修	竜田正晴	TATSUTA, Masaharu
	笹田友恵	SASADA, Tomoe
発行者	宇山閑文	
発行所	株式会社金芳堂	

〒606-8425 京都市左京区鹿ケ谷西寺ノ前町34番地
振替　01030-1-15605
電話　075-751-1111（代）
http://www.kinpodo-pub.co.jp/

印　刷　株式会社サンエムカラー
製　本　有限会社清水製本所

落丁・乱丁本は直接小社へお送りください．お取替え致します．

Printed in Japan
ISBN978-4-7653-1652-1

JCOPY ＜（社）出版者著作権管理機構 委託出版物＞

本書の無断複写は著作権法上での例外を除き禁じられています．複写される場合は，そのつど事前に，（社）出版者著作権管理機構（電話 03-3513-6969，FAX 03-3513-6979, e-mail: info@jcopy.or.jp）の許諾を得てください．

●本書のコピー，スキャン，デジタル化等の無断複製は著作権法上での例外を除き禁じられています．本書を代行業者等の第三者に依頼してスキャンやデジタル化することは，たとえ個人や家庭内の利用でも著作権法違反です．